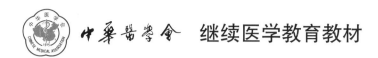

中华医学会 继续医学教育教材

Panvascular Medicine
——Concepts and Clinical Practice

主　管　国家卫生健康委员会
主　办　中华医学会
编　辑　中华医学会继续医学教育教材编辑部

U0268879

泛血管医学
——概念及常见疾病诊治

主　　编　葛均波　王拥军
副 主 编　王克强　符伟国
　　　　　何　奔　董　强
主编助理　张书宁　武晓静
统筹策划　左　力　彭黎明

人民卫生出版社

图书在版编目（CIP）数据

泛血管医学：概念及常见疾病诊治 / 葛均波，王拥军主编．
—北京：人民卫生出版社，2018
ISBN 978-7-117-27107-3

Ⅰ．①泛…　Ⅱ．①葛…②王…　Ⅲ．①血管疾病 – 诊疗
Ⅳ．① R543

中国版本图书馆 CIP 数据核字（2018）第 158829 号

人卫智网	www.ipmph.com	医学教育、学术、考试、健康，购书智慧智能综合服务平台
人卫官网	www.pmph.com	人卫官方资讯发布平台

泛血管医学——概念及常见疾病诊治

主　　编：葛均波　　王拥军
出版发行：人民卫生出版社（中继线 010-59780011）
地　　址：北京市朝阳区潘家园南里 19 号
邮　　编：100021
E - mail：pmph @ pmph.com
购书热线：010-59787592　　010-59787584　　010-65264830
印　　刷：三河市尚艺印装有限公司
经　　销：新华书店
开　　本：787×1092　1/16　　印张：18　　插页：4
字　　数：438 千字
版　　次：2018 年 8 月第 1 版　2018 年 11 月第 1 版第 3 次印刷
标准书号：ISBN 978-7-117-27107-3
定　　价：49.00 元

打击盗版举报电话：010-59787491　E-mail：WQ @ pmph.com
（凡属印装质量问题请与本社市场营销中心联系退换）

编写人员名单

（按姓氏拼音排序）

姓名	单位
陈　忠	首都医科大学附属北京安贞医院
陈跃鑫	北京协和医院
戴贻权	北京协和医院
丁　嵩	上海交通大学医学院附属仁济医院
丁宏岩	复旦大学附属华山医院
董　强	复旦大学附属华山医院
董智慧	复旦大学附属中山医院
冯艳玲	复旦大学附属（上海市）公共卫生临床中心
符伟国	复旦大学附属中山医院
葛均波	复旦大学附属中山医院　复旦大学泛血管医学研究院
郭　伟	中国人民解放军总医院
何　奔	上海交通大学附属胸科医院
冀瑞俊	首都医科大学附属北京天坛医院
解玉泉	上海交通大学医学院附属新华医院
金　贤	上海交通大学附属第六人民医院
李　慧	复旦大学上海医学院
梁刚柱	首都医科大学附属北京世纪坛医院
廖晓凌	首都医科大学附属北京天坛医院
刘　强	深圳市孙逸仙心血管医院
刘昌伟	北京协和医院
刘春风	苏州大学附属第二医院
楼　敏	浙江大学医学院附属第二医院
罗小云	首都医科大学附属北京世纪坛医院
孟　丹	复旦大学上海医学院
彭　斌	北京协和医院
彭丹涛	中日友好医院
秦海强	首都医科大学附属北京天坛医院
沈成兴	上海交通大学附属第六人民医院
孙国义	中国人民解放军总医院
王克强	复旦大学附属中山医院　复旦大学泛血管医学研究院
王盛章	复旦大学航空航天系

● 编写人员名单

王拥军　首都医科大学附属北京天坛医院
武晓静　深圳大学总医院
徐安定　暨南大学附属第一医院
许世雄　复旦大学航空航天系
杨　琳　复旦大学附属眼耳鼻喉科医院　复旦大学泛血管医学研究院
杨耀国　首都医科大学附属北京安贞医院
杨云龙　复旦大学上海医学院
杨　靖　复旦大学附属中山医院
姚　明　北京协和医院
姚明辉　复旦大学上海医学院
张　倩　首都医科大学附属北京天坛医院
张福先　首都医科大学附属北京世纪坛医院
张红旗　复旦大学上海医学院　复旦大学泛血管医学研究院
张宏鹏　中国人民解放军总医院
张书宁　复旦大学附属中山医院　复旦大学泛血管医学研究院
张雪梅　复旦大学药学院
张玉生　暨南大学附属第一医院
赵性泉　首都医科大学附属北京天坛医院
左　伋　复旦大学上海医学院　复旦大学泛血管医学研究院

葛均波

中国科学院院士、教授、博士生导师。1993 年毕业于德国美因兹大学,获医学博士学位。现任复旦大学附属中山医院心内科主任,上海市心血管临床医学中心主任,上海市心血管病研究所所长,复旦大学生物医学研究院院长,中华医学会心血管病分会主任委员,中国心血管健康联盟主席,美国心血管造影和介入学会理事会理事,美国心脏病学会国际顾问,亚太介入心脏病学会前主席。

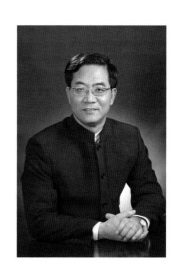

1987 年起从事心血管疾病的临床和科研工作,研究方向为冠心病的发病机制、早期诊断和治疗方案优化。作为项目负责人,先后承担了 19 项国家和省部级科研项目,包括国家 863 计划(首席科学家)、国家"十一五"科技支撑计划、国家自然科学基金杰出青年基金、国家自然科学基金"创新研究群体"项目、国家十三五慢性疾病重大研发计划等。发表 SCI 收录论文 400 余篇,主编英文专著 1 部、中文专著 4 部。作为第一完成人获得国家科技进步二等奖、国家技术发明二等奖、教育部科技进步一等奖、中华医学科技二等奖(2 项)、上海市科技进步一等奖等科技奖项。

主编简介

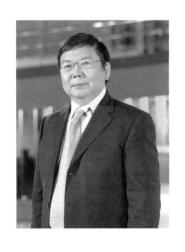

王拥军

首都医科大学附属北京天坛医院神经病学中心主任医师、教授、博士研究生导师,首都医科大学附属北京天坛医院常务副院长(主持工作),国家神经系统疾病临床医学研究中心副主任,国家卫健委神经系统疾病医疗质量控制中心主任,北京脑重大疾病研究院脑卒中研究所所长,北京脑血管病临床研究中心主任,北京转化医学脑血管病转化医学重点实验室副主任,北京市首批科技领军人才,2011年北京创造年度科技人物,北京十大慢病科技攻关脑血管病首席专家。兼任中国卒中学会副会长,中华医学会神经病学分会候任主任委员,中国医师协会神经科医师分会副会长,中国老教授协会医药专业委员会脑血管病专家委员会主任委员,白求恩医学专家委员会神经病学专业委员会主任委员等,并担任《中国卒中杂志》主编,*Stroke and Vascular Neurology* 主编,*CNS Neurosciences & Therapeutics* 副主编,《中华内科杂志》副主编。作为总负责人主持十三五国家重点研发计划、十二五科技支撑计划、科技部脑血管病重大新药创制临床评价平台、国家/北京脑血管病临床资源和样本库、北京脑血管病2020科技项目等。以第一责任人获得过国家科学技术进步二等奖,北京市科学进步一等奖、教育部科技进步一等奖、中华预防医学会科学技术一等奖等多个奖项。曾荣获首都十大健康卫士、全国卫生系统先进个人、卫生部有突出贡献中青年专家等荣誉称号,获全国"五一"劳动奖章,享受国务院特殊津贴。曾入选"北京学者"计划、北京市医院管理局"使命"人才计划。

序 一

随着社会与科学技术的进步，血管性疾病尤其是心血管疾病，已取代传染性疾病，成为威胁人类健康的主要病因。现代医学对心血管疾病不断深入研究与探索，单个组织器官研究的局限性逐步显现，科学工作者开始关注此类疾病的系统生物学特征及综合诊治。力求在战略层面上，使疾病管理战线前移，最终达到系统防治的目的。国外学者于20世纪末及21世纪初提出"血管网络"的概念，"泛血管医学"的概念应运而生。

近年，国内在泛血管疾病研究领域开展了一些探索性工作，但缺乏相关学术著作。作为该领域系统诊疗的理论和操作指导，葛均波院士最早将"泛血管医学"概念引入国内，现更联合王拥军教授，组织国内多位心、脑及外周血管领域的诊疗专家，历时一年撰成此书。本书分为两篇。其编写不拘泥于既往的写作格式和内容，重视血管结构与功能相统一的整体观，运用系统生物学的方法，针对动脉粥样硬化这一共同病理特征，系统阐述了"泛血管"的概念、临床诊断思路及治疗原则，为血管性疾病相关学科的临床医生提供详实的阅读参考。

为使广大血管相关疾病工作者及时了解、把握学术发展前沿，本书编者广泛参阅泛血管医学领域最新研究成果和国内外指南，力求实现为广大读者提供一部泛血管疾病诊治的好书。欣闻2016年复旦大学筹建了国内第一个泛血管医学研究院，希望能够加快推进并继续引领我国泛血管医学的科学研究。

《泛血管医学——概念及常见疾病诊治》一书是对泛血管医学系统认知的一次梳理与总结，更是开展疾病系统化诊疗的一次开端和尝试，万事开头难，泛血管医学发展方兴未艾，任重而道远。相信随着泛血管医学知识的不断积累，随着"血管网络"系统研究的不断深入，泛血管医学学科必将为促进人类健康添加一笔浓墨重彩。遵主编之嘱，有幸纵览全书，深感其结构新颖、内容丰富，是一部值得推荐的专著，故乐为作序。

中国工程院院士
复旦大学附属中山医院心内科教授
上海市心血管病研究所名誉所长
2018年4月20日

序　二

随着传染性疾病在全球得到有效防控,非传染性疾病成为危害人类健康的主要原因,其中以血管性疾病的危害更加明显。2015 年全球疾病负担调查,心血管疾病和脑血管疾病分列全球死亡的前二位病因,成为全球最主要的疾病负担。

2002 年,Lanzer 和 Topol 提出"泛血管疾病(panvascular diseases)"的概念。泛血管指人体的血管系统,由动脉、静脉、淋巴管等所构成的复杂网络。泛血管疾病概念提出为"泛血管医学"这一新型学科奠定了基础。

不同器官血管性疾病之间有着内在的关系,例如,缺血性卒中后的病人,发生心肌梗死的概率是正常人的 3~4 倍;而心肌梗死后的病人,发生缺血性卒中的概率是正常的人 2~3 倍。同样,有缺血性卒中或心肌梗死病史的病人,发生外周动脉疾病的概率是正常人的 2~4 倍。

除了常见的心、脑血管疾病外,血管性疾病还包括四肢血管、肾血管疾病等。这些不同器官的血管性疾病有许多的共性特点,发病机制以动脉粥样硬化最为常见;危险因素也类似,如高血压、糖尿病、高脂血症和吸烟等。在血管病的治疗方面,无论内科的药物治疗,如降血压、抗凝治疗;还是外科搭桥手术、介入治疗,也是具有共性的技术。

但是不同器官血管性疾病之间也存在着显著差异,不同器官血管性疾病的临床表现迥异,致死和致残的概率相差甚远。不同器官血管性疾病各具特点,脑血管疾病中出血性疾病占了相当的比重;但是心血管疾病、外周血管疾病发生血管破裂的概率很低。值得引起重视的是,近年来随着现代影像学的发展,非创伤性的脑血管造影技术,如颅脑 CTA 血管造影(CT angiography,CTA)和磁共振血管成像(magnetic resonance angiography,MRA)在临床的广泛应用,在同一例病人发现共患心、脑血管狭窄和(或)闭塞疾病。目前治疗上述疾病分属于心内、外科或神经内、外科,不同科室如何沟通协调。尤其是在同一例病人发生两种疾患治疗相左的情况,如冠脉狭窄同时合并脑动脉瘤,介入或搭桥手术治疗动脉狭窄后,为了防止动脉栓塞需要抗凝治疗,此时与防止脑动脉瘤破裂的治疗原则相反,两种疾病治疗孰先孰后,是摆在临床亟待解决的问题。

泛血管医学是一门新兴的医学分科,体现了转化医学特性,致力于弥补基础医学与临床医学间的鸿沟。因此,泛血管医学的发展还需要整合不同临床学科,协调相关科室人员合作,共同推进泛血管医学建立和发展。

本书作为我国第一部泛血管医学的专业书籍,总结了泛血管医学发展现状,展望了未来泛血管医学的前景。希望本书的出版可供从事血管病研究的人员参考借鉴,为促进这门新兴医学学科在国内的蓬勃发展贡献力量。

赵继宗

中国科学院院士

国家神经系统疾病临床医学研究中心主任

首都医科大学神经外科学院院长

2018 年 5 月 4 日

前　言

21 世纪初,国内外学者对心、脑、肾及周围血管等器官疾病的诊治渐趋共识。综观现代疾病谱,心、脑、肾、周围血管,甚至肿瘤、糖尿病等都与血管疾病有着千丝万缕的联系。脑卒中、心肌梗死往往是动脉粥样硬化导致靶器官缺血而形成,所以阻断延缓动脉粥样硬化发生发展和血栓性疾病可以防止绝大多数病人的致残和死亡。从血管性疾病的系统性、整体性考虑,泛血管疾病(panvascular diseases)的概念应运而生。

本书对泛血管医学这门新兴学科的兴起与发展起了抛砖引玉的作用,旨在从系统生物学整体观,以动脉粥样硬化的血管病变及受累靶器官的影响为主线来认识、理解、探讨它们之间的共性与个性,及其相互关联与转归,从而在疾病的不同阶段针对不同个体、人群及它们所处内外因素等,找出不同层面中如何进行"重构与稳态"这一动态平衡过程的关键,同时加以有效干预,制订个体化诊治方案,达到血管健康或稳定的亚健康,整体提高人民群众的身心健康水平。

本书分总论和各论。第一篇总论,从血管的"本构与重构""生态与稳态""宏观与微观""整体与局部""普通与特殊"和"共性与个性"的角度分别阐述泛血管生物学、流行病学、病因学、病理学与血管病的诊治原则,以期通过以点带面、由表及里、求同存异、稳中有变的循证方式来了解血管"结构(本构)与功能""重构与稳态"及相互联系,从而更好地阐述泛血管系及其发病真谛,为临床服务。

第二篇各论,围绕心、脑、周围血管领域临床常见疾病,简述目前常规诊疗要点,根据编者临床经验和体会适当阐明各疾病的合并症发生、防治和处理要点,亦提一些问题来引出讨论。这样不仅加深对系统生物学整体观认识,也学习了"结构与功能"相统一的辩证唯物观,从而理解泛血管疾病提出的意义及内涵,实实在在地体现了学科之间交叉融合的真正内在意义,亦对广大读者广泛深入探讨有一定的启迪。

只要我们有矢志不渝、锲而不舍的精神,一定能把泛血管医学理念发扬推广,为这个学科建设添砖加瓦。也希望国内外医务工作者(传统医学、现代医学)及相关领域同仁、专家、科研工作者一起深入探索,共同完善泛血管医学理论,建立我国乃至世界有关血管疾病的预、诊、治体系,为人类血管健康的"登月"工程走出扎实务实的每一步。

由于这是一门新兴的学科,尚处于方兴未艾的阶段,所有参编、编审人员本着学习、探索、实事求是的精神,借鉴了国内外有关书籍、杂志等,从中得到了不少启发、帮助,经过反复推敲,决定取舍。由于时间短、任务繁重,虽经过多次讨论、交流、校审、核对,但难免存在遗漏,不足之处希望读者及专家学者批评指正,以利再版时修正更改,使之内容更充实、丰富、完善,更有可读性。

　　本书由中华医学会继续医学教育教材编辑部组织编写,本书几易其稿,增删多次,终成书卷,感谢所有参与编写工作的编委与相关工作人员。

　　由于本书是国内第一本泛血管医学领域书籍,不妥之处,在所难免,望读者与专家们批评指正,以利再版时修改。

复旦大学附属中山医院

复旦大学泛血管研究院

2018 年 6 月

目　录

第一篇　总　论

第二篇　各　　论

网络增值服务

扫描二维码，
免费下载

人卫临床助手
中国临床决策辅助系统
Chinese Clinical Decision Assistant System

第一篇　总　　论

第一章　泛血管医学概述

目前血管性疾病的高罹患率问题日益突出,其死亡率居所有死亡原因的首位,严重威胁人类健康。据 WHO 统计,2015 年全球因缺血性心脏病死亡人数占总死亡人数的 8.76%,因卒中死亡人数占总死亡人数的 6.24%。《中国心血管病报告 2016》指出心血管病死亡占城乡居民总死亡原因的首位,农村为 45.01%,城市为 42.61%。心血管病的疾病负担日渐加重,已成为重大的公共卫生问题。

第一节　泛血管医学提出的背景

国内外学者逐渐认识到单个疾病研究的局限性,开始着眼于疾病的系统性、全局性生理病理特征的研究。1990 年国内学者曾提出"血管树"的概念,尝试运用系统生物学方法开展血管性疾病研究。国外学者于 20 世纪末及 21 世纪初也提出"血管网络"的概念,2002 年 Lanzer 和 Topol 基于国内外学者对一组血管性疾病的系统性、整体性认知,首次提出"泛血管疾病(panvascular diseases)"的概念,从而奠定了"泛血管医学"(panvascular medicine)这一新型学科的基础。

泛血管指人体的血管系统,是动脉、静脉、淋巴管等所构成的一个复杂网络,泛血管疾病是指一组血管系统疾病,目前仍旧以动脉粥样硬化为共同病理特征,因缺血/出血所造成心、脑、肾、四肢等重要器官功能改变。

广义的泛血管疾病包括动脉、静脉、淋巴等循环系统并可涵盖肿瘤、糖尿病和免疫相关疾病等。

目前对临床循证医学的理念、介入诊疗的手段和代谢综合征的认识的不断深化,也从理论和实践方面充实了泛血管医学的内容,因此有必要也有可能从泛血管医学的概念探讨人类健康的新途径。

第二节　泛血管医学的内涵

泛血管医学的内涵是人体组织器官对内外环境变化的响应。泛血管疾病理念的提出,从人体结构与功能相统一的整体观出发,用系统生物学的方法,多维探索血管疾病的发生发展规律。血管中的大中血管起到血液运输作用,小微血管如小微动脉可控制进入毛细血管的血流量,起调节作用,而毛细血管及毛细淋巴管,起交换作用,稳定细胞微环境。不同血管的结构与其功能相适应,两者的平衡是生命延续的基本要素。血管的基本结构以脉管为例,一般由内膜、中膜及外膜组成,每层亦发挥不同作用,如内膜主要起屏障作用,中膜维持血管本身结构的稳定性,外膜可参与局部、远处的信息调节。从分子水平(细胞基本生命组成单位）来看，主要是编码或参与血管构成的基因组学和蛋白质组学，维持血管各结构重要的生物学功能，这也是维持血管正常结构（本构）的必要条件。当遭受内外因素的局部破坏时，体内复杂系统内部的动态平衡体系会自行组织对抗和自我修复，这一过程即体内各系统在各层面的响应——重构，使之恢复到平衡状态。若平衡失调，则导致亚健康状态，甚至疾病的发生。

第三节　泛血管研究的必要性

从泛血管医学内涵可见，疾病的发生发展多源于机体内外环境中各种因素的相互作用，很少为某一因素单向作用的结果。除先天性遗传性单基因病以外，目前临床医学提出了定量而精确的诊治概念，但疾病的诊治不仅关注病变本身，也需要经验的累积和多方面信息的结合，即从整体观进行综合分析、归纳、判断，最后进行疾病的判断和诊治。

2002年开始，国内外有关泛血管疾病和泛血管医学逐渐形成了一个新的思路：将血管疾病概念整合并提升为泛血管疾病理论，从血管疾病发生发展规律及特征，为患者提供更综合的、高质量的、有效的血管健康管理与疾病诊治。目前对有关血管疾病的认知依然是碎裂和片段的，国际上虽提出泛血管医学概念，但也尚未形成一个系统和成熟的泛血管医学学科，这给了我国在此领域抓住机遇，占领国际医学制高点的绝好机会。2015年国内第一个泛血管医学研究院在复旦大学建立，将为泛血管疾病及其危险因素的系统认知与综合干预研究起到示范作用。

第四节　泛血管医学研究的基本思路

泛血管医学建设原则是全链条部署、一体化实施，建设模式为"协同创新"与"交融式研究"。泛血管医学不仅包括血管结构和功能的描述，而且要对血管系统各组分构成之间的相互作用关系、环境与血管之间的相互作用开展研究。血管系统有共同点（即管道输送作用，保证血液及组织间液等的循环流动），亦有不同点（大中血管起血液运输作用，微小血管可控制进入毛细血管的血流量，起整体调节作用），当泛血管网络的某一部分缺陷导致泛血管疾病的发生，虽可通过干预手段修复或替代，实现血管的重构，但血管内、外环境达到真正意义的稳态，才是泛血管疾病治疗的最终目标。血管系统能很好地感受内外环境的各种信息，并通过自组织、自适应和自修复的方式，影响其靶器官（心、脑、肾及四肢等）的正常生理活动来发挥功能。因此，从系统生物学角度来认识血管疾病发生发展规律及特征，应重视危险因素的上下游多方位、多层面、多维模态的研究。泛血管医学代表了一个新的具有凝聚力和全面综合的治疗血管疾病的方法。它反映了系统性血管疾病的本质，将多个区域的血管融合成一个广泛的血管单元。为了统一这一领域，应采取三个主要步骤：首先，相互渗透影响取代跨学科界限；第二，血管团队取代孤立的血管专家，团队是在血管系互补的特征（纵向分布）基础上，由各个血管相关器官（横向集成）的研究人员共同组成，这个团队可以从专业角度全面分析血管疾病；第三，血管和以器官为基础的学科被整合到泛血管研究中心。泛血管医学立足于血管疾病的本构与重构，通过理、工、生、医多学科交叉融合，基础研究与临床应用研究相结合，显得尤为重要。

第五节 泛血管医学的展望

泛血管医学不仅注重单个器官的生理、病理改变,而且注重结构和功能的统一,从系统论、整体论的角度去辩证分析血管相关疾病的发生发展和转归。泛血管医学由以孤立的靶器官为研究对象的条块式研究模式,转变为以"泛血管"为平台的交融式研究模式,不仅包括动脉、静脉和淋巴管本身的变化,还考虑到血液循环和淋巴循环等诸系统的相互影响和作用,可系统解决泛血管疾病发生发展及靶器管损害修复中的关键科学问题,突出系列创新成果的系统转化,以有效遏制泛血管健康危机的蔓延。

泛血管疾病除了心脑血管疾病之外,还包括各类脉管系统疾病,以及与其他疾病相关的血管疾病。泛血管研究提供了一个新的角度,进行复杂、综合的血管治疗。作为一大类疾病的统称,泛血管疾病累及诸多靶器官,具有复杂的发病机制,可产生严重的临床后果,有重要的临床意义和社会经济影响。对这些疾病的细致研究及应对,从分子机制到疾病模型再到临床干预,以及公共政策的优化,都将成为这个学科的重要内容,有大量工作需要我们进一步探索,最终提出降低发病率和死亡率的新策略。

泛血管医学学科的发展,方兴未艾,任重而道远。对人体整个复杂的大系统来说,"泛血管医学"也只是医学范畴中一个重要的组成部分。我们将先从影响人类健康生存的动静脉血管疾病及其靶器官的损伤着手,进行相关疾病的探讨,望广大医务工作者及有志于研究生命活动相关学科的同仁携手探索生命健康的奥秘!

（葛均波）

● 推荐阅读

1. 王克强,张海平,郦鸣阳,等.血管形态研究中的计算机处理.解剖学通报,1990,27(2):115-119.

2. 王勇,葛均波,丁祖荣,等.分叉与网状血管中血流的一种计算机模拟分析.医用生物力学,2004,19(4):217-220.

3. Kotte AN,van Leeuwen GM,Lagendijk JJ.Modelling the thermal impact of a discrete vessel tree.Physics in medicine and biology,1999,44(1):57-74.

4. Hoffmann KR,Sen A,Lan L,et al.A system for determination of 3D vessel tree centerlines from biplane images.The International Journal of Cardiac Imaging,2000,16(5):315-30.

5. Lanzer P,Topol EJ.Panvascular Medicine Integrated Clinical Management.Berlin:Springer-Verlag,2002.

6. 葛均波.深化系统生物学理念推进泛血管医学学科发展.中华心血管病杂志,2016,5(44):373-374.

7. 葛均波.泛血管医学的发展及展望.中华医学会第十八次全国心血管大会暨2016长安国际心血管病论坛.2016.

8. Hoefer IE,Steffens S,Ala-Korpela M,et al.Novel methodologies for biomarker discovery in atherosclerosis. European heart journal,2015,36(39):2635-2642.

9. Chan AW.Expanding roles of the cardiovascular specialists in panvascular disease prevention and treatment. Can J Cardiol,2004,20(5):535-544.

第二章　泛血管生物学

心血管系统是一个复杂的血管网络,通过血流量、压力及组织灌流状态等因素参与运输、调节、组织再生、发育、免疫、创伤愈合等多种生理功能。血管由多种细胞和细胞间质组成,不同的细胞类型与血管所在组织之间具有显著的功能相关性。因此,泛血管生物学的研究,需要从系统生物学角度,在多个层面上对血管的形态、结构与功能分别进行研究。

泛血管生物学的研究内容是以血管的形态结构为基础,研究血管的生理功能、病理改变,以及分析血液流动的动力学行为,最终阐明各级血管的生物学特性及差异,为诊治血管相关的疾病提供理论依据。

第一节　血管的发生

在胚胎发育过程中,卵黄囊壁的胚外中胚层的间充质细胞增殖形成血岛(blood island),血岛周边细胞变扁分化成的内皮细胞围成的内皮管即原始血管,血岛中央的游离细胞分化成为原始血细胞,即造血干细胞,胚内中胚层形成原始心管。心血管系统发生过程中不同的来源,有特定的基因来调控其结构的产生与功能的实现,这为临床干细胞的治疗提供不同的思路和方向。目前使用骨髓干细胞治疗开拓了治疗心肌缺血、心衰的新办法,但还处于实验研究阶段,其远期的效果还有待研究;同时也有使用胚胎干细胞、重编程诱导的多能干细胞和心脏来源的多功能干细胞治疗心脏疾病的研究,但对心肌保护作用的具体机制还有待于进一步研究,如何利用在胚胎时期心血管系统的来源不同,增强干细胞治疗心脏疾病的效果,也是未来更进一步的探索方向。

细胞是生命活动的基本单位,围绕细胞的研究,已经从基因、蛋白质、代谢过程的变化规律等方面取得了不少的成果,细胞膜(生物膜)的完整性、通透性、流动性是整个细胞生命活动最有效、最优化的保障基础。细胞膜包裹着的细胞核和各种细胞器,具有通过复制、分裂、分化而增殖的作用,这是生物繁殖、发育和生长的基础。作为细胞内生命物质与外环境的"屏障"的细胞膜,不仅为细胞的生命活动提供稳定的内环境,而且还承担着细胞内外物质转运、信号传递以及细胞识别等复杂的生命功能,这都与其分子结构特性密切相关。结构是功能的物质基础,任何一部分的结构发生改变都会影响其功能,进而影响人体的正常运作,而其功能的变化也会影响结构的改变,细胞膜的稳定性对于心血管疾病的发生有决定性的作用。

第二节　血管的形态与结构

血管(blood vessel)是指血液流过的一系列管道,包括动脉(artery),静脉(vein)和毛细血管(capillary)。它将心搏出的血液输送到全身各处,以提供机体活动所需的营养物质,并将代谢废物运到心,通过肺、肾、皮肤等器官排出体外。血管除具有运输功能外,还是一个内分泌器官,可分泌多种生物活性物质,参与调节血管和其他组织器官的生理活动,维持血液的流动性及血液细胞的功能,维持机体内稳态。血管功能的自稳态是机体生命活动的重要基础,在维持机体的正常生理功能中发挥重要作用。各种理化因素及内外环境的改变都可造成血管功能或结构的改变与损伤,成为许多疾病共同的重要病理生理环节。了解血管的结构特点,对深入研究其生理功能和发生病变的机制,有效防治心血管疾病具有重要的意义。

一、血管的一般结构

因血管的结构不同,动脉、静脉和毛细血管具有不同功能。动脉起自心脏,然后逐渐分支,直径逐渐变细,管壁逐渐变薄,最后形成毛细血管,分布到全身,然后自毛细血管静脉端开始,逐级形成静脉,最后返回心脏。换句话说,血液经由动脉输出心脏,在毛细血管处与组织进行物质交换,然后再由静脉输送回心脏。这样,动脉与静脉经由心脏连通,全身血管构成了封闭式的管道,血液就在这个封闭的管道中不断流动。人体内血管基本呈对称性分布,大血管走向多与身体长轴平行,且动、静脉相伴而行,并与神经和淋巴管一起被结缔组织膜包裹成血管神经束。下面分别就各类血管的结构特点和功能进行阐述。

1. 血管壁的结构 除毛细血管外,其余所有血管的管壁均可由内向外分为内膜、中膜和外膜三层结构,血管壁内还有营养血管和神经分布。

(1)内膜:内膜(tunica intima)位于管壁的最内层,由内皮和内皮下层组成,是三层中最薄的一层。

内皮为衬贴于心、血管和淋巴管内表面的单层扁平上皮,位于血液与血管壁内皮下组织之间,表面光滑,利于血液流动。内皮细胞长轴多与血液流动方向一致,细胞核居中,核所在部位略隆起。细胞基底面附着于基板上,内皮细胞和基板构成通透性屏障,液体、气体和大分子物质可选择性地透过此屏障。内皮细胞主要的生物学功能是使循环血液保持正常流动状态。在炎症时高表达黏附分子,与血流中白细胞表面黏附分子相互作用,从而介导白细胞穿越血管壁。此外,血管内皮细胞具有内分泌功能,可合成和释放多种内皮衍生的血管活性因子及细胞基质成分,调节血管张力,并参与炎症反应,影响血管发生、通透性及体液平衡等。内皮细胞亦参与免疫反应,属于一类非专职抗原提呈细胞。因而,血管内皮细胞对调节血液循环、维持内环境稳定和生命活动的正常进行,具有十分重要的意义,在许多疾病的发生、发展中起着重要的作用。

内皮细胞超微结构的主要特点是:①细胞游离面有形态不一的微绒毛,可增大细胞表面积,与物质交换有关。②胞质中可见丰富的吞饮小泡,或称质膜小泡(plasmalemmal vesicle),直径60~70nm。这些小泡是由细胞游离面或基底面的细胞膜内凹形成,然后与细胞膜脱离,经细胞质移向对面,又与细胞膜融合,将小泡内所含物质吐出,故小泡有向血管内外输送物质的作用。③细胞质内还可见一种外包单位膜的杆状细胞器,内含若干条平行小管,称W-P小体(Weibel-Palade body)。该小体是内皮细胞特有的细胞器,一般认为它参与第Ⅷ因子相关抗原(factorⅧ-related antigen,FⅧ)的生成和储存。FⅧ本身并不参与凝血反应,而是当血管内皮有缺损时,使血小板附着在内皮下的胶原纤维上,形成血小板栓,防止血液外流。内皮细胞内含有的微丝使细胞具有收缩能力,5-羟色胺、组胺和缓激肽均可刺激微丝收缩,改变内皮细胞间隙的宽度和细胞连接的紧密程度,影响和调节血管的通透性。血管内皮细胞还有重要的分泌功能和物质代谢功能,如能合成与分泌多种生物活性物质——FⅧ、组织纤溶酶原活性物和前列腺环素,以及有强烈缩血管作用的内皮素(endothelin)和具有舒张血管作用的一氧化氮(NO)等因子。内皮细胞表面有血管紧张素转换酶,能使血浆中的血管紧张素Ⅰ变为血管紧张素Ⅱ,使血管收缩。内皮细胞还能降解5-羟色胺、组胺和去甲肾上腺素等。

内皮下层(subendothelial layer)是位于内皮下的薄层结缔组织,内含少量胶原纤维、弹性纤维,有时有少许纵行平滑肌。有的动脉内皮下层深面还有一层内弹性膜(internal elastic membrane),由弹性蛋白组成,膜上有许多小孔。在血管横切面上,因血管壁收缩,内弹性膜常呈波浪状。一般以内弹性膜作为动脉内膜与中膜的分界。

(2)中膜:中膜(tunica media)位于内膜和外膜之间,其厚度及组成成分因血管种类不同而有明显差异。如大动脉中膜以弹性膜为主,间有血管平滑肌细胞(vascular smooth muscle cell, VSMC);中动脉中膜主要由VSMC组成。VSMC较内脏平滑肌细胞细,肌纤维间有中间连接和缝隙连接。在动脉发育过程中,平滑肌纤维可产生胶原纤维、弹性纤维和基质。中膜的弹性纤维具有使扩张的血管回缩作用,胶原纤维起维持张力作用,具有支持功能。

血管平滑肌细胞是血管的主要构成成分,与弹性纤维层交替构成血管中膜,后者通过收缩和舒张活动调节血压和机体各部位的血液分布。VSMC收缩和舒张反应通过肌球蛋白与肌动蛋白相互作用产生,受神经递质、激素和代谢产物的调节。正常VSMC无显著的增殖、迁移和分泌细胞外基质的活动,称为收缩型VSMC。VSMC在未发育成熟时、当生理条件变化时(如长期运动、怀孕)或在病理条件下(如炎症、高血压、糖尿病),表现出显著的增殖和迁移活动、合成大量细胞外基质,这时被称为分泌型VSMC。不同表型的VSMC可存在于同一血管,VSMC可以不同程度地介于收缩型与分泌型之间。细胞表型转化受基因调控,但局部环境的变化可以使细胞在一定范围向收缩型或分泌型转变。血管的平滑肌还具有分泌肾素和血管紧张素原的能力,与内皮细胞表面的血管紧张素转换酶共同构成肾外的肾素-血管紧张素系统。

(3)外膜:外膜(tunica adventitia)是指血管外弹力板之外的组织结构,主要由成纤维细胞、淋巴细胞、Telocyte等和疏松结缔组织组成,后者包括螺旋状或纵向分布的弹性纤维和胶原纤维的细胞外基质(extracellular matrix, ECM)、滋养血管及神经等。由于血管外膜没有明确的外边界,近年来有人将血管外周脂肪组织亦列为外膜范畴。因此广义的血管外膜含义为血管外周组织(perivascular tissue)血管壁的结缔组织细胞以成纤维细胞为主,当血管受损伤时,成纤维细胞具有修复外膜的能力。多年来,血管外膜仅作为血管的支撑组织而长期受到忽视。虽然滋养血管及神经起着运输及营养的作用,但与内膜及中膜相比亦只能充当配角。然而,近年来的研究发现,外膜在维持血管张力及平衡血管功能中起着非常重要的作用。研究已证实,外膜是产生血管活性物质如一氧化氮的重要部位;成纤维细胞、周边脂肪细胞、淋巴细胞及ECM等通过自分泌或旁分泌作用共同调节血管收缩与舒张;血管外膜还含有肾素-血管紧张素系统组分,参与多种血管功能的调节。因此在正常生理状态下,血管外膜及其周围组织以其独特而复杂的微环境形式,调节循环系统乃至全身的自稳态。张红旗等报道,大动脉壁外膜还存在着一种新型间质细胞Telocyte,该细胞多位于外膜中,紧邻外弹力板,胞体呈梭形,其直径一般小于 $10\mu m$,CD_{34} 和 CD_{117} 表达阳性,核质比大,具有很长的突起(1~6 条),其功能可能与支持、细胞间通讯、免疫等有关。

有些动脉中膜和外膜的交界处,有密集的弹性纤维组成的外弹性膜(external elastic membrane)。管径 1mm 以上的动脉和静脉管壁中,都有营养血管壁的小血管,称营养血管(vasa vasorum)。这些小血管进入外膜后分支成毛细血管,分布到外膜和中膜。内膜一般无血管,其营养由腔内血液直接渗透供给。血管壁内还有网状的神经丛,主要分布于中膜与外膜交界处,有的神经伸入中膜平滑肌层。以中动脉和小动脉的神经丛最丰富。血管的神经递质除去甲肾上腺素和乙酰胆碱外,还有多种神经肽,其中以神经肽 Y(neuropeptide Y,NPY)、血管活性肠肽(vasoactive intestinal peptide,VIP)和降钙素基因相关肽(calcitoningene related peptide,CGRP)最为丰富,它们有调节血管舒缩的作用。

2. 血管壁的营养来源及神经分布

(1)营养血管:血管壁具有自身的营养血管(vasa vasorum)。血管壁内毛细血管床的密度取决于管壁的组成成分以及腔内血液参与供应管壁营养的程度和血压对管壁的压迫程度。中膜发达的大血管,内膜由腔内血液扩散供应营养物质,外膜和中膜的外 2/3 承受的压力较低,其营养由滋养血管供应。输送低氧血液的血管,其管壁的营养血管较丰富,如肺动脉和体循环的静脉管壁。营养血管的配布与经扩散供应管壁营养的临界厚度有关,有人测量氧扩散进入主动脉壁的厚度为 0.9~1.0mm。Wolinsky 等测量了 12 种哺乳动物主动脉的临界厚度,见到弹性膜在 29 层以下的,中膜无滋养血管;多于 29 层的,则中膜富含滋养血管。

(2)淋巴管:大血管壁内常见淋巴管,多伴随滋养血管配布。静脉内的淋巴管较动脉丰富,并分布到中膜内层。组织液可自由通过弹性膜窗孔流动。因受血压的影响,管壁中的组织液和淋巴由内向外流动。

(3)神经分布:血管平滑肌受自主神经支配。血管的神经主要是交感(肾上腺素能)神经,能促使平滑肌细胞收缩,故常称为血管运动神经,也有神经引起血管扩张,但目前还不清楚是否另有一套血管扩张交感神经,还是由于释放不同的神经递质对平滑肌细胞起不同的效应,一般而言,去甲肾上腺素引起血管收缩,乙酰胆碱使血管扩张。心脏交感神经系统的主要神经递质是去甲肾上腺素,其与一系列突触后受体(α 和 β)结合,从而引起系统的兴奋和抑制。研究已经证明,冠状动脉的舒张作用不依赖于心肌代谢变化。副交感神经的舒血管作用是由 NO 介导,并且由颈动脉窦压力感受器和化学感受器反射性激活。

二、血管的类型

1. 动脉　动脉管壁较厚,能承受较大的压力。根据管径大小,管壁厚度和主要成分,可将动脉分为大动脉(1arge artery)、中动脉(medium artery)、小动脉(small artery)和微动脉(arteriole),但它们之间没有明显分界。大动脉直径大于 10mm,是邻近心脏的动脉,主要包括主动脉、肺动脉、无名动脉、颈总动脉、锁骨下动脉和髂总动脉等,它们也被称为弹性动脉(elastic artery);除大动脉外,凡在解剖学上有名字的动脉都属于中动脉,其直径在 2~10mm 范围,也称为肌性动脉(muscular artery);小动脉的直径为 0.1~2mm,其结构与肌性动脉相似;直径 10~100μm 的称为微动脉。由于小动脉和微动脉口径较小,且管壁又含有丰富的平滑肌,通过平滑肌的舒缩活动很容易使血管口径发生改变,从而改变血流的阻力。血液在血管系统中流动时所受到的总的阻力,大部分发生在小动脉,特别是微动脉,因此称它们为阻力血管。

随着动脉分支由大到小,管壁结构也随之渐变,根据管径的大小将动脉分为大、中、小、微动脉4级。

(1)大动脉:其中膜有多层弹性膜和大量弹性纤维,平滑肌较少,故又称弹性动脉(elastic artery)。大动脉管壁结构特点如下:①内膜的内皮下层较厚,内皮下层的内弹性膜与中膜的弹性膜相连续,故内膜和中膜之间无明显的分界。②中膜是三层中最厚的一层,主要由多层环形排列的弹性膜组成。各层弹性膜之间有弹性纤维相连,弹性膜间还有环形平滑肌纤维和少量胶原纤维。弹性膜层数随年龄增大而增多,出生时约40层,25岁左右分化完成,可达70层左右。③外膜由疏松结缔组织构成,内有营养血管和神经等,无明显的外弹性膜。

(2)中动脉:中动脉管壁内的平滑肌相当丰富,故又名肌性动脉。中动脉管壁结构特点是:①内膜的内皮下层较薄,内弹性膜明显。②中膜较厚,主要由10~40层环形排列的平滑肌纤维组成,肌纤维之间有少量弹性纤维和胶原纤维。③多数中动脉的中膜和外膜交界处有明显的外弹性膜。

(3)小动脉:其结构与中动脉相似,也属肌性动脉。内弹性膜明显,中膜的平滑肌纤维随管径变小逐渐减少。外弹性膜不明显。

(4)微动脉:管径在0.3mm以下的动脉称微动脉。内膜无内弹性膜,中膜仅1~2层平滑肌,外膜较薄。

心脏规律地舒缩,将血液断续地射入动脉。心脏收缩时大动脉管径扩张,承受心脏泵出的血液;心脏舒张时,大动脉管径回缩,弹性回缩力使得血液进一步被推向血管远侧。借此使心脏有节律的间断性射血变为连续不断的血流。中动脉中膜平滑肌发达,平滑肌的收缩和舒张使血管管径缩小或扩大,可调节分配到身体各部和各器官的血流量。小动脉和微动脉的舒缩如闸门,能显著地调节器官和组织的血流量,其收缩程度可直接影响外周血流的阻力,而外周阻力的大小又是维持正常血压的重要因素之一。因此,小动脉和微动脉又称外周阻力血管。

一些动脉管壁内有特殊的感受器,如颈动脉体、颈动脉窦和主动脉体。颈动脉体位于颈总动脉分支处管壁的外面,是直径2~3mm的不甚明显的扁平小体,主要由排列不规则的许多上皮细胞团索组成,细胞团或索之间有丰富的血窦,许多神经纤维终止于上皮细胞的表面。颈动脉体是化学感受器,能感受动脉血O_2、CO_2含量和血液pH值变化,可将信息传入中枢,对心血管系统和呼吸系统进行调节。主动脉体在结构和功能上与颈动脉体相似。颈动脉窦是颈总动脉分支处的一个膨大部,该处中膜薄,外膜中有许多来源于舌咽神经的感觉神经末梢。颈动脉窦是压力感受器能感受因血压上升致使血管壁扩张的刺激,将冲动传入中枢,参与血压调节。

(5)特殊的动脉:当一种类型的动脉向另一种类型移行时,其结构和组织成分并非突然改变,其间的过渡部分常具有不典型的结构。有些中动脉如腘动脉和胫动脉,其管壁具有弹性动脉的构造。而有些较大的动脉,如髂总动脉、髂外动脉、颈外动脉和腋动脉,其管壁构造又像肌性动脉,这些血管的中膜内常有较多的平滑肌,将弹性膜隔断或隔开。由腹主动脉分出的几个脏器动脉,其中膜可分明显的内外二层,内层主要为平滑肌,外层则主要为弹性组织。

下肢动脉的中膜,与上肢同管径的动脉相比,其中的平滑肌更发达。常受屈伸动作影响的动脉,如髂总动脉、腘动脉和肱动脉,中膜除环行肌外,还有斜行或纵行平滑肌。

脑和脑膜的动脉,因无外来的压力和张力,其管壁甚薄,但内弹性膜甚发达。较小的脑动脉分支,管壁中的胶原纤维比弹性纤维和平滑肌多。冠状动脉壁厚并富有弹性纤维,其内膜厚,其中有纵行平滑肌;中膜除环行肌外还有纵行肌层。肾动脉中膜的弹性成分发达。肺动脉管壁较薄,中膜的肌组织和弹性膜较少,这可能是因肺循环血压较低的缘故。阴茎动脉和阴部动脉,于青春期后内膜和中膜肥厚,但外膜仍较薄,内膜尤其厚,其中有较多的纵行平滑肌。子宫的动脉,于月经周期和妊娠时有明显的结构变化。

胎儿脐动脉的构造也不典型,内膜只有内皮而没有内弹性膜,中膜内弹性纤维少,但平滑肌发达,平滑肌分两层,内层纵行,外层环行。

(6)动脉的年龄变化　发育至成年时,动脉管壁的结构才趋完善。动脉的衰老变化以主动脉、冠状动脉和基底动脉等较明显。中年时,血管壁中结缔组织成分如胶原和蛋白多糖增多,平滑肌减少,使血管壁硬度逐渐增高。老年时,血管壁增厚,内膜出现钙化和脂类物质等的沉积,血管壁硬度增高。因此,只有在血管壁结构的变化已超越该年龄组血管的变化标准时,方可认为是病理现象。如动脉粥样硬化(arteriosclerosis,AS)是指动脉内膜内脂质、复合碳水化合物、血液成分等沉积及平滑肌细胞和胶原纤维增生,伴有坏死及钙化等不同程度的病变,其发病率随着年龄的增长而逐渐增高。

1)冠状动脉:冠状动脉受心脏活动的影响非常明显,与其他器官相比更易受损耗和发生衰老变化。冠状动脉管壁结构的生理性衰老变化是循序渐进的,常不易与动脉的病理变化区分。所以,对于动脉壁中出现的某些变化究竟是生理性的,还是病理性的,常有意见分歧。一般认为,如果动脉壁构造变化的程度已超越年龄的变化标准时,则认为是趋于动脉硬化的病理现象。

冠状动脉于 20 岁以后开始出现明显的改变。冠状动脉的年龄性变化首先出现于动脉分支起始部的近端,然后延至远侧端和血管壁全层。不同年龄冠状动脉改变不同。右冠状动脉及后降支出现较晚,仅见于 50 岁以后。此时内弹力板分裂呈多层状或断裂。高龄者可见钙盐及少量脂质沉着于弹力板内侧。谷伯起认为不论主动脉或冠状动脉,各年龄段的内膜都不断发生弥漫性增厚。甚至百岁老人亦有较多弹力纤维的连接层。内膜平滑肌呈多潜能分化,在细胞周围形成均匀一致的基质。还可看到不同成熟阶段的弹力纤维板、胶原纤维。一些平滑肌细胞的胞质内含不等量的脂滴。即使在 99 岁、105 岁的高龄老人,内膜平滑肌的增生和多潜能分化仍然存在。

王汉琴等对冠状动脉前室间支的研究显示,随年龄增长,冠状动脉的内膜面积和中膜面积均逐渐增大。各年龄组,心肌侧内膜厚度均大于胸壁侧。内膜平滑肌细胞核密度有增加的趋势,中膜平滑肌细胞核密度呈降低趋势。内膜面积与内弹力膜周长等价圆面积的百分比与腔面积/截面积比值之间呈线性负相关。各年龄组内膜平滑肌核均大于中膜。这表明,冠状动脉前室间支最重要的年龄变化是内膜增厚。冠状动脉内膜的增厚是一种血管增龄性变化,其中平滑肌细胞的增生起关键作用。评价冠状动脉狭窄的程度,内膜面积占内弹力膜周长等价圆面积的百分数是一个较好的指标。

2)脑动脉:颈内动脉和椎动脉在脑底部形成脑底动脉环(Willis 环),再由环发出分支入脑,脑各部分的血液供应均由外周向脑室方向分布。从组织学上说,脑动脉壁的中膜和外膜均较相同管径的颅外动脉薄,内膜较厚,内弹力板相对发达,弯曲多,无弹性搏动,易导致脂类物质沉积,不易推动和排除随血液而来的栓子,易发生脑栓塞,血压增高时易破裂出血。脑血管系统具有两个显著的特点。一是通过长期进化,脑部形成了有效的血液供应和代偿保障机制,即当一侧颈内动脉完全闭塞时可以全无症状。二是由于在脑血管的先天变异或发育不良,侧支循环开放的可能性和有效程度因人而异。在不同的患者中,同一支动脉闭塞可以引起不同的症状,因此仅凭临床表现来判定病变的血管是很困难的。

2. 毛细血管

(1)概述:毛细血管是连接于动、静脉之间的微小血管,分支吻合成网,广泛分布于组织和器官内(除上皮、软骨等外)。毛细血管的管径细(4~10μm),管壁薄,结构简单。毛细血管内血流速度慢,是主动脉流速的1%。这些特点都有利于血液与周围组织进行物质交换。在代谢旺盛的组织和器官,如骨骼肌、心肌、肝、肺、肾和腺体内,毛细血管网较密;在代谢较低的组织或器官,如平滑肌、韧带、肌腱和骨等的毛细血管网则较稀疏。毛细血管通过内皮的吞饮和出胞、入胞形式,可完成组织与血液之间的大分子物质交换。

(2)毛细血管的结构:毛细血管的管壁主要由一层内皮细胞和基膜组成,基膜外有周细胞(pericyte)和少量结缔组织。其面积大,壁薄,结构简单并与周围的细胞相距很近,这些均有利于进行物质交换。最小的毛细血管仅由一个内皮细胞横向围成,较粗的毛细血管由2~3个内皮细胞围成,通常只能容纳1~2个红细胞通过。内皮细胞的管腔面有一层细胞衣,带有阴电荷,血细胞的表面也带有阴电荷,因同性电荷相斥,所以血细胞不易黏附在内皮上。此外,紧贴在内皮细胞外面,尚有一种扁平多突的细胞,且为基膜所包裹,称为周细胞。周细胞胞质中含有肌球蛋白、肌动蛋白及原肌球蛋白,具有收缩功能。周细胞也可能是一种具有分化潜能的细胞,在血管生长和再生时,能分化成为成纤维细胞或平滑肌细胞,参与血管生成和创伤愈合,在正常和病理情况下均发挥着重要的作用。

(3)毛细血管的分类:在电镜下,根据内皮细胞等的结构特点,毛细血管可分为三种。①连续毛细血管(continuous capillary),特点为内皮细胞较薄,无孔,内皮细胞相互连续,细胞间有紧密连接、缝隙连接或桥粒。此类毛细血管分布在结缔组织、肌组织、外分泌腺、肺、脑和脊髓等处。②有孔毛细血管(fenestrated capillary),内皮细胞很薄,并有许多贯通细胞的小孔。多分布在肾血管球、胃肠黏膜、一些内分泌腺等处。③血窦(sinusoid),腔大,壁薄,形状不规则。血窦主要分布在肝、脾、红骨髓和一些内分泌腺中。

3. 静脉　静脉(vein)是将血液输送回心脏的一系列血管,循环血流内70%以上的血液存在于静脉内。根据管径大小和结构的不同,静脉也分为微、小、中、大四级。小静脉和中静脉常与相应的动脉伴行,但其数量较动脉多,管径较粗,管壁较薄,弹性较小,在切片中常呈塌陷而不规则。

(1)微静脉(venule):管径在200μm以下的静脉称微静脉,其管腔不规则,内皮外的平滑肌层不完整或完全缺如,外膜薄。管径在10~50μm的微静脉称为毛细血管后微静脉,它紧接毛细血管,管壁结构与毛细血管相似,但管径较粗,相邻内皮细胞间有一定间隙,故通透性较大,在物质交换中起着重要作用。淋巴组织和淋巴器官内的毛细血管后微静脉又称高内皮微静脉,具有特殊的结构和功能。

(2)小静脉(small vein):管径一般小于1mm,由内皮、一层或几层平滑肌纤维和少量结缔组织组成。

（3）中静脉（medium vein）：除大静脉外，凡有解剖学名称的静脉均为中静脉，管径 1~9mm。管壁内膜薄，内弹性膜不发达。中膜较伴行中动脉的薄，平滑肌纤维层次少，排列稀疏，夹有胶原纤维、网状纤维以及细的弹性纤维。外膜比中膜厚，由结缔组织组成，外弹性膜不明显，有的中静脉的外膜内有纵行平滑肌纤维束。

（4）大静脉（large vein）：是指直径大于 10mm 的静脉。主要包括颈外静脉、无名静脉、奇静脉、肺静脉、髂外静脉、颈内静脉、髂外静脉、上腔静脉和下腔静脉等都属大静脉。大静脉内膜很薄，内弹性膜不明显或无。中膜不发达，有少量环行平滑肌，有时甚至无平滑肌。外膜很厚，含有大量纵行平滑肌束，借此可加强管壁结构，防止血管膨胀。

管径在 2mm 以上的静脉，管壁内膜常突入管腔形成彼此相对的两个半月形瓣，称静脉瓣（valve of vein）。其表面覆以内皮，中心为含有弹性纤维的结缔组织，游离缘朝向血流方向，根部与管壁内膜相连接。静脉瓣的作用是使血液流向心脏，防止血液逆流。四肢静脉的瓣膜较多，胸腹部的静脉一般没有瓣膜。

第三节　血管的功能

心血管系统由心脏，血液和血管（动脉，静脉和毛细血管）组成。这个复杂的系统涉及多种功能，包括血液、蛋白质、营养物质、氧气的运输；参与组织再生、生长发育、体温调节、免疫调控等多种生理过程。血管网络由多种结构的血管组成，适应不同水平的血流量、压力及组织器官的功能。血管结构由多种细胞组成，包括内皮细胞，平滑肌细胞，周细胞，成纤维细胞等等。这些细胞类型与血管所在组织之间具有显著的功能相关性，它们之间可能通过关键因子、蛋白、酶等介质相互作用。因此对血管生物学的研究，需要从系统生物学层面和分子细节层面上进行，并对其形态、结构、功能分别进行研究。

当然，血管网络的功能不仅是运输营养物质、氧气及代谢产物等，其中的各类细胞均参与维持正常生长和功能至关重要的生理活动，包括：与血管其他细胞作用从而影响组织器官功能、维持特定结构从而促进物质运输、分泌生物活性分子从而影响局部环境、调节血管生成及促进组织重建等等。

泛血管生物学主要描述生命活动过程中血管结构与功能活动发生发展特征及变化规律，其功能严格地接受神经内分泌和体液的调控。血管是血液的运输管道，其基本结构包括内膜、中膜和外膜；但不同结构具有不同功能：如大血管保证运输、中血管调节脏器血流（自身及远处调节）、小微血管稳定细胞组织器官的微环境等。

因此，血管不仅是血液的输送管道，也是多功能的器官，维持机体正常生理功能的重要基础是血管内环境的相对稳定，一旦平衡失调往往累及多个器官，引起系统性的病变。只有充分了解血管的正常结构功能及其生理病理变化的机制与规律，才能更有效地预防和治疗这些疾病。

（张红旗　王克强）

● 推荐阅读

1. 董尔丹，张幼怡. 血管生物学. 第 2 版. 北京：北京大学医学出版社，2014.

2. Filippo C,Gaetano AL,Paolo GC. 冠状动脉微血管功能障碍 . 曾定尹,孙英贤,译 . 上海:上海科学技术出版社,2017.

3. 郭志坤 . 现代心脏组织学 . 第 2 版 . 北京:人民卫生出版社,2016.

4. Wang X,Dragos C.Telocytes-Connecting Cells Advances in Experimental Medicine and Biology.Berlin:Springer Sciences Business Media Singapore,2016.

第三章　泛血管生物力学与血液流变学

血管生物力学、血流动力学和血液流变学的研究,能帮助临床医生更深入地了解心血管系靶器官、组织、细胞的正常生理功能及病理情况下变化规律的本质,并为创新更好的无创性诊疗手段与技术提供理论基础。

第一节　血管生物力学

血管生物力学是利用力学分析方法和技术手段,研究血管的力学性质以及力对血管的结构和功能影响的一门学科。

血管同时承受血管内血流作用力和管外结缔组织的约束。正常情况下血管内膜非常光滑;如果内膜受损,局部就可能在多种因素的作用下,逐步发展为动脉粥样硬化。血管的力学性质不仅取决于它的组分及各组分的含量。更取决于它的构筑及细胞生物学结构。正因如此,细胞及细胞外基质的成分的变化对其力学性能的影响不同,如何准确检测血管特性还需要多学科的共同探索。

一、血管壁的本构关系

1. **应力**　是指材料在单位面积上所受到的力。

2. **应变**　是指材料在外力作用下长度或角度的相对变化量。材料的应力 - 应变关系称为本构关系,它反映了材料的力学性质。

3. **血管壁的本构**　血管壁是黏弹性材料组成的软组织,需要同时承受血管内血流作用力和管外结缔组织的约束。它具有一般黏弹性材料的力学特性,包括蠕变、应力松弛和迟滞等特性,现在还难以得到一个准确完整的本构关系(方程)描述它。迄今研究得到的各种近似血管壁本构关系都是非线性的,但是在一定的应力范围内,可以将血管壁近似看作线弹性材料,它的弹性模量是个常数。通常用 σ 表示应力,ε 为应变,E 为弹性模量或杨式模量,线弹性材料的本构关系满足胡克定律:

$$\sigma = E\varepsilon$$

研究发现,血管壁的力学性质主要取决于中膜结构中的胶原纤维(蛋白)、弹性纤维(蛋白)和平滑肌的性质、含量以及空间构型。弹性纤维的弹性模量(杨氏模量)较小,抗张强度较低,应力 - 应变曲线迟滞环面积很小,应力松弛也不明显,接近于线弹性体。血管的弹性主要由弹性纤维(蛋白)提供。胶原纤维的弹性模量很高,抗张强度很高,迟滞(滞后环)和应力松弛现象较弹性纤维显著。胶原纤维在血管中是载荷的主要承受者,没有它血管无法承受动脉中的巨大压力。平滑肌的迟滞环面积较大,应力松弛非常显著,其弹性模量接近弹性纤维的弹性模量。平滑肌还有一重要特性,在伸展刺激下,会能动地收缩并产生很大的张力,可达 1Pa 以上(除了受力作用以外还有神经支配影响,例如 NA、Ach 等,所以主动收缩是平滑肌的主要生理作用)。研究表明,在低应力情况下,弹性纤维和平滑肌细胞是应力的主要承载体,而在高应力情况下,则是胶原纤维(表 3-1)。

表 3-1 人体动脉管壁的弹性模量

动脉管段	弹性模量(MPa)	
	11~20 岁组	36~52 岁组
颈动脉	0.8	1.1
胸主动脉	0.55	2.0
腹主动脉	1.0	1.2
髂动脉	2.9	0.7
股动脉	3.1	1.4

人体主要动脉段离心脏越远,动脉管壁的弹性模量越大。对于近心主动脉,由于有较高含量的弹性纤维,因而弹性模量较低;而对于胸外血管,虽然各段动脉中弹性纤维的含量差异不大,但是由于组织学结构有明显的不同,其对应的弹性模量却有明显的不同。

与动脉相比,静脉壁的弹性模量小很多,而且很大程度上依赖于管壁应力的大小。由于静脉壁的弹性模量很小,且静脉内压往往低于外压,因此静脉血管往往会失稳,静脉血流会产生许多异常现象(例如静脉曲张、血栓形成)。由于人体总血容量的 70% 以上都在静脉中,且静脉中的平滑肌含量丰富,而平滑肌对神经、体液、药物和机械刺激都有响应,因此静脉对这些刺激的响应在生理学上是重要的。对狗的肠系膜内的微静脉的实验研究表明,在体内血压的作用下,微静脉的直径改变可达数倍以上。

二、各向异性

血管是明显的各向异性材料,即其在轴向、径向和周向具有不同的材料属性。利用弹性力学薄壁管理论,在相同条件下,可以计算出血管壁的周向应力远大于轴向应力,而实验表明两个方向的应变大致相等,说明了血管壁不是各向同性的材料,其周向的抗载荷能力比轴向强。血管壁的这一特性使它成为一种优化的结构。

三、泊松比

当一个材料试样受到轴向拉伸时,其在横向会发生相应的收缩。换言之,即使在横向没有施加应力,而这些方向仍然会有应变存在。泊松比的定义是:

$$v = \left| \frac{横向应变}{轴向应变} \right|$$

泊松比代表了材料的可压缩程度,当材料是完全不可压缩式泊松比等于 0.5。一般情况下,固体材料的泊松比都小于 0.5,血管的泊松比一般取 0.35。这在血管的仿真计算中也是必不可少的一个材料参数。

第二节　血流动力学

血流动力学是研究血液流动规律的一门学科,血液流动的改变会导致血管出现结构和功能方面的变化,及血管重建。因此研究血流动力学可以帮助人们理解血流在血管疾病的发生、发展和转归过程中的作用。血流动力学的基本参数(参量,如流速、流量、压力和阻力等)及其关系主要包括①流动状态(即层流与湍流,雷诺数是判定流动状态的参数,只有在血管或者瓣膜狭窄、血管畸形等处存在湍流);②流速或者流量与血管的截面积有关;③流速与压力之间的转化关系可用伯努利(Bernolli)定律说明;④流量与压力之间的关系可以通过泊肃叶(Poiseuille)定律从心脏做功、血管直径变化、血液黏度变化三方面考虑。

一、定常流和非定常流

流动状态不随时间变化的流动称为定常流;流动状态随时间变化的流动称为非定常流。人体循环系统中,尤其是在动脉系统中,血液流动是随心率/律的变化而脉动状的,有周期性的变化,因此动脉的血流属于非定常流。微循环血液的流动通常不随时间变化,可以近似看成定常流。定常流和非定常流的区分不是绝对的,可以根据研究对象、研究目标、研究需要等考虑将流动归入合理的类型。同样是微循环血液的流动,如果需要考虑血液有形成分的运动时,血液流动应视为是非定常流。只有正确了解血液的流动状态,才能对循环系统进行血流动力学建模和数值模拟时,选择合适的计算模型。

二、层流和湍流

流体在直圆管中流动时,其流动特性受到作用在流体上的惯性力(使其加速)和黏性力(使其减速)的影响。流动状态清晰,有规律,表现出平滑流动的特点,这种流动被称为层流。可以看到,在层流中,流动可被分成很多平行流动的流层,层与层之间不存在任何的干扰和混合。对于半径较小的圆管,或流速较小的流动,或黏度较大的流体,它们的黏性力占主导作用,流动往往呈现为层流。杂乱无章的流动被称为湍流。与层流相反,湍流通常发生在半径较大的圆管,或流速较快的流动,或黏度较小的流体中,它们的惯性力占主动作用。对于非直圆管内的流动同样有层流和湍流之分,它们的基本机理是和直圆管内层湍流的机理是相同的。

层流的特点表现为其非常规律,而湍流却非常混乱且伴有较大的能量损失。因此,血液循环中的湍流会造成心脏负荷增加并且对血细胞构成潜在的损伤。雷诺数(Re)是用于判断流动是层流还是湍流的重要参数,它反映了惯性力和黏性力之比:

$$Re = \frac{\rho VD}{\eta}$$

在直圆管内,一般情况下,当 Re<2100 时流动都是层流。当 Re>2100 时,流体有可能会变为湍流,取决于整个流体系统的稳定性以及管道表面的粗糙程度。在表面粗糙的圆管中,当 Re>10 000 时,流动变为湍流;而在光滑的圆管中,Re>108 时流动就变为湍流。人体的所有血管中,正常情况下绝大部分的血流的雷诺数小于 2100,只有在主动脉根部,在心脏收缩期的峰值附近,雷诺数会超过 2100,由于血流是脉动的,它会导致惯性力的快速变化从而使流动无法发展成为湍流。但是,当主动脉瓣狭窄时,主动脉根本的血流速度会大大增加,从而在主动脉中形成湍流,这时跨瓣压力以及血流能量损失都大大增加。

三、伯努利方程

伯努利方程式用来描述一种设想的不可压缩、无黏性流体的定常流动规律。在同一个流场上,流体的静水压力 p、流速 V、流体密度 ρ 和该处的相对高度存在这样的关系:

$$p+\frac{\rho V^2}{2}+\rho gh=常数$$

式中的常数在整个流场中是不变的,这一关系式称为伯努利方程。伯努利方程反映出不可压缩无粘流体在做定常流动过程中,包括静压能、动能和势能在内的总能量是不变的。

尽管伯努利方程是在一定条件下才成立的,但循环系统中的很多流动现象都可以用伯努利方程来解释。临床上最常用的测量血管内压力的方法是向血管内插入一根充满液体的导管,导管外膜连接压力传感器,导管顶端的压力通过管道中的液体传递到压力表。导管顶端开口正对着流体,撞击导管口的流体速度很快降为零,这一部分动能转化为压力,测量到的是静水压力加上动压,称为总压 p_e。在导管末端有一个侧向开口,测量到的是静水压力 p_1。根据伯努利方程得出:

$$p_e-p_1=\frac{\rho V^2}{2}$$

可以计算出血流速度。反之,如已测出该处的血流速度,则由上式得出血流的压力。所以血液流速与血压可以根据需要进行换算。

四、泊肃叶定律

泊肃叶流动是指:牛顿黏性流体通过横截面形状不变的长直圆管,作各截面上流动状态完全相同的定常流动。此时,体积流量 Q、圆管内径 D、直圆管入口和出口之间的压力差 Δp、流体黏度 η、直圆管长度 L,满足如下泊肃叶定律:

$$Q=\frac{\pi D^2\Delta p}{128\eta L}$$

泊肃叶定律有广泛的应用。当将泊肃叶定律应用于分析动脉中的血液流动时,需要注意该式成立的前提:血液是牛顿流体;流动是层流;血液无滑移地黏附于血管壁上;流动是定常的;血管是不变形的直圆柱形管;各截面上流动状态完全相同。真实血管中的血液流动不可能完全符合这些条件,但是在很多情况下,根据研究需要仍可近似应用它,先将血管壁简化为刚性的不发生形变,然后只分析流动在此刻的结果,并得出有用的信息。利用这种模型简化的方法可以研究很多血管中的流动,例如在不同粗细血管吻合处或分叉处的切应力、不同分支血管末端的流速等。之后再将计算获得的流体压力作为载荷代入弹性血管壁的血管模型中计算血管壁所受的应力大小。这种将流体和固体解耦合的方法在血流动力学研究中是很有价值的。

五、血管阻力

血液在血管中流动时受到阻力,阻力的大小跟血液黏度等血液本身性质以及血管的形

态有关。在均匀直圆管中血流的泊肃叶定律可写为

$$Q = \frac{\Delta p}{R}$$

式中

$$R = \frac{128\eta L}{\pi D^4}$$

R 称为血管的阻力。流量的上述表示法反映:血管两端压力差增大,血流量就增大;而阻力增大,则血流量就减小。

从阻力的表达式看到,阻力的大小和血液黏度以及血管的长度成正比,与内径的四次方成反比,因此血管内径一个很小的改变,都会显著影响血流的阻力。由于体内自主神经系统控制着动脉血管壁中血管平滑肌的张力,因此平滑肌细胞张力的改变会引起动脉血管的收缩与扩张,从而选择性地控制身体某一部分的血流量。由于血管直径的变化对血流量有着显著影响(在恒定的压力下),因此人体有能力通过增加或者减小局部动脉血管直径以调节身体循环系统中不同部位的血流量。这种局部选择性改变的一个典型例子是:高强度锻炼时,骨骼肌中的血流量变为静息状态的 20 倍。

血管的形态学是非常复杂的,某些部分血管或血管网的阻力不可能用上述 R 的形式表达。例如,心脏冠脉微循环网络,可以将上述流量式改写成:

$$R = \frac{\Delta p}{Q}$$

在测出冠脉微循环网络的流量和两端压差后,就可由上式计算出冠脉微循环网络的阻力。利用这一方法可辅助判断局部冠脉梗阻程度。

六、血管顺应性

动脉血管具有弹性,在管内压力作用下将扩张。反映血管腔可扩张程度的物理量称为血管顺应性 C,用血管腔的体积 V 的变化和压力 p 的变化之比来描述血管的膨胀性。

$$C = \frac{\Delta V / V}{\Delta p} = \frac{\Delta V}{V \Delta p}$$

显然,血管顺应性 C 越大,说明血管可扩张程度越大,血管弹性越好;反之,血管顺应性 C 越小,说明血管可扩张程度越小,血管弹性越差。这个性质是由血管壁中胶原纤维(蛋白)、弹性纤维(蛋白)、平滑肌及它们的组成比例、构筑所决定。

七、动脉系统中的波的传播

左心室收缩产生的脉搏波以有限的速度沿着动脉血管壁传播,其传播速度取决于血管壁的弹性及血管壁与血液的相互作用。脉搏波在动脉系统中的传播速度 c_0 满足 Moens-Korteweg 关系式:

$$c_0 = \sqrt{\frac{hE}{D\rho}}$$

其中 h 表示血管壁的厚度、E 是血管壁的弹性模量、D 是血管的直径、ρ 是血管壁的密度。它用来表征不可压缩的黏性流体在薄壁弹性管中的压力波的传播速度,说明脉搏波传播的

速度的平方与血管壁的弹性模量和厚度成正比、与血管直径成反比。利用脉搏波传播的速度公式,可以根据波速近似地计算出血管壁的弹性模量。脉搏波的采集及其变化规律的分析在中医脉诊中应用最多。

八、弯曲血管中的血流

血液在弯曲的血管中流动时,在弯曲处的内侧和外侧之间就会形成一个径向的压力梯度,另外还会受到离心力的作用,由于血液是黏性流体,这两个力不能平衡,因此会产生二次流(图3-1),即除了沿轴向的主流动外还存在与轴线垂直的横截面上的流动。血流的轴向速度会向血管弯曲的外侧倾斜,此处血流对血管壁的切应力也较高。对于主动脉弓这一人体中最大的弯曲血管,由于其不是左右对称的结构,所以使得血液在主动脉弓的流动中产生旋动流,即产生一个类似于螺纹样的涡流。有研究发现,主动脉较少发生动脉粥样硬化与其这种特殊的结构所产生的旋动流有关。

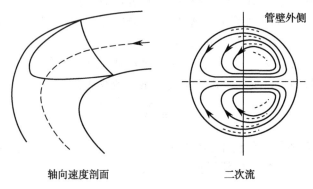

图 3-1 曲血管中的二次流示意图

九、分叉动脉中的血流

分叉动脉在人体中大量存在,比较典型的是 Y 型分叉和 T 型分叉(图3-2)血流经过分叉顶端从母血管分配到子血管中,根据伯努利方程可知,在分叉顶端血流的动能全部转换成静压能,因此会受到较强的血流冲击,而冲击的强度取决于该区域的血流动能的大小。如果血流的动能足够大,就会引起血管壁的损伤,引发动脉瘤等疾病。研究发现,脑动脉瘤主要发生在脑血管 Willis 环的分叉部位。此外,分叉管中的血流会发生流动分离,即血流脱离血管壁面并且形成漩涡状的结构,在靠近分叉点的子血管的外侧出现流动分离造成的血流滞留区域,滞留区域内较易出现脂质的沉积,从而形成动脉粥样硬化斑块而造成血管狭窄。颈动脉分叉、肾动脉分叉等也是动脉狭窄最容易发生的部位。

十、狭窄血管中的血流动力学

动脉粥样硬化发展到一定程度就会导致动脉狭窄,甚至阻塞。血管狭窄会引起局部的血流动力学状态的变化,如局部压力、速度变化,还会出现流动分离,局部湍流等现象(图3-3)。当血管狭窄形成后,最直接的影响就是由它供血的组织里血流量减少。评估狭窄最常用的参数是狭窄率,即狭窄引起的血管直径减小的最大程度,通常用狭窄率 δ 来表示

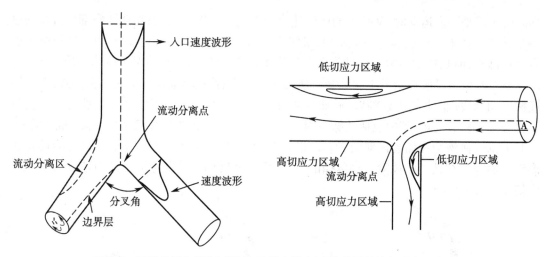

图 3-2 Y型分叉血管(左图)和 T 型血管(右图)分叉的流场特点示意图

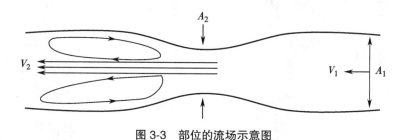

图 3-3 部位的流场示意图

$$\delta = \frac{D_n - D_s}{D_n} \times 100\%$$

D_n 表示正常的血管直径,D_s 表示最窄处的血管直径。狭窄血管中的血流量会随着狭窄率的增大而减小,但是这种减小是非线性变化的。存在一个狭窄率的临界点,当狭窄率尚未达到临界点时,血管中的流量减少的很小,对组织的供血没有显著地影响;但是,当狭窄率超过此临界点时,血管中的流量急剧减少,从而造成组织缺血。研究表明,对同一根血管,它的狭窄率临界点是唯一的,人体主要血管的狭窄率临界点大约在80%。

按照流体力学的质量守恒定律,由于狭窄部位的截面积比上游小很多,所以相应的流速会显著增加,甚至可能形成喷射流。根据伯努利方程,狭窄部位喉部的速度增加必然伴随压力的下降。随着血管狭窄率的增加,喉部压力下降得越来越显著,甚至可能导致血管塌陷。在距离狭窄部位较远的区域,狭窄可能会导致出现涡流和湍流。狭窄发生到后期,斑块可能失去稳定而发生破裂,产生的血栓最终导致血管的突然栓塞。因此,人们针对动脉粥样硬化斑块的稳定性开展了很多研究,以便更好地预测斑块的破裂。

十一、动脉瘤的血流动力学

除了动脉粥样硬化引起的动脉狭窄,临床上还有一个非常重要的问题就是动脉瘤。当动脉某处血管壁比较脆弱时,在血压的作用下,血管壁会凸出,从而形成动脉瘤。血液流经动脉瘤时速度会降低,其中一部分转化为压力。在静息状态下,血压的增加并不明显(不足

5mmHg);但是剧烈运动时,动脉中的血流速度会增大好几倍,从而引起动脉瘤部位血管的进一步扩张。如果这个过程进一步发展,最终会导致动脉瘤的破裂。主动脉的各部位都可能发生动脉瘤,但是腹主动脉瘤是目前最常见的动脉瘤。此外,少数情况下颅内构成 Willis 环的动脉及其邻近动脉也会发生动脉瘤。从几何外形来看,动脉瘤通常会有两种形式:对称型或梭形动脉瘤;非对称型或囊状动脉瘤。从血流动力学角度看,血管大幅度扩张之后血流特点也会发生显著变化,其中包括动脉瘤内会产生涡流,瘤壁附近的血流速度下降,黏度增大,同时大部分血液会在瘤囊内滞留,所以该区域也容易发生血栓。不管是囊状动脉瘤还是梭形动脉瘤都存在破裂的风险。动脉瘤的发生、发展和转归与动脉瘤局部的血流动力学状态密切相关(图 3-4)。

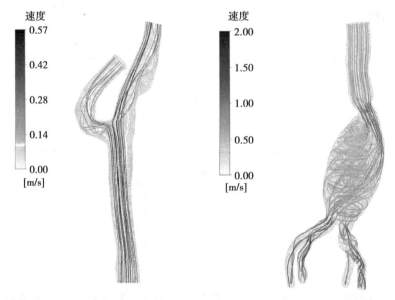

图 3-4 利用计算流体力学方法模拟的颈动脉狭窄和腹主动脉瘤的流线图

十二、血流导向支架治疗脑动脉瘤的血流动力学

大部分脑动脉瘤都是囊状动脉瘤,常出现在脑 Willis 环上曲率较大或者分叉等部位。脑动脉瘤除了具有破裂风险外,体积较大的动脉瘤还有由于占位效应引起一系列的症状。临床上治疗脑动脉瘤,除了外科夹闭外,现在更多的是利用介入栓塞的方法进行治疗。介入栓塞就是将栓塞材料(如胶水,弹簧圈)等植入动脉瘤囊内,降低瘤囊内的血流速度,促进囊内血栓的形成,最终使动脉瘤被脱落或者被吸收。由于弹簧圈等材料栓塞存在动脉瘤复发的风险,近来提出了一种新型的脑动脉瘤栓塞材料,名为血流导向支架,就是利用一个较高金属覆盖率的支架引导血流,使进入动脉瘤的血流速度降低,从而起到促进血栓化的作用。血流导向支架特别适合于大型或者巨型脑动脉瘤(图 3-5)。

十三、动脉粥样硬化的血流动力学机制

动脉粥样硬化是局部的,多出现在动脉弯曲和分支管入口等一些血管形态急剧变化的部位。动脉粥样硬化区域的血管形态十分复杂,除了形态上管径变小、管壁变厚以外,还有

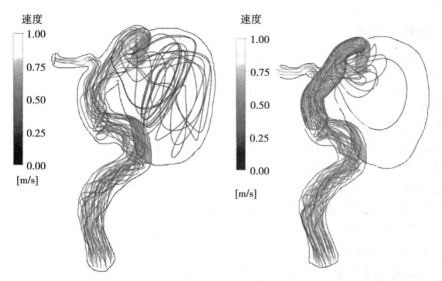

图 3-5　利用计算流体力学方法模拟的血流导向支架植入前后的流线图

管壁硬度增大,从而在狭窄管前后形成异常的血流,包括流动分离、回流、涡旋等,由此产生异常的血流动力学作用力(管壁切应力变化),影响和促进了动脉粥样硬化的发展。比如主动脉中动脉粥样硬化的多发部位包括主动脉弓的内侧管壁、分支管的前口及主动脉-髂动脉分支处的外测管壁,而这些部位的血流一般都是低切变率的流动分离区或者湍流区。有关动脉粥样硬化的血流动力学机制,目前主要有两种不同的理论。Fry 于 1968 年发表了一篇十分重要的文章,主要研究了壁面切应力对内皮细胞的影响,他认为壁面切应力增大会对内皮细胞产生生理损伤,并且减弱物质的运输过程,从而导致动脉粥样硬化的发生。然而科学界更为广泛支持的假说则是动脉粥样硬化与低壁面切应力有关。这一理论的机制是,非正常的低壁面切应力会削弱血液和血管壁之间的物质输运,不仅会影响血管壁对营养物质和氧的摄取,也会影响该区域的血管壁代谢废物及二氧化氮的排出。而后面这一点恰恰能够说明为什么动脉粥样硬化病变区和斑块区会有一些复合物滞留(如胆固醇),从而使该区域的血管壁变厚。这一剪切依赖性物质输运理论是由 Caro 等人在 1971 年提出的。

很多研究都表明作用于血管壁的平均壁面切应力与管壁几何形态的变化之间存在一定的相关性,并且根据壁面切应力相对于时间或者位置的变化提出了一些新的理论。这些理论考虑了动脉中血流的脉动特征,以及动脉几何形态的变化,通过分析壁面切应力的时间变化率(TWSSG)和振荡剪切指数(OSI),考察快速变化的壁面切应力的大小和方向与动脉粥样硬化发生之间是否存在关联。目前,动脉粥样硬化区域血流动力学的研究已深入到细胞分子层次,同时也向动脉粥样硬化斑块稳定、破裂的机制和预警方向发展。

第三节　血液流变学

血液流变学是生物流变学的一个分支,它主要研究血管中流动的血液的流动特性与其中有形成分(主要是各种血细胞)的流动性对血液本身流变性的影响,以及血液、血管及心脏之间相互影响与作用规律。血液流变学也是认识人体正常生理活动和病理活动的重要工具。

一、血液的黏性

相邻两层流体之间如果有相对运动,它们将互相作用。相对慢的流体层要阻碍相对快的流体层的运动,而相对快的流体层要拉动相对慢的流体层的运动。流体的这种性质称为流体的黏性,可以用"黏度"来度量。

血液是血浆和血细胞等各种有形成分组成的混悬液体,血细胞占血液总体积的40%~45%,两者均具有黏性,可以用血液黏度来度量。血液的溶剂是血浆,其中有9%左右的蛋白成分并对红细胞的聚集和黏弹性有较大影响。表征血液黏度的参数有全血表观黏度、相对黏度、增比黏度和还原黏度。由于血液成分的复杂性,全血黏度会随切变率(剪切应变的时间变化率)而变化,通常用表观黏度来表示全血黏度。而相对黏度就是血液相对于血浆的黏度。增比黏度是血液相对于血浆黏度的增量。还原黏度是增比黏度与血细胞比容之比,而血细胞比容是指红细胞体积占全血体积的百分比。

在一些病理情况下,血液内的各种有形成分发生变化,血液的黏度也将随之发生变化,例如我们去高原缺氧带来的红细胞增多、高血脂、高血糖等均使血黏度增加,所以临床常将血液黏度看作是某些疾病的观察指标。

二、牛顿流体和非牛顿流体

流体分为牛顿流体和非牛顿流体两类,在对血液进一步分析前,先对这两类流体的概念作介绍。

考虑这样一个流体力学实验:在上下两块平行平板之间充满某种流体,两块板之间的距离为且很小。下面的板固定,上面的板以匀速度 u_0 做平行于下面板的运动。由于黏性,黏附在下面固定板上的流体是静止的,黏附在上面板上的流体随板一起做速度 u_0 的匀速运动,两板间的流体则由于流体黏性被带动运动。这种流动称为平板剪切流。此时,上下两块板之间流体的运动速度梯度为:

$$D = \frac{u_0}{l}$$

由于速度梯度的存在,流体内部会产生剪切应力 τ。如果速度梯度 D 和剪切力 τ 之间满足下面的线性关系:

$$D = \frac{1}{\eta} \tau$$

式中 η 是常数,符合这种关系的流体就称为牛顿流体,这一关系也称为牛顿黏性定律。常数 η 就是流体的黏度系数(或称为动力学黏度系数),简称黏度。凡是不符合牛顿黏性定律的流体统称为非牛顿流体。事实上,速度梯度 D 等于切变率即剪切应变随时间的变化率。

血浆是牛顿流体,它所具有的黏度与切变速度改变无关,是一个恒值。正常的血浆主要是由水、无机盐和少量蛋白质组成,通常将血浆近似视为牛顿流体,正常血浆黏度约为 1.2cP (厘泊,1 泊 =100 厘泊 =0.1Pa·s)。血液由于其复杂的组成,属非牛顿流体,即血液的黏性与切变率有着明显地依赖关系。但在很多情况下,血液通常简化为牛顿流体予以考虑,比如在利用计算流体力学方法研究动脉搭桥术的手术规划、动脉瘤的破裂风险时,一般都可以将血液设置成牛顿流体。

三、血液黏度的影响因素

影响血液黏度的因素十分复杂,与血液的组成以及外部环境影响密切相关,包括有形成分的数量和性质、血浆的组成、血细胞比容、红细胞变形和聚集性、温度、酸碱度、渗透压、切变率、血管直径和管壁效应、抗凝剂种类和浓度等。其中血液的有形成分、红细胞变形性和聚集性、血细胞比容等对血液黏度的影响十分明显。

切变率对血液黏度的影响很明显,随着切变率的增大,血液的表观黏度减小(图3-6)。低切变率时,在血浆纤维蛋白元等作用下,红细胞聚集为钱串状,呈现出明显的黏弹性;随着切变率的增大,钱串状的结构逐渐解体为红细胞聚集体和红细胞单体;当切变率进一步增大,红细胞产生变形,表现出剪切变稀特性;当切变率大于 $200s^{-1}$ 时,血液黏度变化就很小了,近似于牛顿流体,黏度值约为 3.5cP。血液所具有的黏度特点是因为含有细胞,尤其是红细胞存在,在高切变速度变化范围内是恒值不随切变速度变大而变化;而在低切变速度变化范围内,会随着切变速度降低而增高。说明其为非牛顿流的黏度,这一特点主要体现在血细胞比容、大小、形态、血细胞的聚集、柔顺、变形性及血浆成分所决定。

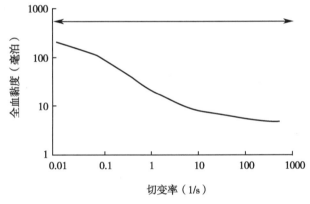

图 3-6　切变率和全血黏度之间的关系

血管直径对血液黏度的影响比较特殊,当血管直径小于 300μm 时,血液黏度随管径的减小而降低,称为 Fahreaus-Lindquist 效应。其黏度的降低可以在很大程度上减轻心脏泵血的阻力,且对微循环功能有效进行有着重要意义。

由于血管截面上的速度分布呈现抛物线型,即靠近血管壁处的速度小而靠近血管中心的速度大,因此血细胞在血管中流动时主要集中在血管的中心,而靠近血管壁附近的血细胞较少,呈现出趋轴效应。此外,抗凝剂对血液黏度的测定也会产生影响。

了解血管、血流与生物力学的相关性、掌握认识人体正常血管生理及病理活动的这一工具,则有助于理解血管疾病的发生、发展以及提供更好的无创性诊疗手段与技术,预测术后可能的改善程度,例如支架的合理选择、最佳安放位置等。

(王盛章　杨　琳　许世雄)

● 推荐阅读

1. 柳兆荣.心血管流体力学.上海:复旦大学出版社,1986.

2. 冯元桢.生物力学.北京:科学出版社,1983.

3. Fung YC.Biomechanics:Circulation.Germany:Springer,2010.

4. Fung YC.Biomechanics,Mechanical properties of living tissures.Germany:Springer,1981.

5. Waite L,Fine J.Applide Biofuid Mechanics,the united states:McGraw-Hill,2007.

6. Chandran KB,Yoganathan AP,Rittgers SE.Biofluid Mechanics:The human Circulation.England:CRC Press Taylor & Francis Group,2007.

7. Taylor CA,Figueroa CA.Patient-Specific Modeling of Cardiovascular Mechanics.Annual Review of Biomedical Engineering,2009,11:109-134.

8. Taylor CA,Draney MT.Experimental and Computational Methods in Cardiovascular Fluid Mechanics.Annual Review of Fluid Mechanics,2004,36:197-231.

9. Wang VY,Nielsen PM,Nash MP.Image-Based Predictive Modeling of Heart Mechanics,Annual Review of Biomedical Engineering,2015,17:351-383.

10. Tarbell JM.Mass Transport in Arteries and the Localization of Atherosclerosis.Annual Review of Biomedical Engineering,2003,5:79-118.

第四章 泛血管疾病流行病学与病因学

心血管系统由心脏,血液和血管(动脉,静脉和毛细血管)组成。这个复杂的系统涉及多种功能,包括:运输血液,蛋白质,养分,氧气、组织再生、发育、体温、免疫、愈伤等多种多样的生理过程。血管网络由多种结构的血管组成,适应不同水平的血流量、压力及组织器官的功能。血管结构由多种细胞组成,包括内皮细胞,平滑肌细胞,周细胞,成纤维细胞等等。这些细胞类型与血管所在组织之间具有显著的功能相关性。对血管生物学的研究,需要从系统生物学层面和分子细节层面上进行,并对其形态、结构、功能分别进行研究。

血管网络的功能不仅是运输养分与氧气,其中的各类细胞均参与对维持正常生长和功能至关重要的生理活动,包括:与血管其他细胞作用从而影响组织器官功能、维持特定结构从而促进物质运输、分泌生物活性分子从而影响局部环境、调节血管生成从而促进组织重建等等。然而,异常的、不受控制的血管结构、功能与许多疾病相关,如动脉粥样硬化影响心衰的发生、血管结构变化导致主动脉夹层的发展、血管生成影响肿瘤增殖、内皮细胞通透性影响内分泌器官功能等等。血管病理学研究血管本身及其周围组织的疾病病程、机理、治疗方法,是当前许多研究工作的焦点。

泛血管疾病包括心血管疾病(cardiovascular diseases,CVDs)和与血管相关的多种器官的疾病。由于血管在各组织器官中的广泛存在和其发挥的重要功能,心血管疾病与一系列严重的健康问题相关。心血管疾病可细分为心脏疾病和血管疾病。心脏疾病包括心肌病(cardiomyopathy)、高血压性心脏病(hypertensive heart disease)、心衰(heart failure)、肺心病(pulmonary heart disease)、炎性心脏病(inflammatory heart disease)等各类疾病。血管疾病(vascular diseases)包括冠状动脉疾病(coronary artery disease,CAD)、外周血管疾病(peripheral arterial disease,PAD)、脑血管病(cerebrovascular disease,CeVD)、肾动脉狭窄(renal artery stenosis)、主动脉瘤(aortic aneurysm)、血管炎症性疾病(inflammatory vascular disease)等各类疾病。据世界卫生组织(WHO)的报告,心血管疾病是除非洲外世界所有地区的第一致死原因。全球约三分之一的死亡人数可归因于心血管疾病。

第一节 流 行 病 学

随着我国经济快速发展,人民生活水平不断提高,也伴随着不良生活方式的持续放大,及社会老龄化进程加速,20 世纪 90 年代以来我国人群心血管病(主要是高血压、冠心病和脑卒中)的发病率和死亡率逐年上升,发病年龄提前。最新发表的对我国≥40 岁近 17 万人群的 8 年随访研究显示,我国前 3 位死亡的原因(死亡率/10 万人年)分别为心脏病(296.3)、恶性肿瘤(293.3)和脑血管病(276.9)。心脏病占总死亡的 22.5%,肿瘤占 22.3%,脑血管病占 21.3%,心脑血管病共占 43.8%,居死亡原因首位,已成为危害我国老、中、青三代人生命和健康的重大疾病。

中国新近心血管疾病报告中指出,目前我国冠心病患者总数达 1000 万,心肌梗死存活者 200 万,其中一半丧失劳动能力。由心血管疾病所产生的心血管事件(即死亡和心肌梗死)年发生率为 100/10 万;每年猝死者估计约 50 万人;每年新增 ST 段抬高的心肌梗死(ST-elevation myocardial infarction,STE 心肌梗死)患者约 50 万;非 ST 段抬高的心肌梗死(non ST-elevation myocardial infarction,NSTE 心肌梗死)和不稳定性心绞痛(UA)患者约 60 万 ~100 万人。2005 年,中国城市居民冠心病死亡粗率为 42.1/10 万,占所有心脏病死亡的 42.9%。

中国全部脑卒中和出血性卒中的发病率普遍高于西方国家。基于中国的高血压病的发病人数巨大,中国脑卒中及其亚型发病率为国内致残疾病前位。根据《中国心血管病报告 2006》估计中国每年新发脑卒中 200 万人,脑卒中现患 700 万人,其中 2/3 有程度不同的残疾或丧失劳动力;每年新发心肌梗死 50 万人,心肌梗死现患 200 万人,其中 1/2 丧失劳动能力。

心力衰竭和心律失常是多种心血管疾病的共同归宿及表现,是 21 世纪心血管病研究和临床的重大问题。心力衰竭病死率高,5 年生存率与恶性肿瘤相仿,对公众健康和生命安全造成巨大威胁。我国每年心源性猝死病例约 54.4 万,90% 以上由恶性心律失常所致。50% 心力衰竭患者死于恶性心律失常。目前关于恶性心律失常发病机制和防治多源自西方人种,由于遗传背景、生活环境和疾病谱的差异,对其他人种有效的药物和生物标记物,并不完全适用于国人。与西方国家不同,我国心律失常具有独特的发病机制,诊断和治疗策略尚缺乏系统、深入研究。因此,需要探明国人心律失常发病机制,提出适合我国人民的防治策略。目前我国尚没有肺动脉高压发病率的数据,按照美国统计的肺动脉高压发病率,我国每年新发的肺动脉高压患者就有 4 万 ~6 万人。肺动脉高压是一种发病率、患病率、致残率和病死率均很高的疾病,由于导致肺动脉高压的疾病种类繁多,加之很高的误诊率和漏诊率,以上数据往往还低估了肺动脉高压的真实的流行病学情况,肺动脉高压已经严重威胁了我国人民的健康。

心血管代谢综合征是心血管病危险因素,它的存在不仅明显增加心血管病和糖尿病的发生危险,而且与心血管疾病有着共同的病理生理基础和通路。早期阻断心血管代谢综合征多成分的共同病理基础,可以遏制心血管代谢综合征多重危险因素的发生发展,使心血管病预防从预防事件前移到预防危险因素的产生。

据估计,我国心脑血管的流行高峰将出现在 2020 年左右。目前,我国每 10 秒钟就有 1 人死于心脑血管疾病,心脑血管病的总发病率和死亡率已经超过许多发达国家水平。可以说中国随着经济的发展和生活的改善,传染性疾病得到有效控制之后,生活方式的西化又使得心血管病流行。心血管病的高致残率和死亡率,消耗大量的医疗卫生资源;每年由心血管病导致的医疗和经济损失达数千亿元,如何应对和抑制心血管病的上升势头是摆在政府和每一位医务工作者面前的严峻挑战。心血管疾病不仅是医学研究的重大问题,还有高发病率、高致残率和死亡率、高花费的特点,是影响国民健康的重大问题。

泛血管疾病还包括与其他各类疾病相关的血管疾病,如实体肿瘤相关的血管疾病、内分泌疾病相关的血管疾病、代谢性疾病相关的血管疾病、血管相关的遗传病、淋巴管相关的疾病等等。其中仅肿瘤在 2012 年全球新增 1410 万例,并导致 820 万例死亡。是发达国家的第二致死原因。实际上,在十大致死原因中,泛血管疾病就占了四项(心血管疾病、癌症、脑血管疾病、糖尿病)。在中国,前三位死亡的原因分别为心脏病、恶性肿瘤、和脑血管病。三者共占总死亡率的三分之二。这充分说明了泛血管疾病在当今世界的重要性及寻找防治方法的紧迫程度。

泛血管疾病虽然被归为一类疾病,但其潜在病机因不同疾病而异。这里我们以冠心病、动脉瘤、脑血管病、恶性实体瘤相关的血管疾病、糖尿病相关的血管疾病等几种泛血管疾病的常见病为代表,对其病因分别进行讨论。

第二节 病 因 学

泛血管疾病均有其共性,但各自的内因、外因不同,因此有其不同的表现。如年龄差异可影响冠心病的发生。多个流行病学证据显示,年龄是冠心病的重要危险因素。年龄增长与多种器质性变化相关,这些都可能是独立的心血管病风险因素。如性别差异,男性患病的风险较女性高,这可能由激素对内皮细胞的直接作用引起,也可能及内分泌水平导致的间接作用相关。此外遗传、环境等均对发病病种、发病率有不同影响。现在从以下几个方面加以阐述。

(一)遗传因素

遗传因素在多种疾病的发生发展过程中占有重要地位。在心血管疾病中,心血管病家族史可增加个体患心血管病的风险。父母若有动脉粥样硬化性心血管病史,其后代患病概率约增加 3 倍。许多单核苷酸多态性(SNPs)也与冠心病相关联,对冠心病人群的大规模 GWAS 荟萃分析发现,冠心病符合"常见疾病 - 常见变异"假说,其复杂性状可能是由一些普遍存在的变异引起的。这提示我们应使用病例 - 对照遗传分析进行遗传学研究,也为进一步研究 CAD 相关基因及其潜在疗法做出了铺垫。在动脉瘤疾病中,家族史可显著增加动脉瘤风险,另外,流行病学证据显示黑人较其他人种具有更低的动脉瘤风险。还有一些罕见的动脉瘤与遗传因素有关,如家族性胸主动脉瘤等。肿瘤由基因的特定变化所引起,其中,遗传性突变在大约 5%~10% 的癌症中发挥重要作用。由于肿瘤中遗传和表观遗传的变化,导致这些生长因子及其亚型在肿瘤内的表达失衡导,从而表现出肿瘤独特的病理血管特征。肿瘤内促血管生成因子包含:血管内皮生长因子(vascular endothelial growth factor,VEGFs)、血小板衍生生长因子(platelet-derived growth factor,PDGFs)、成纤维细胞生长因子(fibroblast growth factor,FGFs)等,在血管新生中,多种恶性实体肿瘤其微血管与宿主血管在结构和功能上显著不同,这促使人们使用抗血管疗法来抑制肿瘤的发展,并取得了一定的成效。肿瘤中的微血管异常包括:肿瘤微血管内皮细胞不规则,具有无序芽生;微血管网形态不规则,血管完整性降低,具有易于破裂的血管丛,会发生渗漏;肿瘤微血管的周细胞异常、松散,可影响肿瘤转移;肿瘤微血管基底膜异常,可影响肿瘤生长、转移。

例如,目前发现对于多种实体肿瘤,临床上使用 bevacizumab 等抗血管药物可抑制肿瘤血管生成,提高肿瘤血管完整性,减缓肿瘤的生长和转移。在糖尿病相关的血管疾病中,1型糖尿病主要是一种自身免疫性疾病,与遗传有较强的关联,某些特定基因如人类白细胞抗原(human leukocyte antigen,HLA)复合物家族与 1 型糖尿病风险相关。

(二)年龄因素

年龄是多种重大疾病的重要因素。对于泛血管疾病也不例外。在心血管疾病如冠心病中,多个流行病学证据显示,年龄是冠心病的重要危险因素。年龄增长与多种器质性变化相关,这些都可能是独立的冠心病风险因素。冠心病多发在 40 岁以上的中老年人群体中,而 80% 以上的心肌梗死是发生在 65 岁以上的老年人当中。在脑血管疾病中,其作为第二大致死原因,年龄是其发病的重要因素。在欧洲地区,随着严格的预防措施的推广及医学的进步,脑血管疾病的死亡率近三十年来下降了近 40%,但其仍然导致严重的临床后果。在动脉瘤疾病中,也有报道显示年龄与动脉瘤发生显著相关。在代谢性疾病如 2 型糖尿病中,高龄也与发病相关。

(三)性别因素

性别与冠心病的发病具有较强的相关性。男性患冠心病的风险较女性更高。男性发生冠心病的年龄要比女性提早 10 年,这可能由激素对内皮细胞的直接作用引起,也可能是内分泌激素水平失调导致的间接作用相关。有报道显示雌激素可以改变总脂蛋白的构成比例,对抗动脉粥样硬化,保护血管。而女性更年期后雌激素水平下降,这个年龄段的女性冠心病的发病率有一定的提高,从侧面印证了这一理论。在脑血管疾病中,在 85 岁以下人群中,男性发生脑卒中的可能性更大。在动脉瘤中,性别也是个重要因素。动脉瘤的男女发病比例为 4:1,其可能的机制也是雌激素及其受体改变炎症状态、改变了基质酶活性、从而影响内皮细胞的细胞外基质。这些研究在动物模型中得到了验证。

(四)环境因素

广义的环境因素包含除遗传因素以外的所有风险因素。在这里我们的环境因素是狭义的污染物、化学品、辐射等因素。报道显示,空气污染与冠心病具有相关性。除了呼吸道疾病之外,长期暴露于高水平的 PM2.5 的空气中,可增加动脉粥样硬化的比例,从而增进冠心病风险。其可能机制是通过诱导炎症促进动脉粥样硬化的发生。全氟辛酸是一种全氟烷基化学品,用于制造普通家用消费品的人造化学物。这些化学物质在环境中持续存在,通过饮水、空气、食品包装等暴露与人群。在研究中发现,排除传统的疾病因素后,全氟辛酸与心血管疾病及外周血管疾病具有正相关关系。然而,其具体的发病机制可能与氧化应激及内皮功能损伤有关,但并不明确。在代谢性疾病中,某些化学品可能选择性地攻击胰腺细胞,从而引起不可逆的胰岛损伤,导致 1 型糖尿病。

(五)其他疾病因素

各类疾病之间具有各式各样的相关性。在主动脉瘤中,其发生率如动脉粥样硬化具有显著的相关性,机理尚不明确。但有研究指出这一相关性可能与免疫相关通路、基质降解及血流动力学有关。另外,有一些特定的感染因素可导致动脉炎和动脉瘤。在晚期梅毒感染中,可能发生梅毒性主动脉炎。在初始阶段,炎症作用于各类血管外层,随着炎症恶化,滋养血管壁硬化,限制血流,导致主动脉壁缺血,从而诱发弹性纤维断裂、血管平滑肌细胞死亡。若恶化可导致主动脉瘤。在脑血管病中,其与动脉粥样硬化、动脉瘤等有极强的关联,这两种疾病在脑部的发展可分别导致缺血性卒中和失血性卒中。在肿瘤心脏病学(cardio-oncology)中,对肿瘤的治疗可能影响血管的功能。放疗,尤其是胸部放疗,具有显著的心肌和血管毒性。蒽环类药物通过心肌细胞肌质网上的兰尼碱受体导致心脏毒性。靶向治疗如小分子激酶抑制剂也可通过肿瘤外靶点影响心血管内环境稳定。

脑血管疾病,其中有一类疾病是与大脑血管相关的临床表现,其中高血压是其最重要的原因。它损害血管内皮,暴露其下的胶原蛋白,导致血小板凝集,刺激修复过程。持续性高血压可改变血管结构(如狭窄、硬化、变形等),从而影响靶器官的功能。

代谢性疾病如糖尿病等会引起一系列的并发症,其中血管疾病是糖尿病患者死亡和残疾的主要原因。在大血管,糖尿病相关的血管疾病表现为动脉粥样硬化和内侧钙化,最终导致冠心病或中风等疾病。在微血管,长期高血糖环境可能损伤微血管内皮,引起一系列的微血管相关病变,包括①糖尿病视网膜病变;②糖尿病肾病;③糖尿病足;④勃起功能障碍;⑤牙周病。

例如,糖尿病视网膜病变具有两个阶段,早期为非增殖性糖尿病视网膜病变,其特征是微血管渗漏,视网膜水肿,可导致视力下降。晚期为增殖性糖尿病视网膜病变,在高血糖的刺激下,血液视网膜屏障发生功能障碍,导致血液成分渗漏,血管基底膜变厚,周细胞凋亡,眼底微血管新生,阻碍视力,并可进一步导致纤维增生,并严重损害视力。所有糖尿病患者都具有糖尿病视网膜病变的危险,虽然使用皮质类固醇或抗血管药物可以有效缓解病情,但预防发病和延缓进展的最佳途径仍是血糖控制。

(六)生活方式因素

生活方式是一系列独立风险因素的统称,包含吸烟、酗酒、饮食、运动等多个因素。吸烟与众多泛血管疾病相关,在冠心病以及脑血管疾病中具有显著相关性。其机理可能与尼古丁直接刺激血管内皮细胞有关,也有报道提示尼古丁与动脉粥样硬化的关系。而戒烟后心血管疾病风险迅速下降。人们很早就发现主动脉瘤的风险与吸烟有关,其风险随吸烟量增加而增加。其机制可能是刺激主动脉扩张。在美国预防服务组 2005 年的报道中,建议对高龄吸烟男性进行腹主动脉瘤筛查。同样,吸烟与肿瘤,尤其是肺癌具有众所周知的因果关联。进而造就肿瘤相关的血管疾病。

运动不足可导致冠心病的发生。世界卫生组织的报道指出,积极参与适当的各种方式的运动可有效减少冠心病风险近三分之一。在我国,近二十年的研究指出,居民体力活动量呈明显下降趋势。其中青少年学生体力活动达标率仅 19.9%。运动与心血管关系的机制可能是由于其改善了内皮细胞功能,并重塑了斑块的进展。另外,对心肌的"预处理"也可能防止可能出现的心梗发生。运动不足还与代谢性疾病具有显著的关联,进而导致代谢性疾病相关的血管性疾病。在动物实验中也显示,运动可以防范 2 型糖尿病小鼠的冠状动脉内皮细胞功能紊乱。

饮食因素与冠心病的发生发展有关。糖、脂肪和盐的过量摄入与心血管风险相关。虽然这些营养学的证据有一定争议,但这些食品可促进肥胖或高血压,可能进而增加冠心病的风险。高糖、高脂饮食与代谢性疾病,尤其是 2 型糖尿病密不可分,膳食因素可显著增加糖尿病风险。在中国,过度肥胖与 30% 的 2 型糖尿病病例相关,而在太平洋岛国,其与 100% 的 2 型糖尿病病例相关。

(七)社会经济学因素

社会经济地位与冠心病发生率有关。有报道证实,低收入、低教育水平与心血管疾病风险相关。在大多数工业化国家,受教育程度较低,收入较低的人士和蓝领职业人士的心血管疾病发病率最高。若除去教育和收入因素,可发现某些社会经济学的人群因素在各个组别中均可降低心血管发病风险。这些人群因素包括:健康知识的普及,健康食品的供应,高血压得到控制,以及控烟。这些信息指出了未来预防工作的方向。糖尿病在中国曾被称为"富贵病",当今健康观念转变后,也和西方一样体现出社会经济地位对其的影响。在西方发达国家,低收入与糖尿病发病率具有显著相关,表现为一个明显的社会经济梯度。除了不健康的饮食、环境之外,低收入人群也难以有效地控制糖尿病的发生发展。这些工作提示我们,卫生政策需要更加谨慎地提供预防措施,减少这些疾病的行为学风险和社会学风险。

泛血管疾病作为一大类疾病的统称,其具有多态的发病机理、广泛的病变器官,重要的临床意义,以及重大的社会经济影响,均可造成严重的临床后果、故对这些疾病的细致研究及应对,从分子机理到疾病动物模型的建立,再到临床干预,都将成为这个学科的重要内容。

（杨云龙 石洪涛 左 伋）

● 推荐阅读

1. Shanthi M, Pekka P, Bo N.Global atlas on cardiovascular disease prevention and control.2011, Geneva: World Health Organization in collaboration with the World Heart Federation and the World Stroke Organization.

2. National Center for Health Statistics (U.S.) and National Center for Health Services Research.Health, United States.2016, U.S.Dept.of Health, Education, and Welfare, Public Health Service, Health Resources Administration.

3. 中国心血管病报告编写组.《中国心血管病报告 2016》概要. 中国循环杂志,2017.32(6):521-30.

4. Bikfalvi A.Encyclopedic reference of vascular biology & pathology.Berlin, New York: Springer, 2000.

5. Kathiresan S, Srivastava D.Genetics of human cardiovascular disease.Cell, 2012, 148(6):1242-1257.

6. Nikpay M, Goel A, Won HH, et al, A comprehensive 1000 Genomes-based genome-wide association meta-analysis of coronary artery disease.Nat Genet, 2015, 47(10):1121-1130.

7. Hannawa KK, Eliason JL, Upchurch GR Jr.Gender differences in abdominal aortic aneurysms.Vascular, 2009, 17 Suppl 1:S30-39.

8. Anand P, Kunnumakkara AB, Sundaram C, et al.Cancer is a preventable disease that requires major lifestyle changes.Pharm Res, 2008, 25(9):2097-2116.

9. World Health Organization.Prevention of cardiovascular disease: guidelines for assessment and management of cardiovascular risk.Geneva: World Health Organization, 2007.

10. Clark AM, DesMeules M, Luo W, et al.Socioeconomic status and cardiovascular disease: risks and implications for care.Nat Rev Cardiol, 2009, 6(11):712-722.

第五章 泛血管病理解剖学与病理生理学

动脉粥样硬化（atherosclerosis，AS）是心血管系统的常见疾病。其发病机制有脂质浸润学说、血栓形成学说、血流动力学学说、中层平滑肌细胞增生学说、损伤反应学说、受体学说和炎症学说等。AS 是一种脂质堆积、炎症细胞浸润、细胞外基质（ECM）增生为病理特征的慢性炎症过程。ECM 可能改变细胞生存的微环境，从而影响 AS 的发生发展。ECM 包括弹力纤维、胶原纤维和基质金属蛋白酶（matrix metalloproteinase，MMP）等。

ECM 不仅支持和连接细胞以维持器官形态，同时通过生长因子、细胞表达的整合素的传导和整合，调节细胞的分化和增殖，并协调细胞间的相互作用。ECM 组成处于动态变化之中，其稳态依赖于 MMP 及其组织抑制因子等来共同调控，亦可通过与血管细胞的相互作用参与血管重构。

然而，病理性的重构与许多疾病相关，如动脉粥样硬化影响器官的血流灌注、血管结构变化导致动脉瘤及夹层的形成、血管生成影响肿瘤增殖、内皮细胞通透性影响靶器官功能等等。血管病理学研究血管本身及其周围组织的疾病病程、机理、治疗方法，是当前许多研究工作的焦点。

第一节 病理解剖学

血管病变可见于许多威胁人类健康和生命的疾病，因而在医学中占有举足轻重的地位。通常由如下两大机制介导：一类为血管腔的狭窄或完全堵塞，其发生可以是渐进性的（如动脉粥样硬化），也可以是突发性的（如血栓形成或栓塞）；另一类则为血管壁变薄所致的管腔扩张和/或破裂。

一、动脉粥样硬化

动脉粥样硬化是以内膜出现"粥瘤"（或称为粥样或粥样硬化斑块）病变为特征的血管疾病。其基本病变即粥样斑块是外被纤维帽，内为粥样脂质（主要为胆固醇和胆固醇脂类，伴坏死碎屑）的隆起性病变。因而，该病变不仅会机械性地阻塞血管腔，还易于破裂，引发血栓形成/栓塞，导致心、脑、肾等重要器官发生严重的缺血性损害。不仅如此，粥样斑块还会削弱动脉的中膜层结构，促发动脉瘤的形成。

（一）动脉粥样硬化的病理机制

能诱发早期动脉粥瘤病变的可能因素包括高血压、高血脂、吸烟、高同型半胱氨酸血症。新近研究表明，炎症细胞因子（例如肿瘤坏死因子 TNF）也能刺激内皮细胞转变为促动脉粥样硬化形成的表型。尽管如此，血流动力学的紊乱及高胆固醇血症仍是当前公认的导致内皮细胞功能异常的两大病因。

1. 血流动力学紊乱 从粥样斑块发生的解剖部位看,大多位于血管的流出口、分叉点、和湍流所在的腹主动脉后壁。与之相应的是,体外研究进一步证明,非湍流性的层流则有利于内皮细胞维持抗动脉粥样硬化形成的表型。由此可见,血流动力学因素在动脉粥样硬化的发生机制中具有非常重要的作用。

2. 高胆固醇血症 由于,血液中的脂质都是结合于特定的载脂蛋白来进行运输的(形成脂蛋白复合物),因而,异常的脂蛋白血症可因编码载脂蛋白或脂蛋白受体的基因突变所致,或是由扰乱脂质代谢的疾病,如肾病综合征,酒精中毒,甲状腺功能减退或糖尿病等引发。载脂蛋白中与动脉粥样硬化密切相关的是低密度脂蛋白(LDL)和高密度脂蛋白(HDL),前者的作用是将胆固醇输送分布于外周组织,后者的作用则相反,是将胆固醇从形成中的和现存的血管斑块中动员出来,并转运入肝经胆汁排泄。动脉粥样硬化患者中,常见的脂蛋白异常包括:LDL 胆固醇水平升高,HDL 胆固醇水平降低,脂蛋白水平增加。

(二)动脉粥样硬化的病理形态

1. 脂纹 脂纹初起为微小的黄色脂肪斑点,进而融合成 1 厘米或更长的细条状病灶。该病变由充满脂质的泡沫样巨噬细胞组成。由于隆起非常轻微的,脂纹不会造成任何明显的血流紊乱。脂纹可见于小于 1 岁的婴儿和存在于几乎所有 10 岁以上的儿童的主动脉,不受基因和饮食的影响。因此,脂纹和动脉粥样硬化斑块之间的关系尚不确定。尽管脂纹可进展为斑块,但并非所有的脂纹都会。不过,研究表明,青春期后形成的脂纹,尤其是在冠状动脉上的,更易于随后发展成斑块。

2. 动脉粥样硬化斑块 该病变的主要特征是内膜的增厚和脂质的沉积。斑块为白到黄色的隆起病灶,直径介于 0.3~1.5cm 之间,还可合并成更大的斑块。溃疡的斑块表面形成的血栓可使得斑块呈红褐色。动脉粥样硬化斑块,通常只累及动脉管壁的一部分,故从截面上看,病变呈现偏心状。这一特质可能与血流动力学的改变有关,比如血管分支的地方易见斑块与该处容易形成湍流有关。以好发顺序递减的方式排列动脉粥样硬化累犯的血管为肾下腹主动脉、冠状动脉、胭动脉、颈内动脉和 Wills 环的血管。即便是同一病人的动脉粥样硬化病变,腹主动脉也会重于胸主动脉。除血管分部位外,上肢、肠系膜动脉和肾动脉的血管病变通常较轻。因此,不论任何病人,都不能以其某一动脉的粥样硬化程度来预判其全身动脉粥样硬化的情况。另外,需要注意的是,这种不同阶段病变并存的情况,也常见于受累血管的本身。

3. 动脉粥样硬化的临床病理联系

大的弹性动脉(如主动脉,颈动脉和髂动脉)和人型及中型的肌性动脉(如冠状动脉,肾动脉和胭动脉)是动脉粥样硬化最好发的血管。冠心病、脑梗死、主动脉动脉瘤和外周血管病等是动脉粥样硬化引起的常见血管疾病,其危害的轻重取决于受累血管的管径,斑块的大小及稳定性和斑块破坏管壁的程度。

(1)小血管的堵塞会减少组织的血流灌注。

(2)斑块的破裂会令其内的粥样物质外露,诱发急性血栓形成或粥样斑块内容物的远处栓塞。

(3)基层血管壁的损害会导致动脉瘤的形成,伴动脉瘤继发破裂和 / 或血栓形成。

(4)动脉粥样硬化性狭窄:在早期阶段,中膜尚能通过结构重构来增大血管的周径以保持原有的管径大小。但这种重构调节的能力和对血供的需求因各类组织的不同而异,因此症状的出现会有先后和快慢之分。比如在冠状动脉循环中,缺血症状大多在约70%的固定堵塞出现时就会发生。具有这种病况的患者,在静息状态下,血供尚可满足心脏的灌注,可是如果需求一旦增加,哪怕仅是小幅的,都会引起因心肌缺血(稳定型心绞痛),甚至心源性猝死。除了缺血性心脏病,发生在不同血管床的动脉粥样硬化促生了各种慢性动脉低灌注的疾病,包括缺血性肠病、缺血性脑病和间歇性跛行。

二、高血压性血管疾病

高血压性血管疾病,可以为原因不明,以体循环动脉血压升高为主要表现的独立性的全身性疾病即原发性高血压,也可继发于一些明确的疾病,如肾动脉狭窄、急慢性肾炎、嗜铬细胞瘤等,称继发性高血压。前者是我国最常见的心血管疾病,而后者在治愈原发疾病后血压就可恢复正常,故不纳入本章节讨论。虽然,原发性高血压偶尔也会急性进展恶化,但大部分情况下可以表现为多年无症状。尽管这种隐匿的病况,有时被称为良性高血压,但事实上,对机体而言,并非无害。高血压除了会使罹患中风和动脉粥样硬化的风险增加外,还可导致心脏肥大和心衰(高血压性心脏病),主动脉夹层形成,多发脑梗死性痴呆和肾衰竭。虽然,目前有关血压调节的分子机制逐步阐明,但大部分高血压患者的发病机理依旧不清晰。当前比较公认的病因解释为,原发性高血压是基因多态性和环境因素相互作用的结果,两者共同增加了血容量和/或循环外周阻力。

1. 原发性高血压的病理机制 虽然,促发该病的根本因素还不明确,但肾脏对钠吸收/排出的状况和血管阻力的增加在原发性高血压的发病机制中占有至关重要的作用。

当动脉压力正常时,肾排钠减少是关键的致病因素。事实上,该因素也是大部分高血压病患者共有的病因。肾排钠的减少迫使血容量和心输出量增加,从而令血压上升。在血压升高的基础上,肾脏再排出额外的钠。

血管阻力增加可能是由于血管收缩或管壁的结构发生了变化。而因为慢性的血管收缩本身也可导致受累的血管管壁发生永久性的增厚改变。

环境因素如应激、肥胖、吸烟和缺乏运动及高水平摄取盐等会改变遗传因素的影响作用。最有力的证据就是在不同的人群中,饮食中盐的摄入都与高血压的患病率密切相关。

2. 原发性高血压的病理形态 高血压不仅会加快血管动脉粥样硬化的发展,还会引起大型和中型动脉的管壁发生退行性变化。在小血管上,高血压主要引起两种形式的病变:玻璃样变性和增生性动脉硬化。前者见于良性高血压,后者则见于高血压严重的患者。玻璃样变性表现为动脉管壁均质性的,粉红色的透明样增厚改变,以至于管壁的基本层次结构丧失和管腔狭窄。这种病理改变主要源于血浆中的成分透过受损的内皮渗入管壁,并刺激平滑肌细胞合成过多的细胞外基质。在肾脏,小动脉的透明硬化所致的管腔狭窄可引发弥漫性的血管损伤和肾小球瘢痕化。虽然,小动脉的透明硬化也可见于正常的老年人的血管,但在高血压病人中则更具普遍性和严重性。该病变还常见于糖尿病型微血管病变,其致病机理为高血糖相关的内皮功能异常。典型的增生性动脉硬化的血管管壁为"洋葱皮样",增厚的平滑肌和基膜呈同心圆式的层层包绕血管,致其管腔狭窄。在恶性高血压中,这种病变还常伴有纤维蛋白样沉积和管壁的坏死也称为坏死性小动脉炎,在肾脏中可表现得尤为突出。

三、血栓和栓塞

1. **血栓形成的三大要素**　正常的血流在一系列精细复杂的过程调控下,可在完好的血管中维持非凝固的状态,而在血管受损的局部又能迅速形成血栓。与这一稳态相对的病理状态就是血栓形成,即在完好的血管内形成血凝块(血栓)。不论是正常的血流稳态,还是异常的血栓形成,都涉及如下三大要素:血管壁,血小板和凝血级联反应。

(1)血管壁上正常完好的内皮细胞:这是防止血小板和凝血因子活化,维持血液流动的首要因素。当受到损伤或炎症因子刺激时,内皮细胞就会上调其促凝因子(如组织因子)的表达来加快血液凝结,与此同时也下调了其抗凝因子的表达水平。内皮细胞的完整性一旦丧失,就会暴露出内皮下的血管性血友病因子(von Willebrand factor,vWF)因子及基膜的胶原成分,从而激发血小板黏附,活化和血凝块的形成。

(2)血小板的黏附,活化和聚集:这都是始于内皮的损伤,内皮下暴露的基膜成分为血小板的黏附提供了便利。随后,血小板激活,表现为释放包括钙离子和ADP在内的血小板颗粒内物质,同时血小板形状及膜成分的变化(主要是膜上受体的激活)。活化的血小板表面的受体再与纤维蛋白原形成桥联,促使血小板聚集。同时激活的还有凝血酶,促进了纤维蛋白的沉积,将血小板栓牢固地黏结在一起。

(3)凝血的过程是一个瀑布式酶促级联反应:在这一过程中,循环内和局部生成的蛋白被层联激活,最终,由凝血酶将纤维蛋白原转变为不溶性的纤维蛋白,促进了血栓的形成。血管壁损伤部位产生的组织因子是内源性凝血过程中最重要的启动子。凝血过程之所以通常只局限于血管壁的损伤部位,是因为:①酶促激活只发生于活化的血小板或内皮提供的磷脂表面;②内皮损伤之处或在凝血级联反应中也会自然产生抗凝物质;③正常内皮表达的血栓调节素可与凝血酶结合并将其转变为一种抗凝物质;④纤溶系统的激活例如组织纤维蛋白原激活子和纤维蛋白的连接。

2. **血栓形成的病理机制**　与上述正常血流稳态的三大组成要素相对应,血栓形成的病理机制主要归结如下:

(1)内皮损伤:内皮损伤是导致血栓形成的一个主因,尤其是对血流速度快的心脏和动脉而言,高速流动的血液可极大地阻止血小板的黏附,并稀释凝血因子的浓度,从而防止凝血的发生。因内皮受损所致血栓形成的情况,比如发生心梗后的心室腔内形成的血栓,动脉粥样斑块破溃处上形成的血栓,还有创伤性或炎症性血管损伤部位形成的血栓。尽管如此,需要注意的是,内皮剥脱或机械性破损并非是血栓形成的必备条件。任何扰乱内皮促凝和抗凝效应动态平衡的因素都可以局部地影响凝血的发生。因此,许多病因,包括高血压,血液湍流形成,细菌产物,辐射损伤,同型半胱氨酸尿和高胆固醇血症等代谢紊乱、吸烟摄入的毒素等都可引起内皮功能异常,表现为产生过多的促凝因子(例如血小板黏附分子、组织因子、纤维蛋白原激活抑制子)和合成的抗凝分子不足(如血栓调节素、前列腺素、组织型-纤维蛋白原激活子)。

(2)血流异常:血液湍流引起的内皮损伤或功能紊乱,和血流紊乱(反流形成及局部血流停滞),都可促进动脉和心腔内的血栓形成。血流停滞是静脉系统内血栓形成及发展的一个重要因素。在正常的层流状态下,血液中的血小板(和其他血细胞)主要集中于血管腔的中心轴,与内皮隔以一层缓慢流动的血浆。当血流停滞和湍流形成时(血流方向混乱)则会产生如下的危害：①既促进了内皮细胞的活化，又增强了内皮细胞促凝的表型；②血流缓慢甚至停滞时，血小板和白细胞有机会接触到内皮；③活化的凝血因子未能被及时冲走，还阻止了凝血抑制因子的及时补入。血液湍流和停滞导致血栓形成的情况见于许多临床疾病，如破溃的动脉粥样硬化斑块，不仅暴露了内皮下的 ECM，还引起了流经此处的血液发生湍流。异常的动脉扩张之处，即发生动脉瘤的部位，因血液可在此停滞而成为血栓形成的好发处。

（3）高凝状态：高凝状态虽然不是导致动脉或心腔内血栓形成的常见因素，但却是静脉血栓形成的一个重要的潜在危险因素。任何可导致人类血栓形成易感性增加的凝血过程中的因素改变，都称为高凝状态，有原发和继发之分。前者多由凝血因子 V 和凝血素的基因突变所致，后者则见于许多临床情形，如心衰或创伤，血流停滞或血管壁损伤可能是最重要的因素。与口服避孕药及妊娠高雌激素状态相关的血液高凝状态可能与肝脏合成凝血因子增加而合成抗凝血酶Ⅲ减少有关。在获得性血栓形成倾向状态中，肝素诱导的血小板减少综合征（hepatin-induced thrombocytopenic，HIT syndrome）和抗磷脂抗体综合征显得尤为重要。

3. 血栓的病理形态 血栓可发生于心血管系统的任何部位。动脉或心内的血栓通常起源于内皮损伤或发生湍流的部位；而静脉的血栓则好发于血流停滞的部位。血栓局部附着于其下方的血管壁表面，并向心性延伸发展。因此，动脉血栓是从其附着点逆血流生长，而静脉血栓则是顺着血流方向伸展。血栓延展的部分附着松散，易于散落而成为游走于血液循环的栓子。

血栓不论大体上还是微观方面都表现出明显的层叠状，称为 Zahn 线。这是由浅色的血小板和纤维蛋白层与深色的富含红细胞层交错层叠所致。因为只有在流动的血液中形成的血栓才会有明显的 Zahn 线，所以，可以借此来区分死前的血栓和死后的凝血块。虽然，从表面上看，在血液流动相对缓慢的静脉内形成的血栓和死后凝血块貌似无异，但仔细检查还是能够发现轮廓欠佳的层叠状的特征。

发生于心室腔或动脉内的血栓称为附壁血栓。动脉的血栓通常富含血小板，因为在其形成的过程中，血小板的激活是主要的机制。虽然，这种血栓多见于破裂的动脉粥样硬化斑块之上，但也可由其他血管的损伤，如血管炎，创伤所引发。静脉的血栓经常会向心性地延长一段距离，从而易于在发生血栓的血管中形成一个堵塞性的长条形物质。在大多数静脉血栓的形成过程中，凝血因子活性的增加占主导，而血小板的活化则是其次。由于产自于血流缓慢的静脉系统，这样的血栓网罗了更多的红细胞而得名"红色血栓"。

4. 血栓形成的临床病理联系 最初形成于病人体内的血栓，如未能致病人死亡，则会在接下来的几天到几周内发生如下一系列转归：

（1）血栓延伸：血栓通过血小板和纤维蛋白的进一步堆积而继续增长，这使得血管堵塞或栓塞的概率也随之增加。

（2）栓塞：血栓的部分或全部从发生部位脱离并随血流转运至血管系统的其他部位。

（3）溶解：如果血栓是新近形成的，则纤溶因子的激活可能会导致其迅速收缩并完全溶解。但对于陈旧的血栓，广泛的纤维蛋白多聚化使得血栓可充裕地抵御纤溶酶诱导的蛋白水解，故溶栓是无效的。这点具有非常重要的临床意义，提示只有在血栓形成的最初几个小时内给予纤溶剂，如组织型纤维蛋白原激活剂 t-PA 适用于急性冠脉血栓形成，才能发挥溶栓的功效。

（4）机化和再通：形成较久的血栓在内皮细胞，平滑肌细胞和成纤维细胞长入后发生机化。随之，毛细血管腔也会在一定程度上形成沿血栓长轴的管道，以期恢复原来血管的血流。进一步的再通有时会把一个血栓变成一个血管化的结缔组织块，最终融入重构的血管壁。

四、动脉瘤和夹层

动脉瘤是血管先天性或获得性的扩张。"真"性动脉瘤涉及动脉的所有三层结构（内膜，中膜和外膜），包括动脉粥样硬化性的和先天性的血管动脉瘤。相较而言，假性动脉瘤发生在管壁缺损致血管外血肿形成时，该血肿与血管内空间连通（搏动性血肿）。在动脉夹层中，加压的血流通过管壁表面的缺损处进入血管壁，并撕裂其管壁结构。动脉瘤和夹层是血流停滞和后续血栓形成的重要诱因，且也经常破裂而致严重的后果。

主动脉夹层发生在涌入管壁层内的血流将主动脉中膜的层状结构撕开一个腔道的情形。一旦夹层的血流从外膜破裂而出，流入附近的空间，会造成致死性的后果。主动脉夹层并不一定需要与主动脉扩张伴发，因此，应该避免再使用旧的术语"夹层动脉瘤"。

1. 动脉瘤和夹层的病理机制　主动脉瘤形成最重要的两大诱因是动脉粥样硬化和高血压，前者在腹主动脉瘤中更占主导，而后者则与升主动脉瘤的关系更为密切。其他可致血管壁薄弱和动脉瘤形成的原因包括创伤性血管炎，先天缺陷和感染即所谓的霉菌性主动脉瘤。霉菌性主动脉瘤来自于：①腐败性的栓子栓塞，通常是感染性心内膜炎的并发症；②附近化脓性病变的延伸；③因循环微生物所致的主动脉壁的直接感染。三期梅毒是主动脉瘤的少见成因之一。梅毒螺旋体偏好定位于升主动脉的滋养血管，继而引起的免疫反应促发了闭塞性动脉内膜炎症，令供养中膜的血流受阻。随后发生的缺血性损伤导致动脉瘤性的扩张，偶尔还会牵累主动脉瓣环。

高血压是主动脉夹层的主要危险因子。高血压病人的主动脉显现出营养血管的中膜肥厚，伴有细胞外基质的退行性改变和轻重不一的中膜平滑肌细胞的丧失。这提示，营养血管的血流减少也起促进作用。其他大部分夹层的发生都与遗传性或获得性的结缔组织病有关，包括马方综合征、Ⅳ型 Ehlers-Danlos 综合征和铜代谢缺陷等。

对大多数病例而言，内膜撕裂和继之管壁内出血的促发因素尚不知晓。不过，一旦撕裂发生，血液就会在全身血压的作用下沿着层状平面剥开中膜。因此，降低过高的血压对一个发展中的夹层是有疗效的。在一些少见的病例，营养血管的破坏可在没有内膜撕裂的情况下就引起管壁内的血肿。

2. 动脉瘤和夹层的病理形态　腹主动脉瘤通常发生在肾动脉和主动脉的分支处，可呈囊形或梭形，最大直径可达 15cm，长度 25cm。绝大多数病例中都存在有广泛的动脉粥样硬化，并伴中膜层的变薄和局部破坏。动脉瘤的囊腔里一般含有层状的，机化不良的附壁血栓，充斥着大部分的血管扩张段的。

胸主动脉瘤常会与高血压及马方综合征伴发，也可与其他 TGF-β 信号通路组分突变的疾病伴发，而对后者的病因阐释正在日益加深。这些动脉瘤会表现出如下的体征和症状：①对中膜结构的侵蚀（例如由于呼吸道或食管受压引起相应的呼吸或吞咽困难）；②因喉返神经受激惹而引起持续的咳嗽；③骨头受到侵蚀引起的疼痛（如肋骨和椎体）；④因瓣膜关闭不全或冠状动脉口狭窄所致的心脏疾病；⑤动脉破裂。罕见的梅毒性动脉瘤的病人常死于主动脉瓣关闭不全所致的心衰。

在大多数夹层病例中，标志起点的内膜撕裂口常位于距主动脉瓣 10cm 内的升主动脉内，一般是横型或斜型，长 1~5cm，边缘为锐利的锯齿状。夹层平面可延伸至心脏后或偶可至髂动脉和股动脉，在组织结构的层次上则通常位于中膜的中外 1/3 层之间。

夹层的外裂会导致大量出血或心包填塞。在一些幸运的情况下，夹层的血肿通过一个继发性的远端内膜裂口再次破入主动脉管腔，这样就在中膜继发构造出了一个腔道，称之为双桶状主动脉。随着时间的推移，内皮会长入这样的假性血管，形成慢性夹层。

3. 动脉瘤和夹层的临床病理联系 动脉瘤可导致：①主动脉的主要分支血管（如肾动脉、髂动脉、椎动脉或肠系膜动脉）阻塞，分别造成肾、大腿、脊髓或胃肠道的末梢缺血；②通过不断扩张的动脉瘤侵蚀脊椎或压迫附近的结构如输尿管；③形成一个类似肿瘤的腹部包块（通常可能是搏动性的）；④溃破入腹腔或腹膜后组织，导致大量，也常常是致命性的出血。

经典的主动脉夹层的临床表现为突发的剧烈的撕裂痛或刺痛，通常始于前胸，放射至后背的肩胛骨间，并随夹层的发展下移。最常见的死亡原因是夹层破入心包，胸腔或腹腔。逆行发展至主动脉根部的夹层也会引起致死性的主动脉瓣环的功能毁坏或冠状动脉受压。心脏受累的常见临床表现包括心包填塞、主动脉瓣关闭不全和心肌梗死。其他并发症与夹层延伸至颈部、肾脏、肠系膜动脉或髂动脉，造成了这些动脉阻塞有关。偶见脊髓动脉受压阻塞引起的横贯性脊髓炎。

五、血管炎

血管炎是血管壁发生炎症的统称。其临床表现虽然多变，但大部分还是与病变部位所在的血管床的特性有关。除了受累血管局部的损害表现，通常还会有全身性的炎症体征和症状，如发热、肌痛、关节痛和萎靡不振。

大部分血管炎以累及小血管（如小动脉、毛细血管和小静脉）为主，偏好于相对大的血管（如大型或中型的肌性动脉）的血管炎仅为少数。目前明确的血管炎类型大约有 20 余种。由于这些血管炎的临床和病理表现存在有相当多的重合相似之处，因此，只能根据病变所涉及的血管大小、免疫复合物的参与作用、自身抗体的种类、肉芽肿的形成、组织的亲和性等一些具有相对特异性的标准来进行分类。

血管炎最常见的两大发病机制为免疫介导的炎症和感染性病原体对血管造成的直接侵害。感染也能间接加剧免疫介导的血管炎，如产生免疫复合物或促发交叉反应。对血管炎的治疗而言，区分其是感染性的，还是免疫性的，显得尤为重要。因为免疫抑制剂治疗对免疫介导的血管炎是适宜的，可缓解病情，而对感染性的血管炎则是错误的，会加重病情。理化性的损伤，包括辐射、机械性创伤和毒物也能引发血管炎。非感染性的血管炎所涉及的免疫机制主要是：免疫复合物沉积、抗中性粒细胞胞质的抗体、抗内皮细胞的抗体和自身反应性的 T 细胞。

1. 免疫复合物相关的血管炎 这一类型的血管炎见于与自身抗体生成相关的免疫疾病，如系统性红斑狼疮。血管病变与 Arthus 现象和血清病等实验性的免疫介导的疾病相似，大多数病例中都含有易于明确的抗体和补体。然而，这一型的血管炎诊断仍颇具挑战性。因为，目前所知的可导致免疫复合物生成的特定抗原非常少，尽管偶尔也能在血中检测出免疫复合物，但对大部分病例而言，依旧不清楚沉积的致病性的抗原抗体复合物是来自于循环,还是组织。事实上,在许多可疑病例,甚至连抗原抗体的沉积都非常稀少,可能是活检时免疫复合物就早已降解的缘故。

2. 抗中性粒细胞胞质抗体 许多血管炎的病人都有可与中性粒细胞的胞质抗原起反应的循环抗体,即所谓的抗中性粒细胞胞质抗体(anti-neutrophilic cytoplasmic antibodies,ANCAs)。ANCAs 是一组靶向中性粒细胞初级颗粒组分(主要是酶),单核细胞溶酶体和内皮细胞的异质性自身抗体。ANCAs 是一个非常有用的诊断标记,它们的滴度一般可反映临床病况的严重程度,如其滴度在疾病静止期后出现升高则预示病情复发。

3. 抗内皮细胞的抗体 针对内皮细胞的抗体是某些血管炎的基础,如 Kawasaki 病。

六、血管肿瘤

血管的肿瘤包括常见的良性血管瘤,甚少出现转移的局部侵袭性肿瘤和罕见的高度恶性的血管肉瘤。原发于大血管(主动脉,肺动脉,腔静脉)的肿瘤是极其罕见的,且大多是肉瘤。先天性或发育性畸形以及非肿瘤性的反应性血管增生(如杆菌血管瘤病)也可表现出肿瘤样的病变。

基于血管肿瘤都是源自异常内皮细胞的肿瘤,所以,目前治疗的探索方向是采用血管形成的抑制剂(抗血管生成因子)来控制这些肿瘤的生长。

1. 良性肿瘤和肿瘤样病

(1)血管扩张:毛细管扩张指的是早已存在的小血管(通常是皮肤或黏膜的毛细血管、小动脉、小静脉)的永久性扩张形成了独立的红色病变。这种病变可以是先天性的,也可以是后天获得性的,但都不是真性的肿瘤。

(2)血管瘤:血管瘤是一种很常见的,由充满血液的血管构成的肿瘤,占据了婴幼儿良性肿瘤的7%。大多为与生俱来,虽最初体积还会增加,但大部分最终都会自行消退。尽管血管瘤通常是局限于头颈部的局灶病变,但偶尔涉及面会很广,如血管瘤病,还可从体内起病。近1/3的体内病灶都发生在肝脏。

2. 中度级别(交界性)肿瘤

(1)卡波西肉瘤:卡波西肉瘤是由卡波西肉瘤疱疹病毒(KSHV,又名人类疱疹病毒8,HHV-8)引起的血管性的肿瘤。虽然,此瘤可见于不少疾病的情况,但到目前为止,还是最常见于 AIDS 病人。事实上,此瘤的存在已作为 AIDS 的诊断标准之一。

此病的病程因所发生的临床背景不同而千差万别。大多数原发性的 HHV-8 感染是不表现症状的。典型的卡波西肉瘤,至少初起时,大多仅限于体表,因此,外科切除一般都能获得满意的疗效。放疗则可用于局限性区域的多灶性病变,化疗对播散性卡波西肉瘤包括有内脏累犯的,疗效甚佳。对免疫抑制相关的卡波西肉瘤病例而言,只需撤销或终止原先的免疫抑制治疗(结合或不结合辅助化疗或放疗)就常可收效。对 AIDS 相关的卡波西肉瘤而言,不论结合其他额外的治疗与否,HIV 反转录病毒治疗一般都会有益。γ干扰素和血管生成抑制剂也证实具有一定的疗效。

(2)血管内皮瘤:血管内皮瘤是由一大类跨度广且临床表现介于良性分化好的血管瘤与侵袭性恶性血管肉瘤之间的交界性血管肿瘤组成。

举例来说,上皮样血管内皮瘤是一种成人的血管肿瘤,其起源与中型至大型静脉密切相关。临床表现甚为多变,尽管外科切除对大部分病例有疗效,但高达40%的肿瘤会复发,

20%~30% 的肿瘤会转移,大约有 15% 的病人会死于这些肿瘤。该肿瘤的细胞为肥胖的立方形,不形成界限清楚的血管腔道,所以,容易被误认为转移性的上皮肿瘤或黑色素瘤。

3. 恶性肿瘤

血管肉瘤:血管肉瘤是恶性的内皮细胞肿瘤,表现多样,从似血管瘤样高度分化到极尽间变以至于难与癌或黑色素瘤区分的情况都有。该瘤在老人更多见,没有性别的差异,可发生于身体任何部位,最常累犯皮肤,软组织,胸腺和肝脏。

在皮肤,血管肉瘤起初为小的、境界清晰的、无症状的红色结节。后期进展为大的、红褐色至灰白色的肉质肿块,边缘渐与周围结构混杂,并常伴坏死和出血的表现。显微镜下,肿瘤分化的程度极其多变,从形成血管性腔道的肥胖的异型内皮细胞跨度到未分化的梭形细胞不伴有可辨识的血管形态都可见到。在分化差的肿瘤中,内皮细胞的起源可通过内皮细胞标记 CD31 和 von Willebrand 因子来证实。

临床上,血管肉瘤是侵袭性肿瘤,可局部侵犯,也可远处转移。目前,5 年生存率仅为 30% 左右。

七、血管介入相关病理

病变血管在实施介入治疗后,血管壁往往会发生一系列病理改变,其特征常常与介入治疗的方式密切相关。

1. 经皮腔内球囊成形术　动脉狭窄(尤其是发生于冠状动脉和颈动脉)可通过球囊导管扩张管腔即球囊血管成形术进行治疗。球囊扩张通过挤压、拉伸斑块,形成局限性的动脉夹层造成动脉粥样斑块沿血管壁长轴再分布,引起管腔的即刻扩大。尽管大多数病人在进行了血管球囊成形术后临床体征和症状就会减轻,但因血管弹性回缩、夹层血肿压迫、血管痉挛,或血栓形成等原因而导致再次闭塞的情况也会时有发生。

2. 斑块切除术　斑块切除术通过使用专用的器械去除阻塞性斑块,能获得比球囊血管成形术更大的管腔,目前应用已趋减少。但在严重钙化和球囊难以扩张的病变中,斑块切除术主要是旋磨术,可以通过改变斑块形态,来增加局部血管顺行性与器械通过性,尚有一定的应用价值。

3. 血管内支架术　作为一种可扩张的金属网管,支架提供了一个更大和更规则的管腔,在"钉住"血管成形术中产生的内膜皮瓣和夹层的同时,又机械性地限制血管弹性的回缩,因而减少了血管闭塞的发生和紧急外科搭桥的需要,而且也降低了单纯球囊扩张引起的高发的再狭窄率。然而,支架放置后会损伤内皮损伤,导致的晚期血栓形成是其最重要的并发症。因此,病人往往需要接受强效抗血小板药物的治疗以防止血栓形成。

不同类型的支架再狭窄的发生机制是不同的。金属裸支架的再狭窄是由于最初的血管壁损伤所引起的新生内膜增殖。这一过程的关键事件是血管平滑肌细胞表型改变及其迁移和增殖形成新生内膜,导致了管腔狭窄。

药物洗脱支架的设计理念就是通过将抗增殖的药物(如紫杉醇,西罗莫司)浸渍入相邻的血管壁来阻断平滑肌细胞的活化,大大降低了再狭窄的发生率。但是由于抗增殖药物的非选择性作用,抑制血管平滑肌细胞增殖的同时也会抑制血管内皮细胞再生,从某种程度上又促进了再狭窄发生。支架植入后在植入部位还能发生新生粥样斑块的可能。最早出现的特征为泡沫样巨噬细胞丛样分布,常见于支架小梁周围或靠近管腔表面。泡沫样巨噬细胞聚集进展为纤维粥样斑块,可见于管腔表面或者深层次的新生内膜中。含大量游离胆固醇的非细胞碎屑和细胞外基质完全降解并散在分布成为坏死核心。同时,泡沫样巨噬细胞的进一步浸润导致新生动脉粥样斑块纤维帽变薄,成为支架内新发易损斑块。由此可见,新生动脉粥样斑块具有同原位动脉粥样硬化斑块发生与发展相似的病理过程。

支架植入后早期阶段(30 天内)一方面由于机械扩张挤压导致粥样硬化斑块破裂,血管内膜甚至中膜损伤,内皮下促凝结构暴露,促进血栓形成;另一方面金属支架作为异物,其表面的阳离子电荷作用可明显促进血小板的激活和血凝过程,血小板常在其表面沉积,金属支架表面生物 - 血流相容性降低,易诱发支架内血栓形成。支架长期植入,尤其是药物涂层支架,抗细胞增殖药物造成支架内皮化延迟,多聚物载体等的炎症反应是造成晚期(>30 天)支架内血栓形成的主要机制。

八、血管外科手术相关病理

1. **血管置换术** 外科治疗常会采用人工的或自体的血管移植体来替代病变血管。在这些人工移植体中,大口径的(直径为 12~18mm)可在血流速度快部位(如主动脉)长期发挥疗效且也不易受阻,而小口径的(直径在 8mm 或以下)通常会因植入部位衔接处形成的急性血栓或后期内膜增生阻塞而影响医治的成功率和长效性。

2. **血管旁路移植术** 血管旁路移植,也称为"搭桥",就是将自体动脉或者游离的动、静脉段绕过狭窄或阻塞的动脉,移植到狭窄的远端,恢复靶器官的血供。以冠状动脉为例,最常采用内乳动脉和大隐静脉等移植血管。临床数据表明动脉桥的疗效显著优于静脉桥。静脉桥管的远期通畅率 10 年后只有 50%,而超过 90% 的左侧内乳动脉桥十年后还能保持通畅。静脉桥血管病变是一个多因素、多机制共同作用的复杂过程。在术后早期(术后 1 个月内),外科损伤和血流动力学改变等因素可引起桥血管功能障碍、缺氧、自由基释放和血小板纤维素沉积,导致血栓形成,以血管吻合口处病变为主。在术后 1 个月至 1 年内,由于静脉桥血管承受了比生理状态高 10 倍左右的剪切应力,导致内皮细胞损伤、血管平滑肌细胞增生和迁移,继而发生内膜增生纤维化和血管重构,管腔进行性狭窄甚至闭塞,这多见于远端吻合处。在这一进程中,血管平滑肌细胞释放大量细胞因子和炎症介质,促进血小板和白细胞的黏附,单核巨噬细胞浸润增生血管内膜后成为泡沫细胞,吞噬脂质形成粥样硬化斑块。随着病程进展,术后 1 年静脉桥血管病变以弥漫性粥样硬化为主要表现,与自体冠状动脉硬化相比,静脉桥硬化多为弥漫性向心性重构,纤维帽更薄更脆,因而发生破裂的风险更大。

(李 慧 冯艳玲 杨 靖)

● 推荐阅读

1. Vinary K, Abul A, Jon CA.-9th ed Robbins Basic pathology.Elsevier,2013.
2. 陈杰,李甘地.病理学.第 2 版.北京:人民卫生出版社,2012.

第二节 病理生理学

血管病变是心脑血管疾病、肺动脉高压、脏器损伤等多种重大慢性疾病的共同病理学基础。各种物理、化学、生物等内外环境改变及致病因素的作用,可引起血管稳态失衡和血管重构,导致血管功能改变与受损。炎症、免疫反应、氧化应激以及缺血和缺氧等内外环境因素均参与血管疾病的发生和发展。阐明血管结构和功能调控以及血管病变的病理生理机制不仅为心脑血管疾病,也为以血管病变为基础的诸多系统性重大疾病防治提供新的策略。本节将从炎症、免疫、氧化应激以及缺血和缺氧与血管病变的关系进行介绍。

一、血管病变与炎症

炎症是一种机体针对伤害刺激做出的适应性应激反应。在生理条件下,由定居型多种炎症细胞清除衰老的组织及细胞,并通过分泌生长因子进行组织修复。组织损伤引起细胞应激反应,导致应激细胞内自主适应,或激发与邻近定居型巨噬细胞的对话;而在持续或过度损伤的状态下,由定居巨噬细胞将应激放大至整个组织,导致旁炎症状态(parainflammation),招募其他类型炎症细胞参与。根据伤害应激的强度不同,组织与细胞的炎症反应在组织保护和损伤反应的放大中起到不同的作用。根据持续时间的不同,炎症可以分为急性炎症和慢性炎症。绝大多数血管病变都是一种慢性炎症反应,同时慢性炎症过程又可以促进血管病变的发展。炎症起始因素主要包括糖脂代谢异常、血流流体力学改变和肾素/血管紧张素系统紊乱等。多种炎症信号通路参与了血管病变的过程。

1. **糖代谢异常与血管炎症** 糖尿病患者其动脉粥样硬化的发生率约是无糖尿病患者的2倍。在高血糖状况下,细胞内晚期糖基化终产物(advanced glycation end products,AGEs)增多,晚期糖基化终产物受体(receptor for advanced glycation end products,RAGE)是介导AGEs损伤的主要受体。在糖尿病的血管病变中,AGEs-RAGE信号通路介导了血管炎症过程,造成血管内皮细胞功能障碍。在血管内皮上,AGEs-RAGE通过刺激ERK1/2,p38MAPK,SAPK/JNK和JAK/STAT等信号通路激活NF-κB途径,促进炎症因子如TNF-α,IL-1等的表达和释放,诱发血管炎症。糖基化也可以作用于脂蛋白,糖基化的LDL可以通过Toll样受体4(Toll-like receptor 4,TLR4)途径介导内皮细胞和巨噬细胞中促炎性细胞因子的产生,促进血管病变的炎症反应。此外,肥胖者体内的炎症反应在2型糖尿病的发展中起重要作用。炎性因子拮抗剂可改善胰岛素敏感性,如肥胖的2型糖尿病患者给予TNF-α拮抗剂依那西普治疗后,出现血糖下降、高分子量脂联素水平升高。

2. **脂代谢异常与血管炎症** 高胆固醇的饮食可增加循环中的炎症标志物如C反应蛋白(C-reactive protein,CRP)和血浆淀粉样蛋白A(serum amyloid A,SAA)的水平。在成熟的动脉粥样硬化斑块坏死核中含有胆固醇结晶的沉积,胆固醇结晶通过激活NLRP3炎症小体促进巨噬细胞分泌IL-1β。巨噬细胞分泌IL-1β是动脉粥样硬化的主要发病机理,胆固醇可以引发嗜中性粒细胞释放嗜中性粒细胞胞外杀菌陷阱(NETs),进一步在动脉粥样硬化斑块中促使巨噬细胞释放炎症因子,激活TH17细胞放大炎症反应。在小鼠动脉粥样硬化模型中平滑肌细胞PDGFRβ过表达导致MCP-1等趋化因子的分泌增加,引起白细胞在动脉外膜和中膜的积聚,加速高胆固醇血症诱导的动脉粥样硬化斑块的形成,这些研究表明高胆固醇诱发血管炎症反应。

3. **血流动力学异常与血管炎症** 在动脉粥样硬化的发生发展中,与血流动力学因素密切相关,动脉粥样硬化好发于血流紊乱的动脉分支和弯曲处。血液的流动状态主要分为层流和湍流两种。血管直部的层流可以促进SIRT1的磷酸化,引起eNOS的活化和NO的增加并且可以通过PPARγ等引起一系列的抗炎因子的转录激活,具有抗动脉粥样硬化的作用。

相反,紊流可以促进 ICAM-1、VCAM-1、IL-1β 等的表达,进而促进炎症反应,促进动脉粥样硬化的发展。膜脂筏和整合素是剪切力影响内皮功能进而影响动脉粥样硬化发展所必需的,震荡剪切流可以使激活形式的 integrin-α5 增多,引起内皮功能紊乱和促炎症因子的表达,促进动脉粥样硬化的发展,同时它还可以通过整合素促进 YAP/TAZ 的激活,进一步促进下游炎症因子如 CTGF 和 IL-8 的表达。

4. 血管病变中主要的炎症信号通路

(1) Toll 样受体(TLR)信号通路:TLR 是防御病原体入侵的第一道防线,在炎症反应中发挥重要作用,调节免疫细胞存活和增殖。当受到 PAMP 的刺激后,MyD88 使得 IL-1 受体相关激酶(IRAK)结合到 TLR 受体上,IRAK 通过磷酸化激活后,与 TRAF6 结合,从而激活 IKK 复合物,导致 MAPK 激活和 NF-κB 激活。

(2) NLRP3 炎症小体的激活:NLRP3 炎症小体由 NLRP3、凋亡相关斑点样蛋白(PYCARD)以及 Caspase1 组成。当 NLRP3 激活时,其自身寡聚化使其多个 PYD 相互积聚,并与 CARD 之间相互作用形成 ASC,并随后引起 pro-Caspase1 聚集,最后 pro-Caspase1 自身裂解为 Caspase1,而 Caspase1 使前体形成的 IL-1β 或 IL-18 转化为成熟体,并伴随其最终释放出细胞。NLRP3 炎症小体参与心血管疾病的过程都与 IL-1β 的成熟与分泌有关,并招募外周血中的炎症细胞,促进和放大炎症反应。

(3) NF-κB 信号通路:在经典通路中,NF-κB/Rel 蛋白与 IκB 蛋白结合保持抑制状态。促炎的细胞因子使 IκB 蛋白磷酸化,导致其泛素化而被蛋白酶体降解,释放 NF-κB。活化的 NF-κB 进一步被磷酸化激活后入核,单独或与其他转录因子结合,诱导炎症因子的表达。

此外,MAPK 信号通路,JAK/STAT 信号通路,选择素和整合素介导的炎症信号,氧化应激和内质网应激等都参与了血管病变的炎症反应。

二、血管病变与免疫

临床研究发现,自身免疫性疾病患者动脉粥样硬化的发病率比正常人高。急性冠状动脉综合征的患者血液中免疫抑制性调节 T 细胞数量明显减少。这些研究表明,机体免疫调控系统功能的紊乱与动脉粥样硬化的发生发展密切相关。免疫系统是人体内执行免疫功能的免疫器官,免疫细胞和免疫分子的总称;其主要功能为在识别抗原和危险信号后,做出免疫应答并清除抗原异物。人体内的免疫应答可以分为两类:固有免疫和适应性免疫,而淋巴细胞是这两个免疫系统的重要组成成分。淋巴细胞占人体白细胞总数的 20%~40%,并分为三大类:T 细胞、B 细胞和自然杀伤细胞。

1. T 细胞在动脉粥样硬化中的作用 动脉粥样硬化往往伴随着淋巴细胞在粥样斑块部位的浸润,在这些浸润的淋巴细胞中,T 细胞对于动脉粥样硬化的作用尤为重要:它可被多种代谢刺激物激活。在被激活后,T 细胞即可增殖、分化并分泌多种细胞因子,激活其他免疫相关细胞类型,并可建立起长期的免疫过程从而影响动脉粥样硬化病程的进一步发展。

传统上,CD4+ T 细胞被分为两大类:Th1(1 型辅助 T 细胞)和 Th2(2 型辅助 T 细胞)。已有多种基因工程小鼠实验证明,诱导 Th1 分化的细胞因子 IL-12 和 IL-18 能够促进动脉粥样硬化的发展。Th1 通过分泌促炎因子 IFN 和 TNF 促进动脉粥样硬化的发生发展。在动脉粥样硬化的早期,IFN 刺激巨噬细胞合成促血栓因子等细胞因子加速脂质斑块形成,在后期,IFN 会增加斑块的不稳定性。TNF 能够刺激内皮细胞产生促进血栓形成的组织因子、活性氧和蛋白水解酶,促进动脉粥样硬化的发展。因此,在临床治疗中,以 Th1 为靶点,抑制动脉粥样硬化的治疗方案前景光明。实验研究证实,内源性 IL-18 结合蛋白通过抑制 IL-18 功能抑制动脉粥样硬化发展,因此合成抗 IL-18 的抗体可能会对动脉粥样硬化的治疗有效。Th2 对动脉粥样硬化的影响取决于病变发展的阶段和部位,在动脉粥样硬化发展过程中存在着 Th2 向 Th1 表型的转变。由于其既能合成促进动脉粥样硬化发展的因子(IL-4,IL-5),又能合成抑制动脉粥样硬化发展的因子(IL-10,IL-33),其对动脉粥样硬化作用的争论依然存在。

此外,调节性 T 细胞能够抑制其他效应性 T 细胞的功能,它的激活常依赖于效应性 T 细胞分泌的 IL-2,但是其激活后又通过抑制效应 T 细胞而减少 IL-2 的表达,从而维持免疫功能的平衡。而在动脉粥样硬化中,调节性 T 细胞的数量远低于其他慢性炎症性疾病,但其分泌的免疫抑制性细胞因子 IL-35,IL-10 和 TGFβ 等可以抑制动脉粥样硬化。在动物研究中,给 ApoE 敲除小鼠外源性注入调节性 T 细胞,可以明显减轻炎症和动脉粥样硬化的发展。

2. B 细胞在动脉粥样硬化中的作用　动脉粥样硬化的发生发展中常伴有 B 细胞的活化。B 细胞分为两类:B1 细胞为 T 细胞非依赖性细胞。B2 细胞为 T 细胞依赖性细胞。B 细胞的成熟需要被特异性抗原激活,随后 B 细胞可以增殖,并通过分泌抗原特异性抗体参与免疫反应。不论其合成的是 IgG 还是 IgM 抗体,都可以产生抗动脉粥样硬化特异的自身抗原 oxLDL 的抗体。在小鼠体内抑制 B1 细胞合成 IgM 抗体会加速动脉粥样硬化的发展,因此 B1 细胞主要发挥抗动脉粥样硬化的作用。但是新的研究也发现 B2 细胞有促进病变的作用。B 细胞在动脉粥样硬化中的作用还有待进一步研究。

3. NK 细胞在动脉粥样硬化中的作用　自然杀伤细胞不表达特异性抗原识别受体,而是通过表面活化性受体(NKG2D、NKp30、NKp46 等)和抑制性受体(NKG2A、CD158a、CD158b 等)进行免疫识别,并直接杀伤靶细胞;主要参与动脉粥样硬化的早期固有免疫反应。在早期和晚期的人动脉粥样硬化斑块中可以检测到自然杀伤细胞。但是,由于没有合适的动物模型,目前难以评估自然杀伤细胞在动脉粥样硬化进程中的具体作用。

4. 巨噬细胞在动脉粥样硬化中的作用　单核巨噬细胞的激活是炎症反应的重要标志,而动脉粥样硬化也是一种慢性炎症性疾病。因此,巨噬细胞参与了动脉粥样硬化发生发展的各个阶段。动脉粥样硬化初始阶段的病理变化中,脂斑、脂纹形成,即可见巨噬细胞源性的泡沫细胞;随着病程发展,泡沫细胞发生坏死,崩解,脂质释放并形成粥样物质,最终粥样斑块形成。除此之外,斑块内的巨噬细胞有多种分泌活性,分泌的生长因子与 IL-1、TNF-α 等会进一步促进动脉粥样硬化的发展。

不同的免疫细胞对动脉粥样硬化的影响有着不同的作用,现将其作用总结如表 5-1。将来,对于免疫与血管病变的进一步深入研究有助于我们对疾病机制有更好的理解,也有助于开发更多安全有效的抗动脉粥样硬化药物。

表 5-1　不同免疫细胞对动脉粥样硬化的影响

免疫细胞	细胞亚型	对动脉粥样硬化的影响
T 细胞	1 型辅助 T 细胞	促进动脉粥样硬化的发展
	2 型辅助 T 细胞	取决于不同病变阶段和部位
	辅助性 T 细胞 17	尚存争议

续表

免疫细胞	细胞亚型	对动脉粥样硬化的影响
T 细胞	调节性 T 细胞	抑制动脉粥样硬化的发展
	自然杀伤 T 细胞	促进动脉粥样硬化的发展
B 细胞	B1 细胞	抑制动脉粥样硬化的发展
	B2 细胞	促进动脉粥样硬化的发展
自然杀伤细胞	/	参与早期动脉粥样硬化的发生发展
单核巨噬细胞	/	参与动脉粥样硬化的各个阶段

三、血管病变与氧化应激

氧化应激(oxidative stress)是生物体内常见的病理生理过程,往往是由细胞内活性氧(reactive oxygen species,ROS)增多引起的;而体内有两大抗氧化防御系统(酶性抗氧化剂和非酶性抗氧化剂)可以及时清除它们,维持体内活性氧的稳定。但是在病理条件下,由于活性氧产生过多或抗氧化酶类活性下降,可以发生氧化应激反应损伤细胞,影响细胞功能甚至使细胞死亡。在血管病变疾病,如动脉粥样硬化中,氧化应激引起的血管内皮细胞及其他细胞的功能障碍影响着疾病的发生和发展。

1. **活性氧** 活性氧 ROS 是反应活性极强的代谢分子,主要包括超氧阴离子($\cdot O_2^-$)、过氧化氢(H_2O_2)和羟自由基($\cdot OH$)。细胞内 ROS 的产生途径包括 NADPH 氧化酶、线粒体、黄嘌呤氧化酶等,其中 NADPH 氧化酶是血管细胞产生 ROS 的主要来源之一。NADPH 氧化酶主要由跨膜结构(Nox 和 p22phox)和胞质成分组成,其中 Nox 家族包括 5 个亚基(Nox1,Nox2,Nox3,Nox4 和 Nox5)。低水平的 ROS 在血管细胞迁移,增殖和促血管新生中发挥重要作用。NADPH 氧化酶亚基 Nox4 来源的 ROS 介导了胰岛素引起的 AKT/p70s6K1 和 ERK1/2信号通路的激活,低氧诱导因子 -1α(HIF-1α)和血管内皮细胞生长因子(VEGF)的表达以及内皮细胞的迁移;Nox4 和 Rac1 介导了胰岛素样生长因子 -I(IGF-I)引起的 ROS 产生,MMP-2/9 活性的增加以及血管平滑肌细胞的增殖和迁移。

2. **氧化应激与内皮功能障碍** 一氧化氮(NO)作为重要的内皮细胞舒张因子,它的心血管保护作用在维持心血管系统稳态中非常重要。当 NO 合成减少活性降低时,血管张力和器官灌流的维持受到影响,往往加重高血压等病理情况,从而加重血管病变;NO 可以抑制各种白细胞黏附分子(如 ICAM-1,VCAM-1 等)的表达从而抑制白细胞黏附于内皮细胞,减轻动脉粥样硬化等血管病变中的炎症反应。一氧化氮合酶(NOS)活性的改变在内皮功能障碍中起重要作用,而血管病变中 ROS 的增加影响着 NO 的合成和活性。其主要途径如(图5-1):活性氧可以直接与 NO 迅速反应生成过氧亚硝酸根离子,从而导致 NO 直接被消耗;活性氧也可以通过降低二甲基精氨酸二甲胺水解酶(DDAH)的活性,引起非对称性二甲基精氨酸(ADMA)增多,而 ADMA 是内皮型一氧化氮合酶(eNOS)的抑制物,因此一氧化氮合成减少;活性氧还能增加四氢生物蝶呤(BH4)的氧化,此酶的减少也会通过影响 eNOS 使一氧化氮生成受阻。因此,活性氧可以通过直接和间接的方式影响血管内皮细胞一氧化氮的合成与活性,而一氧化氮的减少会导致内皮功能障碍。

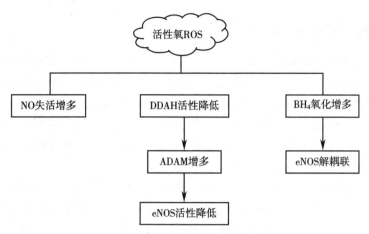

图 5-1　活性氧 ROS 降低一氧化氮的合成

DDAH:二甲基精氨酸二甲胺水解酶;ADMA:非对称性二甲基精氨酸;BH4:四氢生物蝶呤;eNOS:内皮型一氧化氮合酶

3. 氧化应激与动脉粥样硬化　血管内皮细胞氧化应激所导致的血管损伤是导致动脉硬化、高血压等血管疾病发生和发展的基础。氧化应激对内皮损伤后,内皮细胞合成和释放 NO 减少,同时释放超氧阴离子(O_2^-)增多,使低密度脂蛋白氧化修饰为 oxLDL,加重内皮细胞的损伤。oxLDL 又使 NOS 表达下降,进一步减少 NO 的合成,促使缩血管的细胞因子释放增多,诱发血管平滑肌细胞增殖和迁移。氧化应激还激活内皮细胞转录因子 NF-κB,诱导内皮细胞产生多种黏附分子和趋化因子,促进单核细胞进入内膜下分化为巨噬细胞并形成泡沫细胞。实验研究发现,静脉或口服补充 L 精氨酸可改善内皮依赖性舒张功能异常,并具有抗动脉粥样硬化形成的作用,提示改善内皮功能障碍对动脉粥样硬化的防治有益。由于 NO 有广泛的生物活性,导入重组 eNOS 基因将能较长期地持续增加 NO 释放,从而持续抑制动脉粥样硬化的发展。利用腺病毒载体将 eNOS 基因转入家兔动脉粥样硬化的颈动脉上,发现动脉内膜表面黏附分子 VCAM1,ICAM1 表达降低,淋巴细胞和单核细胞浸润减少。由于内皮细胞受损,黏附性增高导致单核细胞黏附到内皮是动脉粥样硬化早期事件,因此 eNOS 基因治疗有可能对动脉粥样硬化早期的防治有效。

4. 氧化应激与高血压　内皮功能障碍,NO 释放减少与高血压的发生密切相关。氧化应激造成内皮功能损伤后,内皮细胞释放很强的缩血管因子,如血管紧张素Ⅱ,内皮素等,同时由于氧化应激造成 NO 的合成减少,致使收缩血管作用大于舒张血管作用,促进高血压的发生和发展。临床研究发现,原发性高血压患者有内皮功能的低下,给予 L 精氨酸治疗可以使血压下降,提示高血压患者存在内皮功能障碍。在血管紧张素Ⅱ诱导的家兔高血压模型上,主动脉超氧阴离子含量增高,血管内皮依赖性舒张功能减弱。用腺病毒载体将 eNOS 基因转染入家兔的主动脉,可明显增强主动脉对乙酰胆碱的舒张反应,因为过表达 eNOS 蛋白可使 NO 释放持续增加,导致血管舒张。提示用腺病毒方法转染 eNOS 基因可能是改善血管内皮依赖性舒张功能的有效方法。此外,内皮细胞超极化因子(EDHF)也可以改善内皮功能障碍。很多研究表明 EDHF 在改善高血压中起重要作用。目前,ACEI,AT₁ 受体拮抗剂、抗氧化剂坦波尔、红酒等都可以通过增强 EDHF 的作用,达到降低血压的效果。因此,减少氧化应激,减轻内皮功能障碍有助于防治高血压。

四、血管病变与缺血、缺氧

心肌缺血一般指心肌局部供血不足,通常是由于冠状动脉血管发生血管腔狭窄或阻塞造成的。及时恢复缺血心肌的血液灌注是减轻心肌缺血性损伤的根本措施,但有时缺血后再灌注,不仅不能使组织、器官功能恢复,反而加重组织、器官的结构损伤和功能障碍。这种在缺血基础上恢复血流后组织损伤进一步加重,甚至发生不可逆性损伤的现象称为缺血-再灌注损伤。当心肌缺血后血流重新开放,缺血组织的灌注并没有得到有效恢复,这种情况称为无复流现象,无复流现象与微血管损伤密切相关。

1. 微血管损伤与缺血再灌注 微血管阻塞和功能异常是导致无复流现象的主要原因。在正常生理情况下,血管内皮细胞分泌包括一氧化氮、腺苷和前列腺素等分子,这些生物活性分子具有扩血管和抑制白细胞、血小板活性的作用。在缺血缺氧等病理应激条件下,微血管丧失了由 NO 介导的内皮细胞依赖性的血管舒张反应。白细胞很快黏附聚集在缺血部位,同时白细胞激活,分泌产生大量的活性氧,进一步刺激内皮细胞表达致炎和缩血管因子(包括细胞间或血管黏附分子,P-选择素,血栓素 A_2,内皮素和多种细胞因子),在此基础上,白细胞、血小板和血管内皮细胞间的黏附过程明显增强。因此,血管内皮细胞、白细胞和血小板间的复杂作用是微血管阻塞发生的基本病理生理机制。此外,继发性免疫反应的调节性 T 细胞(Treg)也参与缺血再灌注微血管损伤的发生。另外,四氢生物蝶呤(BH4)在缺血再灌注时迅速耗竭也是缺血再灌注损伤时血管内皮功能异常和无复流的机制之一。

2. 冠心病与缺血缺氧 冠状动脉缺血导致心肌组织损伤以及功能丧失是目前引起心衰的主要原因。持续性的缺血可导致心肌细胞和血管细胞的坏死和凋亡。由于糖酵解的进行以及乳酸的产生导致缺血与缺氧以及酸中毒相联系。缺氧诱导的心肌细胞凋亡依赖于酸中毒,慢性缺氧可诱导心肌细胞的凋亡调节蛋白 Bcl-2 家族成员之一 BNIP3 的表达,但是酸中毒却是激活细胞死亡所必需的;缺氧状态时,BNIP3 在心肌细胞中集聚,酸中毒也能增加 BNIP3 蛋白稳定性。BNIP3 引起的细胞死亡是由于坏死样通路介导的。严重的心肌慢性缺氧可引起心肌细胞的坏死和功能丧失,但是轻微的缺氧预处理对心肌有保护作用。缺血预处理是心脏产生的一种自我保护现象,心脏通过在缺血早期释放一些内源性活性物质,通过细胞内的信号传导系统调节心脏功能,从而提高心肌对随后出现的较长时间的缺血的耐受性,对心肌具有早期和延迟保护作用。腺苷,被认为是缺血预处理中最重要的一种内源性触发物质,具有减轻心肌缺血再灌注损伤的作用。腺苷受体介导缺血预处理的保护作用与 PI3K-AKT 信号通路激活、蛋白激酶 C 激活及诱导型一氧化氮合酶(iNOS)的激活有关。NO 在缺血预处理保护作用中也发挥了重要作用,NO 作为信号转导中的有效信使,能直接激活心脏 ATP 敏感 K 离子通道,使心肌细胞快速复极化,减少钙内流,减轻钙超载,防止心肌损伤。此外,阿片受体也参与了缺血预处理心肌的保护作用,其机制与丝裂素活化蛋白激酶(p38MAPK)、环氧合酶-2、NF-κB 等的参与有关。近年来,远程缺血预处理作为一种无创的缺血预处理,越来越受到人们的重视。临床研究表明暂时性的远端缺血再灌注可保护冠状动脉阻塞和再灌注引起的心脏损伤。

3. 肺动脉高压与缺血缺氧 肺动脉高压(PAH)是一类以肺血管阻力进行性升高和肺血管重构为主要特征,最终导致右心衰竭和死亡的恶性进展性心肺血管疾病。缺氧可以促进肺动脉血管重构,主要表现为肺动脉平滑肌细胞增殖,肺血管内膜、中膜及外膜增生以及细胞外基质增多。缺氧还可以引起肺动脉血管收缩，促进肺动脉压力升高，导致肺动脉高压。肺血管收缩的根本原因是肺动脉平滑肌细胞内钙离子浓度的升高。缺氧诱导细胞内钙离子浓度升高是触发肺动脉平滑肌细胞增殖、肺血管重构的关键因素。细胞内钙离子浓度升高调控平滑肌细胞增殖主要是通过 Ca^{2+} 依赖的细胞内下游信号分子的激活来实现的。另外，骨形成蛋白（BMP）信号通路在低氧诱导的肺动脉高压血管重构的调控中起重要作用。来自肺动脉高压患者的肺动脉平滑肌细胞存在 BMP 受体 2 突变，以致 BMP 信号减弱，导致 BMP2 的抗增殖效应受到抑制。肺动脉内皮敲除 VEGFR3 可损伤 BMP 信号通路，并使小鼠低氧诱导的肺动脉高压更加严重；人肺动脉高压肺血管内皮细胞中 VEGFR3 表达明显减少，增加其表达可使这些细胞中受损的 BMP 信号通路恢复。缺氧还通过增加活性氧 ROS 引起肺动脉高压。NADPH 氧化酶系统是缺氧引起肺动脉平滑肌细胞 ROS 生成的重要途径。缺氧诱导肺动脉平滑肌细胞 ROS 产生主要来源于 NADPH 氧化酶 Nox4 亚基。缺氧通过诱导 ROS 增加，激活细胞 L 型钙通道、细胞外 Ca^{2+} 内流增加，激活细胞内 Ca^{2+} 依赖的信号通路，从而介导平滑肌细胞增殖、迁移，诱导肺血管重构。研究表明，运用抗氧化剂可以抑制慢性缺氧引起的肺动脉压力升高、右心室肥厚以及肺血管重构。

（孟　丹）

● 推荐阅读

1. 董尔丹,张幼仪.血管生物学.第 2 版.北京:北京大学医学出版社,2014.

2. 孙瑞娟,朱毅,汪南平,等.血管病变机制与血管功能调控研究的现状与趋势.中国科学:生命科学,2013,2:103-111.

3. Mehta V,Tzima E.Cardiovascular disease:A turbulent path to plaque formation.Nature,2016,540(7634):531-532.

4. Sun X,Fu Y,Gu M,et al.Activation of integrin alpha5 mediated by flow requires its translocation to membrane lipid rafts in vascular endothelial cells.Proc Natl Acad Sci USA,2016.113(3):769-774.

5. Perry RJ,Camporez JP,Kursawe R,et al.Hepatic acetyl CoA links adipose tissue inflammation to hepatic insulin resistance and type 2 diabetes.Cell,2015,160(4):745-58.

6. Hansson GK,Hermansson A.The immune system in atherosclerosis.Nat Immunol,2011,12(3):204-212.

7. Hwangbo C,Lee HW,Kang H,et al.Modulation of Endothelial BMPR2 Activity by VEGFR3 in Pulmonary Arterial Hypertension.Circulation,2017,135(23):2288-2298.

第六章　泛血管疾病药理学

泛血管病变药物治疗因为针对的病因不同,药物治疗方法有一定的复杂性。近年来有关治疗泛血管病变的新药层出不穷,包括调血脂药、抗凝药、抗氧化药等新药,如对改变血管重构的新药胶原合成抑制剂及钙调磷酸酶抑制剂、细胞周期依懒性激酶-2、肿瘤坏死因子信号转导系统抑制剂及 β- 肾上腺素受体激酶抑制剂等药。但由于以上药物有些在国内仍处于实验阶段,有些药物在国内尚不能得到,因此,对于泛血管疾病治疗的药理学基础目前仍以临床广泛应用的药物为主,本章仅介绍泛血管病药物治疗的一般原则和相应的药理学基础。

第一节　药物治疗学的一般原则

(一)用药前须明确病人的病史及既往用药情况

用药前明确病病史及既往用药情况可做出正确判断以明确病人的用药指征。如病人的肾功能减退,这是疾病的危险因素,尤其对高血压、糖尿病及肾病患者更应如此。

(二)不用药物者尽量避免使用药物

因为药物可以产生不良反应。尤其是某些降脂药、抗凝血药等药物容易与其他药物产生药物相互作用。

(三)用药剂量个体化

有条件患者应进行血药浓度的监测。患者应从小剂量开始寻找病人合适的治疗剂量。

(四)给药时间应规律

泛血管病患者应使用时辰药理学理论,这种理论不仅能提高心血管病的疗效,而且能减少药物的不良反应。如对心绞痛病人,晚上 10 时以后给药可预防病人的夜间发作。

第二节　调节血脂药物

泛血管疾病是以全身血管包括大血管、小血管及微血管为基础的系统性疾病,以动脉粥样硬化为共同的病理特征。药物治疗在动脉粥样硬化的治疗中具有重要的地位,其中研究最为广泛的是他汀类调血脂药物。同时,胆汁结合树脂类、贝特类、胆固醇吸收抑制剂、烟酸类,抗氧化药等药物也已大量应用于临床,然而大多数药物在治疗的过程都会有不同程度地带来一些不良反应,限制了药物的临床应用。但随着分子生物学及其他各学科的飞速发展,对动脉粥样硬化病变机制的研究也取得了很大的进展,一些新型、高效、更安全的抗动脉粥样硬化的药物也相继问世,如 PCSK9 抑制剂、LXR 受体激活剂、疫苗类药物、降同型半胱氨酸药物和反义寡脱氧核苷酸等,为抗动脉粥样硬化病的治疗带来新的希望。

（一）他汀类

他汀类（satins）药物又称为限速酶羟甲基戊二酰辅酶 A（3-hydroxy-3-methylglutaryl CoA，HMG-CoA）还原酶抑制剂。这是一类强效降胆固醇的药物且具有安全性高、耐受性好等优点。他汀类药物能明显降低总胆固醇（total cholesterol，TC）、LDL-C、甘油三酯（triglyceride，TG）水平和减少人心血管病事件发生率和死亡率。在冠心病和二级预防上的优势和长期应用的安全性。日前，已上市的他汀类药物有普伐他汀、辛伐他汀、洛伐他汀、氟伐他汀、阿托伐他汀和瑞舒伐他汀等。

1. 药理作用 他汀类药物降低 TC、LDL-C 和 Apo B 合成，并提高 HDL-C 和促进 Apo A 的的合成。他汀类与肝细胞合成胆固醇过程的 HMG-CoA 还原酶化学结构相似，能竞争性抑制该酶活性，从而减少内源性胆固醇的合成，最终导致胆汁酸合成减少。LDL 受体合成的速度与细胞内胆固醇的含量成反比，体内胆固醇合成减少，结果大大增加肝细胞膜上 LDL 受体的表达和血浆中胆固醇的摄取，从而促进 MLDL、IDL 和 LDL 颗粒的分解代谢。此外，肝脏胆固醇合成与酯化减少可增加肝细胞内 Apo B 的降解导致载脂蛋白 B 利用率，含 Apo C 的脂蛋白颗粒和 VLDL 转化为 LDL 也减少，结果表现为血清总胆固醇 LDL-C、VLDL-c 和甘油三酯水平降低。

2. 临床应用 治疗严重的原发性高胆固醇血症、冠心病或其他心血管疾病的中等程度胆固醇血症者。尤其适用于杂合子家族性和非家族性Ⅱ、Ⅱ_b 型和Ⅲ型高脂蛋白血症，也可用于糖尿病性和肾性高脂血症。

（二）PCSK9 抑制剂

虽然他汀类药物作为降血脂的一线药物有广泛的应有，但相当多的心血管高风险患者服用他汀药物后 LDL-C 水平仍控制欠佳，且较多的患者不能耐受他汀类药物。近年来，新型降脂药物抗前蛋白转化酶枯草溶菌素 9（proprotein convertase subtilisin/kexin type 9，PCSK9）单克隆抗体成为降脂药物研发的革命性里程碑。PCSK9 抑制剂抗体 alirocumab 和 evolocumab 在 2015 年已获得美国 FDA 批准用于杂合子型家族性高胆固醇血症、纯合子型家族性高胆固醇血症和临床动脉粥样硬化心血管病患者的降脂治疗。2017 年 12 月美国 FDA 又批准 evolocumab 用于预防心血管病患者的心梗和脑中风。

PCSK9 主要表达在人肝脏、小肠和肾，肝细胞中产生的 PCSK9 酶原首先在内质网发生自催化裂解为成熟的 PCSK9，释放入血后与 LDL 受体结合并转运其进入肝细胞溶酶体降解，减少肝细胞表面的 LDL 受体数量，使血浆 LDL-C 水平升高。通过抑制 PCSK9 活性，使肝细胞表面的 LDL 受体增加，从而使更多 LDL 如细胞被溶酶体降解，降低血中 LDL 水平。PCSK9 功能缺失型突变患者 LDL-C 的水平很低，而肝、肾和神经功能均正常，提示 PCSK9 作为药物靶点的有效性和安全性。目前除抗体药物外，其他小分子抑制剂、反义寡核苷酸等不同种类的药物处于临床试验阶段，该靶点受到越来越多的关注。另外有趣的是他汀类药物能同时上调 LDL 受体和 PCSK9 表达，提示 PCSK9 抑制剂与他汀类药物合用能协同降低 LDL-C 水平，为降血脂治疗提供了新的方案。

（三）贝特类

贝特类又被称为苯氧酸类，能明显降低 TG 和 VLDL，并升高 HDL-C，同时该类药物还具有抗炎，降低纤维蛋白原及部分凝血因子水平，改善内皮细胞功能等作用，但不良反应多。该类药物有非诺贝特（fenofibrate）、环丙贝特（ciprofibrate）、吉非罗齐（gemfibrozil）等，临床应用以 VLDL 升高为主的高 TG 血症为主,对Ⅲ型高脂蛋白血症和混合型高脂蛋白血症也有较好的疗效。

(四)胆固醇吸收抑制剂

依折麦布是第一个上市的胆固醇吸收抑制剂,主要阻断胆固醇的外源性吸收途径。其作用于吸收胆固醇的小肠细胞刷状缘,通过抑制吸收胆固醇的尼曼 - 匹克 C1 型相似卵白 1 (niemann-Pick type C1Like1,NPC1L1)转运体,选择性抑制饮食和胆汁中的胆固醇跨小肠壁转运到肝脏中,持久地抑制胆固醇的吸收。临床主要用于原发性高胆固醇血症,纯合子家族性高胆固醇血症,纯合子谷固醇血症等。

(五)其他

其他调节血脂的药物还包括胆汁酸结合树脂如考来烯胺,烟酸类药物,多烯脂肪酸等已应用于临床。另外升高 HDL 的药物虽未见明确的临床获益,但近年也引起很大的关注,主要靶点是胆固醇酯转移蛋白(cholesteryl ester transfer protein,CETP),但针对该靶点的多个抑制剂药物在临床试验中虽可以显著升高 HDL-C,但对改善病人心血管风险无确切疗效,有关升高 HDL-C 可改善心血管风险的学说也受到了质疑。卵磷脂片对动脉粥样硬化的防治产生一定作用。

第三节　抗凝和抗血小板药物

泛血管病变尤其是动脉粥样硬化中存在大量的凝血物质、血小板和炎性细胞,表明凝血反应与动脉粥样硬化关系密切,凝血因子和血小板参与病变发生发展的多个环节。

凝血酶可上调内皮细胞血管内皮生长因子(VEGF)受体、转化生长因子 β(TGF-β)和血小板源性生长因子(PDGF),VEGF 能促进平滑肌细胞迁移、增殖,使胶原合成增多,促进细胞外基质聚集。此外,凝血酶促进平滑肌细胞和内皮细胞释放并激活基质金属蛋白酶(MMPs),活化的 MMP-2 降解基质促使斑块破裂,斑块急性破裂在损伤血管局部又产生新的凝血酶,导致斑块不稳定。

血小板在动脉粥样硬化发展过程中也发挥关键作用。血小板和血管内皮细胞可形成共聚体,诱导内皮细胞释放或上调趋化因子(如 CCL2,CCL5)、黏附分子(如 ICAM-1,VCAM-1)、金属蛋白酶(如 MMP-1/2/3/9)和组织因子等,促进炎性反应发生。该共聚体通过招募白细胞,加强炎症反应,进而促进动脉粥样硬化形成。另外血小板还可以和白细胞形成共聚体,发生血小板 - 血管内膜 - 白细胞交互反应,促进动脉粥样硬化进展。

1. 抗凝药

鉴于凝血酶与 Xa 因子在凝血级联反应的中枢蛋白作用,近年来成为新型口服抗凝药研究的重要靶点,临床研究发现新型口服抗凝药不但可通过抑制凝血酶或 Xa 因子,达到抗凝血、防血栓效应,还能减少严重动脉粥样硬化进展及斑块血栓,促进斑块稳定(图 6-1)。

(1)凝血酶抑制剂:包括美达加群、达比加群、比伐卢定等,为直接凝血酶抑制剂,以浓度依赖的方式阻断凝血酶(Ⅱa 因子)活性,不仅可与游离型Ⅱa 因子结合,还可与血栓结合型Ⅱa 因子结合。达比加群不仅可以减缓动脉粥样硬化斑块形成,还可以减少胶原蛋白和氧化应激,改善内皮功能,其预防房颤引起的卒中不劣于甚至优于华法林,但增加心肌梗死风险。

(2)Xa 因子抑制剂:包括阿哌沙班、利伐沙班等,X 因子一旦被激活,可通过蛋白酶激活受体(proteinase-activated receptors,PARs)介导的细胞内信号传导通路实现促动脉粥样硬化

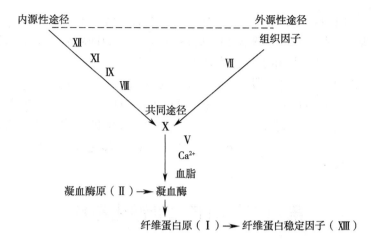

罗马数字为凝血因子编号,它们对应的名称分别是:Ⅰ:纤维蛋白原;Ⅱ:凝血酶原;Ⅲ:组织因子;
Ⅳ:钙离子;Ⅴ:易变因子;Ⅶ:前转变素;Ⅷ:抗血友病因子;Ⅸ:血浆凝血激酶成分;Ⅹ:stuart 因子;
Ⅺ:血浆凝血激酶前质;Ⅻ:接触因子;ⅩⅢ:纤维蛋白稳定因子

图 6-1　凝血级联反应

的作用,沙班类药物抑制游离 Xa 因子和凝血酶原复合物中 Xa(即结合状态 Xa 因子),且不需要抗凝血酶参与。利伐沙班可明显减少损伤动脉新生内膜面积和内膜/中膜比值,抑制促炎因子和增殖因子表达,延缓血管平滑肌细胞增殖、迁移。利伐沙班联合抗血小板治疗既可显著降低心肌梗死再发生,且不增加致命性出血。

(3)华法林:属于香豆素类口服抗凝剂,其结构与维生素 K 类似,可竞争性抑制维生素 K 环氧化物还原酶,阻止其还原成氢醌型维生素 K,妨碍维生素 K 的循环再利用,从而阻止维生素 K 依赖的凝血因子Ⅱ、Ⅶ、Ⅸ、Ⅹ在肝脏的合成。对血液中已有的凝血因子Ⅱ、Ⅶ、Ⅸ、Ⅹ并无拮抗作用。因此体内抗凝需待已有的活性凝血因子消耗后才能有效,起效后作用和维持时间较长。主要用于防治血栓栓塞性疾病,可防止血栓形成与发展,如治疗肺栓塞、心房颤动和心脏瓣膜并所致血栓栓塞、血栓栓塞性静脉炎,减少风湿性心脏病、髋关节固定术、人工置换心脏瓣膜手术等的静脉血栓发生率。

2. 抗血小板药物

(1)影响血小板代谢酶的药物:这类药物包括环加氧酶抑制剂阿司匹林,血栓素 A2(thromboxaneA2,TXA2)抑制剂奥扎格雷,磷酸二酯酶抑制剂双嘧达莫、西洛他唑等,影响血小板的黏附、聚集和释放,进而抑制血栓形成。

(2)二磷酸腺苷(ADP)受体拮抗剂:血小板膜表面 ADP 受体主要有 P2Y1 和 P2Y12 两种亚型,抑制其中一种可以产生明显的抗血小板作用。与 P2Y1 相比,ADP 与 P2Y12 结合后,能形成更稳定、持久的血小板聚集效应。目前已用于临床的阻断 P2Y12 受体的抑制剂包括噻吩吡啶衍生物(噻氯匹定、氯吡格雷和普拉格雷)和非噻吩吡啶类(替格瑞洛、坎格瑞洛)。噻吩吡啶衍生物这三种化合物均为前药(prodrug),在体内需经过肝细胞色素 P450 系统代谢成为有活性的代谢产物,才能发挥抗血栓作用。在临床实践中,噻氯匹定副作用较大,已被起效快、作用强、不良反应轻的氯吡格雷取代。替格瑞洛不需要在肝脏内转化为活性代谢物,直接可逆性的竞争抑制 P2Y12 受体,停药后血小板功能很快得到恢复。

(3)血小板糖蛋白(glycoprotein,GP)Ⅱb/Ⅲa 受体抑制剂:GP Ⅱb/Ⅲa 特定表达在血小板上,纤维蛋白与 GP Ⅱ b/Ⅲ a 相互作用是血小板聚集的最后一个关键步骤,因此 GP Ⅱ b/Ⅲ a 受体是抗血小板治疗很好的药物靶点,其抑制剂具有强大的抑制血小板聚集的作用。该类药物包括替罗非班、阿西单抗和依替巴肽等。

阿昔单抗是嵌合抗原结合片段(antigen-binding fragment,Fab)的小鼠抗人 GP Ⅱ b/Ⅲ a 受体的单克隆抗体,通过空间位阻作用阻挡配体与 GP Ⅱ b/Ⅲ a 的结合。临床用于不稳定型心绞痛、降低心肌梗死及冠张动脉形成术后急性缺血性并发症的预防。依替巴肽是一个模仿蛇毒 KGD 序列的环七肽,与阿昔单抗相比对 GP Ⅱ b/Ⅲ a 受体选择性更高,结合可逆,减少了过敏反应和出血的发生。

第四节 调节血管钙化药物

血管钙化中羟磷灰石矿物质沉积于血管系统,虽然动脉粥样硬化斑块是常见的血管钙化,但广义的血管钙化不仅限于动脉粥样硬化,还包括糖尿病、衰老、慢性肾衰竭、尿毒症等引起的血管钙化,其钙化部位可能发生于血管内膜,也可能发生于血管中膜;可能发生于动脉,也可能发生于静脉,但静脉钙化的发病率较低。

以前人们认为血管钙化是机体钙磷代谢失衡导致磷酸钙沉积于组织间的被动过程,而从 20 世纪 90 年代后期,大量研究表明血管钙化是一个与骨发育和骨代谢相似的异位"成骨"过程,是一种主动的、高度可调控的细胞介导过程。血管钙化时血管内皮细胞、平滑肌细胞、间充质细胞和造血干细胞相互作用并对各种钙化刺激因素发生反应,从而激活骨发生信号导致血管钙化的发生。

目前针对血管钙化发病的治疗主要集中在预防血管钙化的发生或延缓血管钙化的进展,对已经发生的血管钙化尚无有效的逆转药物。常用的治疗血管钙化的药物包括磷结合剂、钙敏感受体激动剂、焦磷酸盐、双磷酸盐、硫代硫酸盐磷、维生素 D 受体激动剂、维生素 K 等药物,而目前人们也正在积极寻找新的治疗靶点,拓展新的治疗方法。但因为这些药在临床研究中的获益不明显,所以在心血管疾病中的应用还存在争议。下面对主要药物的药理作用机制做简要介绍。

1. **磷结合剂** 可分为含钙磷结合剂(如醋酸钙、碳酸钙)和不含钙磷结合剂(如碳酸镧、司维拉姆),这些磷结合剂均能有效降低血磷,改善继发性甲状旁腺功能亢进;虽然有报道磷结合剂可延缓血管钙化进展,但总体而言其药效作用仍存在争议。

2. **西那卡塞** 是第一个被批准的钙敏感受体激动剂,能通过激活甲状旁腺中的钙敏感受体,减少 PTH 分泌。临床上使用西那卡塞治疗血液透析患者的继发性甲状旁腺功能亢进,发现其可降低患者甲状旁腺素、血磷和血钙,同时能延缓血管钙化的发展。

3. **活性维生素 D** 对血管钙化具有双向调节药理作用,低剂量时抑制血管钙化,高剂量时促进血管钙化。临床研究表明慢性肾脏病继发甲状旁腺功能亢进、钙磷代谢紊乱时给予维生素 D 治疗反而促进血管钙化的发生,表明活性维生素 D 对血管钙化的调控作用机制较复杂。

4. **维生素 K** 治疗血管钙化的药效明确,其不但能够减轻血管钙化,同时还能改善部分病人的骨质疏松症。维生素 K 治疗量耐受性较好,未引起高凝状态,其药理作用机制与基质 γ- 羧基谷氨酸蛋白(matrix gamma carboxyglutamic acid protein,MGP)相关。正常情况下,机体除了骨骼组织外,血管钙化是受到抑制的,血液中某些因子参与这种全身性的抑制性调控,如 MGP、胎球蛋白 A 等。MGP 属于胞外矿物质结合蛋白家族成员,其活化需要维生素 K 的参与。CKD 患者由于饮食限制(如严格控制绿色蔬菜以减少钾的摄入等),维生素 K 普遍缺乏,适当补充维生素 K 改善 MGP 活性对 CKD 患者至关重要。

5. 他汀类药物　也是可以改善血管钙化,其药理作用可能与抑制成骨细胞的分化和细胞骨化,并抑制巨噬细胞浸润和骨发生相关。HMG-CoA 还原酶抑制剂可能对血管钙化和骨质疏松并存的病人有更好的治疗效果,因为这类药物不仅可抑制破骨细胞的形成和骨的再吸收,同时还促进新骨的生成。

目前对血管钙化的治疗尚未取得较好疗效,还有一些新的治疗靶点和方法,如人骨形态发生蛋白 -7(Bone morphogenetic protein 7,BMP-7),自身破骨细胞疗法等仍在实验阶段,此外,以血管活性因子如肾上腺髓质素等作为防治血管钙化及其并发骨质疏松症的新靶点也受到高度关注。

第五节　调节血管重构药物

血管重构是指血管为适应内外环境的变化而发生的结构和功能的适应性改变。血管重构现象有多种形式,如血管横截面积的增大(正性重构)、缩小(负性重构)或不变,血管腔径的缩小或扩大,甚至毛细血管面积的变化也属于血管重构的研究范畴。血管重构是一个动态过程,其机制复杂,包括内皮细胞、平滑肌细胞、成纤维细胞等的增殖、迁移、凋亡以及细胞外基质成分的合成、降解及重新排列,刺激信号的感受、转导和调节因子的合成、释放等过程,最终产生结构变化。血管重构与多种疾病如高血压、糖尿病等密切相关,有关改善血管重构的药理学研究一直是国内国际的热点。

肾素 - 血管紧张素 - 醛固酮系统抑制剂、β- 受体阻断剂、钙通道阻滞药、内皮素受体拮抗剂、他汀类药物等都是广泛应用的干预血管重构的药物。随着分子生物学的发展,尤其是基因工程技术的飞速发展,调控血管重构的基因工程药物也取得了一定进展,如在血管内导入血管内皮生长基因($phVEGF_{165}$)可刺激血管的增生以恢复缺血心肌的供血,但尚在临床前实验中。

1. 肾素 - 血管紧张素系统抑制药　该系统包括肾素,血管紧张素及其受体,在血管重构中起着重要作用。根据药物靶点分类,主要分为血管紧张素转化酶抑制剂(angiotensin converting enzyme inhibitor,ACEI)和血管紧张素 II 受体阻断药(angiotensin II receptor blocker,ARB)。在改善血管重构的效应上,ARB 类药物的作用可能优于 ACEI 类。

(1) ACEI 类药物:这类药物包括卡托普利、依那普利、赖诺普利、培哚普利、雷米普利等。其药理作用为:①抑制血浆与组织中的 ACE,减少 Ang II 的生成及其作用,降低外周阻力;②减少缓激肽的降解,升高缓激肽水平,产生舒血管效应;③保护血管内皮细胞功能;④在心脏中阻止 Ang II 促平滑肌细胞,成纤维细胞增殖,抑制血管肥厚,降低血管僵硬度,改善动脉顺应性;⑤增加对胰岛素的敏感性;⑥减少肾脏组织中 Ang II 的抗利尿作用,减少醛固酮分泌,促进水钠排泄,减轻水钠潴留。

作为一类抗高血压和抗心衰的药物,ACEI 已被广泛应用于高血压和心力衰竭患者的治疗。最新研究表明,ACEI 不仅可以降血压,它还可以降低心脏的负荷,阻碍血管壁的重构,防止心室重构,能有效减低高危人群的心血管疾病的发病率和死亡率。

(2) ARB 类药物:这类药物包括氯沙坦、缬沙坦、替米沙坦、坎地沙坦、厄贝沙坦等。ARB 通过选择性阻断血管紧张素受体 1(AT1),阻断 Ang Ⅱ 收缩血管、升高血压、促进醛固酮分泌、水钠潴留、交感神经兴奋等作用,产生与 ACEI 类似的药理学作用。另一方面,由于 Ang Ⅱ 合成反馈性增加,血液与组织中 Ang Ⅱ 水平升高,作用于 AT2 受体,产生扩血管、抗细胞增殖、调节细胞凋亡等药理作用。

2. 钙通道阻滞药 这类药物包括临床上常用的 L- 型钙通道阻滞药如维拉帕米,硝苯地平,地尔硫草等,T- 型钙通道阻滞药咪贝地尔。钙离子作为细胞重要的第二信使,参与和介导多种血管活性物质的作用,与血管平滑肌细胞的收缩、增殖密切相关,广泛应用于心血管疾病的治疗。这类药物可以抑制细胞内钙超载,起到保护血管内皮、维持胞膜完整性和通透性、抑制内皮素释放等作用,从而抑制血管重构的发展。T 型钙通道阻滞剂咪贝地尔和 L 型钙通道阻滞剂阿莫地平均可抑制血管壁肥厚,减轻血管纤维化程度,改善血管重构。

3. 他汀类药物

(1) 改善血管内皮功能:增加 NO 的合成与分泌,提高血管内皮对扩血管物质的反应性。可增加或恢复 NOS 的活性,可恢复内皮细胞产生 NO 和对乙酰胆碱引起的内皮依赖性舒张反应。也可通过减少内皮细胞中过氧化物的生成和抑制内皮超氧阴离子,产生其功能改善作用。从而产生其抗氧化作用。

(2) 抑制单核 - 巨噬细胞的黏附和分泌功能:降低血浆 C 反应蛋白,减轻动脉粥样硬化病患者形成过程中的炎症反应。氟伐他汀可抑制血小板激活因子和白三烯刺激白细胞黏附及迁移反应。抑制清道夫受体 CD36 RNA,CD3 蛋白和 P 蛋白选择性表达,减少白细胞黏附和转移。阿托伐他汀等还可下调肿瘤坏死因子从而引起单核细胞趋化蛋白(IMCP-1)表达及其核因子 NF-KB 的激活。

(3) 抑制血管平滑肌细胞 VSMCs 增殖和迁移:促进 VSMCs 的凋亡,减少动脉壁巨噬细胞及泡沫细胞的形成,稳定和缩小动脉粥样硬化斑块,减少巨噬细胞所表达的基质金属蛋白酶(matrix metalloproteinase,MMP)和组织因子。他汀类的这些作用有益于提高动脉粥样硬化斑块的稳定性。

(4) 抑制血小板聚集:提高纤溶酶和降低血液黏度,阻止血栓形成。某些他汀类药物可上调血小板膜前列腺素受体,直接抑制血小板的聚集及血栓素生成;增加内皮细胞组织型纤维蛋白溶酶原激活。促进纤维蛋白溶解,从而减少血栓的形成和心脑血管事件的发生。

药理作用不仅局限于调节血脂,还包括保护血管结构和功能。其可以通过抑制黏附分子的表达、超氧阴离子的产生、内皮细胞的增生等机制改善内皮细胞功能。同时,它还可以通过抑制 VEGF 及其受体的表达抑制 VSMC 增殖,诱导 VSMC 凋亡,降低基质金属蛋白酶活性,减少细胞外基质降解,从而改善血管重构。

虽然基础研究发现他汀类药物在改善血管重构方面有些作用,但其在临床研究中的作用尚待进一步证实。

4. 硝酸酯类药物 可以松弛血管平滑肌,小剂量可明显扩张静脉血管,稍大剂量可舒张较大的外周动脉,心外膜冠状动脉和较大的冠状小动脉(直径大于 100nm),较大剂量可扩张小动脉,用于治疗各种类型心绞痛,并可预防心绞痛发作。副作用是耐受性和血管扩张,有可能引起头痛头晕等症状。常见的硝酸酯类药物有硝酸甘油、硝酸异山梨酯(消心痛)、5-

单硝酸异山梨酯、长效硝酸甘油制剂［硝酸甘油油膏或橡皮膏贴片如硝酸甘油贴片（Ⅱ）］等。

5. 改善微循环药

（1）尼可地尔：是首个用于临床的 ATP 敏感的钾离子通道开放剂,在改善微循环障碍中具有独特优势。尼可地尔具有双重作用机制:首先通过开放血管平滑肌上的 K_{ATP} 通道可以有效扩张微小冠脉,增加缺血区的血供;其次通过开放心肌线粒体膜上的 K_{ATP} 通道模拟缺血预适应,减少缺血对心肌的损伤。同时尼可地尔具有类硝酸酯作用,除了硝酸酯的 NO 途径外,还可直接激活 cGMP 环化酶发挥类硝酸酯作用,有效扩张冠脉和容量血管,缓解心绞痛。

（2）前列地尔（alprostadil）:别名前列腺素 E_1（PGE_1）,通过增加血管平滑肌细胞内的 cAMP 含量,发挥其扩血管作用,降低外周阻力;还可以抑制血小板凝集,降低血小板的高反应和血栓素（thromboxane,TXA2）水平,刺激血管内皮细胞产生组织型纤溶性物质（t-PA）,具有一定的直接溶栓作用;其通过抑制血管平滑肌细胞的游离钙,抑制血管交感神经末梢释放去甲肾上腺素,使血管平滑肌舒张,改善微循环。临床常用于治疗慢性动脉闭塞症引起的四肢溃疡及微小血管循环障碍引起的四肢静息疼痛,改善心脑血管微循环障碍。

6. 内皮素受体拮抗剂　内皮素是迄今所知作用最强、持续最久的收缩血管的活性多肽,其受体拮抗剂对调节血管阻力有较强作用。扩张血管的内皮素受体拮抗剂主要有选择性 A 型受体拮抗剂,如达卢生坦（darusentan）、安立生坦（ambrisentan）和非选择性内皮素受体拮抗剂,如波生坦（bosentan）、马西替坦（macitentan）。波生坦能够显著降低阻力血管中膜厚度,中膜与管腔的厚度比值和管壁面积。这类药物主要用于治疗肺血管重构。

第六节　中　医　药

中医中药对血管疾病的治疗有悠久的历史,经典的脉络可认为属于泛血管范畴。中医药在防治冠心病、脑梗死等方面积累了丰富经验。采用中医药治疗,可以改善心绞痛症状、减少心绞痛发作频次,缓解脑动脉硬化引起的症状,从而提高患者生活质量。临床上常用复方丹参滴丸、心脑宁胶囊、乐脉丸、心可舒片、通心络胶囊、红花黄色素等药物。现代医学研究发现,中药可通过扩张血管、改善内皮功能、抑制炎症和氧化应激等多靶点的作用机制治疗冠心病、脑梗死等。

总之,泛血管疾病的治疗面临着巨大的挑战,面对其多样的病因,复杂的病理生理机制,近年来药物靶点的选择和研发进展有限,但也有像 PCSK9 抑制剂这样革命性的药物出现。限于篇幅,本节仅介绍了部分代表性药物治疗泛血管疾病的药理学基础,有关具体的临床适应证、不良反应、用法用量等请参照相关章节。

（张雪梅　姚明辉　杨　靖）

● **推荐阅读**

1. 齐永芬. 关注血管钙化的基础和临床研究. 中国动脉硬化杂志,2015,25（5）:433-436.

2. 陈婧,宋亚楠,黄浙勇. 血小板致动脉粥样硬化作用机制的研究进展. 中国临床医学,2017,24（4）:638-643.

3. Tanaka LY,Laurindo FRM.Vascular remodeling:A redox-modulated mechanism of vessel caliber regulation. Free Radic Biol Med,2017,109:11-21.

第七章　泛血管疾病的诊治防

早在四百多年前 William Harvey 发现了血管系统,而人们对血管疾病的认识却追溯自公元十八世纪在古埃及人体发现的动脉粥样硬化,从那时开启了人们对血管疾病诊断和治疗探索的篇章。在短短两百余年时间里,人们对血管疾病的认识已经由早期粗略的观察发展到如今的精准诊疗时代。然而,即使在临床医学诊断和治疗新技术飞速发展的今天,获取完整详细的病史、仔细全面的查体、合理运用辅助检查对泛血管疾病的正确诊断和治疗依然十分重要。

第一节　泛血管疾病的诊断

由于泛血管疾病涉及的靶器官很多,致病因素也不同,所以临床表现和治疗方案也不同,因此泛血管疾病的正确诊断是至关重要的。首先要充分了解患者的临床表现,然后结合实验室及其他辅助检查,最后得出诊断。

一、临床表现

血管是人体的生命线,灌注的靶器官不同,因血管病变产生的症状和体征也不同。当冠状动脉狭窄影响心肌血供时,会出现胸痛。临床上根据胸痛发作的方式、性质、部位、持续时间、诱发和缓解方式等特点,可初步判断是否为冠心病引起的心绞痛。根据患者心功能不同,严重的心绞痛发作还可能诱发心力衰竭、心律失常,出现心悸、气短、呼吸困难等相关的临床表现;如果在长期血压控制不理想的情况下,出现持续剧烈不能缓解的胸痛还应考虑主动脉夹层的可能;当患者存在血栓形成易患因素时,肺栓塞也应考虑。当颈部或脑血管狭窄或阻塞时,往往会出现头昏、黑蒙等脑部供血不足的症状,严重时还可出现晕厥,影响到运动、感觉或语言中枢时,有的病人还可出现运动、感觉或语言障碍;下肢血管阻塞时,可出现间歇性跛行;肠道缺血时出现腹痛、便血等表现,极易与消化道疾病混淆,而肾动脉粥样硬化引起肾脏缺血时,则会出现肾功能不全;视网膜血管堵塞可出现视野缺失、视力障碍等表现。因此,泛血管疾病应属于系统性疾病引起的临床症状并不特异,应结合灌注靶器官的功能、伴随症状、体征等进行综合判断,以免误诊和漏诊。

二、实验室和辅助检查

实验室检查除血、尿常规外,多种生化、微生物和免疫学检查有助于诊断。如动脉粥样硬化时血液各种脂质检查;急性心肌梗死时肌钙蛋白等心肌标志物检测;怀疑感染性心内膜炎时血微生物培养、细菌、病毒抗体等检查等,均有助于诊断。近年迅速发展的代谢组学对血管疾病的生物学功能和标志物研究起了极大的促进作用。

在器械检查中,常规 X 线检查可提供大血管形态、钙化等信息;心电图检查对部分冠心病患者有价值,当心电图出现 ST 段或 T 波改变,或新出现完全性左束支阻滞时,常常能提示冠心病的诊断线索,但这些普通检查对泛血管疾病的精准诊断价值有限。

随着临床新技术的日新月异,尤其随着血管造影和腔内影像技术的发展,目前对大多数血管疾病能进行定位、定性和定量检测。根据检测的目的不同,可分为影像学检查、生理功能评价和生物标志物检测。

影像学检查可分为无创性和侵入性检查。无创性检查包括多层螺旋计算机断层摄影(MSCT)、磁共振血管造影(MRA)、超声和多普勒技术、核素显像等;有创检查包括血管造影、腔内影像学检查、血管镜检查等。

(1)多层螺旋计算机断层摄影(MSCT):X 线在通过不同组织时衰减率有所不同,利用这一原理,计算机断层摄影(CT)可以区分脂肪、纤维和钙化组织。MSCT 作为无创性检查,能同时采集多层投影数据,具有扫描时间短、覆盖范围大、分辨率高等优点,能够清晰显示血管的解剖学特征,如冠状动脉起源、冠状动脉畸形和动脉瘤等;也能显示斑块所在位置的管壁 CT 值变化,反映管壁增厚及钙化等信息,能够区分软斑块、纤维斑块和钙化性斑块等。临床上,MSCT 血管造影常用于冠状动脉疾病和外周血管病的初步诊断。其局限性主要表现在当有严重钙化时,常影响对血管狭窄性病变的判断;另外,呼吸和心律不规则等造成的伪影也会影响对血管病变的诊断。由于 MSCT 的阴性预测值可高达 100%,目前 MSCT 血管造影已成为临床上排除血管病变的主要检测方法。同时,由于 MSCT 在显示复杂血管病变的解剖学特征及与周围组织的关系方面较血管造影有优势,常用于复杂血管病变介入或旁路手术围手术期的评估。

(2)磁共振血管造影(MRA):MRA 是一种无创显示血管的技术,根据是否需要造影剂可分为 TOF-MRA 和 CE-MRA。TOF-MRA 不用造影剂,利用血液流动与静止的血管壁及周围组织形成对比直接显示血管。CE-MRA 通过注入造影剂(通常为钆制剂),同时进行 MR 成像显示。MRA 多用于脑血管和外周血管疾病的诊断,其对正常和闭塞性脑血管病的诊断符合率接近 100%,但对狭窄性病变,因易受血流影响或因动静脉同时显示引起图像重叠等因素,其准确率不及血管造影。在冠心病诊断中,由于冠脉血管分支较细,且走形方向变化较多,同时由于心脏跳动等因素,目前的技术成像质量并不理想。

(3)超声和多普勒技术:超声可以很好地显示直径超过 3mm 的动、静脉,能准确观察血管走行、管腔形态和管壁厚度,并能提供血管内斑块、狭窄和血栓等信息,对外周动脉粥样硬化和血栓性疾病的筛选和诊断具有重要作用。超声对于深部的主动脉和腔静脉等血管的分辨率稍差,与其前方有气体干扰等因素有关;因胸廓和肺脏的影响,其对主动脉弓的显示也有一定缺陷。对于血管直径小于 2mm 的血管检查效果无法与造影相比。多普勒技术能帮助判断血流流速、流向和流量的变化,发现血管的功能和器质性病变。但多普勒不能显示仿真图像,对深部血管检查有一定局限性。

(4)血管造影:传统的血管造影技术已经在临床应用了几十年,从手推造影剂到高压注射器加数字减影血管造影(DSA),已经成为临床上血管疾病诊断的"金标准"。根据造影的目的不同,可分为选择性和非选择性血管造影;根据造影的部位不同,可有外周动脉造影、冠状动脉造影、脑血管造影、内脏动脉造影和静脉造影等。血管造影在判断血管病变的部位、性质、狭窄程度、寻找血管破口和出血原因等方面发挥重要作用。

(5)腔内影像技术:作为腔内影像技术的代表,血管内超声(IVUS)和光学相干断层扫描技术（OCT）使血管疾病进入了精准诊疗时代。IVUS 技术于 1988 年问世,90 年代开始用于临床,其以常规的导管技术为基础,将固定于导管前端的可旋转微型超声探头送入血管内,可以全方位的获取血管壁的信息。IVUS 不仅可以区分斑块的性质,还可以区分正性和负性重构,从而检出血管造影正常患者的隐匿性病变。然而,IVUS 最大分辨率只有 100μm,不能很好地区分高回声斑块和急性血栓,另外当血管管径较小或存在严重狭窄时,也限制了其应用。

OCT 技术出现于 20 世纪 90 年代初期,是一种以光学为基础的成像方式,其利用近红外线或扫描激光代替声波探查组织结构,空间分辨率可达 10~20μm,可清晰显示斑块内巨噬细胞团块和斑块上纤维帽厚度,还可鉴别红色和白色血栓。然而,OCT 的穿透性只有 1~2mm,不能可靠探测血管壁的中膜和外膜。

IVUS 和 OCT 两种方法基于的原理不同,各有优势并能互补。近年以中科院为代表的机构开始研究 IVUS 和 OCT 集成的双模态血管内成像系统,期待可以同时获得血管表面和一定纵向深度范围内的形态学信息。同时,为了在获得形态学信息的基础上,进一步获取斑块的功能学信息,近年还发展起来了血管内光声成像技术（IVPA）,其可利用组织自身的光吸收对比和光声光谱等方法检测斑块的化学成分（如斑块脂质核和纤维帽）,还可借助生物分子探针对活动性炎症（如巨噬细胞）等细胞和分子层面的生物活动进行探测。由于该技术结合了光 / 声成像的优势,具有成像分辨率高、成像深度大和对比度高等优点。然而,由于其探头尺寸和成像速度目前还不能满足临床要求,向临床转化还有一段距离。尽管如此,血管造影基础上腔内影像技术的迅速发展使血管疾病的精准诊疗充满了前景,随着腔内影像技术的不断成熟与完善,其在血管疾病诊疗中的作用会越来越重要。

（6）核素显像:核素成像的原理是将放射性示踪剂注入人体,聚集在病变的某种细胞或与特定的细胞受体结合,因示踪剂聚集的部位与其他部位有浓度差异,其发出的 γ 射线量的差异可被探测到并通过计算机成像。核素显像包括单光子发射计算机断层成像术（SPECT）和正电子发射断层成像术（PET）。在心血管疾病中,心肌灌注成像能提供心肌血流灌注和心肌活力的信息,是 CT 和血管造影无法取代的。血管造影能分辨 1~1.5mm 的小血管,但对直径小于 100μm 的微血管不能显示。而核素显像反映的是组织灌注和代谢的变化,在微血管病变（包括冠心病和糖尿病微血管病变等）的诊断中有独特的优势。当与通气显像相结合时,肺灌注显像对肺栓塞的诊断与肺动脉造影的符合率在 90% 以上;而正常的肺灌注显像可排除任何有血流动力学意义的肺栓塞的存在。通过标记红细胞,核素显像还能诊断血管瘤,尤其在鉴别实体瘤和血管瘤方面具有优势。

（7）血管镜:血管镜主要用于血管外科操作,从由 1913 年 Rhea 和 Walker 研制的第一台金属直管血管镜开始,经历了纤维血管镜和光纤血管镜几个阶段。血管镜能直视动脉和静脉的管腔和内膜,明确引起阻塞和血流异常的原因,还可以在直视下直接进行腔内治疗。

三、生理功能评价

血管不仅是输送血液提供组织灌注的管道,血管壁本身的顺应性和弹性在维持血管稳态和功能方面也发挥重要作用。血管壁随年龄增长会出现硬化,而动脉硬化本身也是多种血管疾病的早期表现。基于血管壁的生物物理及力学等特性,人们认识到脉搏波在动脉的传导速度和不同部位血压的差别均能反映血管的功能。其中,脉搏波传导速度（PWV）是反映血管硬化的一个指标,其基准值是 1400cm/s,PWV 值越大,往往反映血管的僵硬度越大;而通过检测上肢血压与脚踝血压的比值,即踝臂指数(ABI),能发现下肢动脉闭塞的线索。ABI 正常值为 0.9~1.3,ABI 小于 0.9 时提示有动脉闭塞的可能,而 ABI 大于 1.3 时,提示血管可能有钙化。PWV 和 ABI 的检测简便易行,在人群动脉硬化性疾病的早期临床筛查中发挥一定作用。另外,血管内皮通过合成和分泌多种血管活性物质在调节血管正常舒缩功能方面发挥重要作用,而内皮功能障碍是预测血管疾病患者发生血管事件的独立危险因素。研究发现通过检测循环内皮细胞计数或内皮释放的血管活性物质,往往能反映血管内皮功能。而临床上通过观察肱动脉血流介导的血管舒缩反应,也是一种简便、无创评价血管功能的方法。

血管系统有很强大的贮备功能。以冠状动脉为例,通常解剖上管腔直径小于 50% 的狭窄是不引起心肌缺血的。因此,判断能引起缺血的狭窄病变对冠心病的合理治疗就显得很重要。1995 年 Pijls 等首次提出了冠状动脉血流贮备分数(fractional flow reserve,FFR)的概念,是指狭窄冠状动脉支配区域心肌经诱发充血后最大血流量与理论上同一支冠状动脉无狭窄时心肌所能获得的最大血流量的比值。FFR 不受心率、血压和心肌收缩力等因素的影响,自其概念出现以后便在指导再血管化治疗方面发挥优势。并且,随着各项技术的不断成熟与改进,FFR 由建立在血管造影基础上的有创检测,还衍生出了以冠脉 CTA 为基础的无创 FFR 评估。虽然每种检测手段都有其优劣性,但作为判断血管解剖病变的重要补充,生理功能检测对血管疾病诊断和治疗方式可提供更多信息及依据。随着各项技术的完善,生理功能评价与影像学检查相互补,必将在血管疾病的诊疗中发挥更重要的作用。

四、生物标志物检测

血管是人体最大的器官,在各种内外环境刺激下维持着动态代谢的应答过程。而在特定的病理生理状态下,循环中小分子量代谢产物的变化往往更能反映血管的功能、应激状态。以动脉粥样硬化为例,循环中以低密度脂蛋白胆固醇 C(LDL-C)为代表的脂质成分异常往往和动脉粥样硬化病变的形成相关;血浆中白介素和 C 反应蛋白水平常常反映了急性冠脉综合征患者的炎症状态;而以肌钙蛋白为代表的心肌标志物则反映了心肌损伤和坏死。D- 二聚体是纤维蛋白单体经凝血因子交联后,再经纤溶酶水解所产生的一种特异性降解产物。D- 二聚体水平增高在血栓性疾病的诊断中敏感性高,已经作为肺栓塞的初步筛查指标用于临床。

然而,虽然人们已经认识到血管疾病生物学功能检测的重要性,但目前仅有少数标志物用于临床检测,且往往仅能反映血管疾病的一个方面,多数生物标志物尚处在研究阶段。以动脉瘤为例,动脉瘤破裂是致死和致残率很高的一种血管疾病,然而在瘤体破裂前患者往往没有自觉症状,而现有的影像学检查又不适合在人群中做常规筛查。已有研究对有腹主动脉瘤的患者和健康志愿者的循环标志物进行分析,发现鞘脂类、溶血磷脂、胆固醇代谢物以及酰基肉毒碱等水平与动脉瘤大小和破裂的危险相关。然而,这些标志物能否用于临床、如何建立统一的诊断标准等问题,尚需进一步用多学科交叉的手段,及循证医学的方法去研究。

根据患者的病史、临床表现、实验室检查和器械检查等资料做出综合分析。病史和临床表现是血管疾病诊断的基础,影像学检查能帮助认识血管病变的解剖特征,而在其基础上的生理功能评价和生物标志物检测能进一步帮助评价血管功能。近年,不同影像技术的融合及与生理功能评价相结合的一站式检查,又使血管疾病的精准诊断向前迈出了一大步。在血管疾病诊断中,将病因、病理解剖和病理生理诊断先后列出有助于判断患者的整体情况。例如,诊断冠心病时要列出:①冠状动脉粥样硬化性心脏病(病因诊断);②急性 ST 段抬高型前壁心肌梗死(病理解剖诊断);③心功能Ⅲ级(病理生理诊断)。

第二节　泛血管疾病的治疗

泛血管疾病治疗的基本目的在于消除或缓解症状、改善生活质量和远期预后、降低各种临床事件的发生率和死亡率。泛血管疾病的治疗需针对病因、病理解剖和病理生理三个层面,目前主要的治疗方式包括药物治疗、介入治疗、外科治疗,基因和细胞治疗虽处于研究阶段尚未应用于临床,但也已展现了较为广阔的应用前景。

一、病因治疗

对病因明确者要积极治疗病因。如顽固性高血压患者,长期血压未控制,容易引起主动脉夹层,而积极控制血压就属于病因治疗。感染性心内膜炎时,要针对致病菌进行早期、大剂量、足够疗程抗生素治疗。如当皮肤有破口,致病菌通过破口侵入造成真皮淋巴管感染引起丹毒时,要应用抗生素治疗。梅毒引起的血管疾病要积极抗梅毒治疗。

对于病因和发病机制比较复杂的血管疾病,可以针对已知参与发病的因素进行干预。如动脉粥样硬化是常见的泛血管疾病,其病因不单一,迄今发病机制不清。但多项研究表明血脂异常,尤其以 LDL-C 为代表的血脂成分参与了粥样斑块形成,同时血小板异常激活在粥样硬化性疾病发病中发挥重要作用。大量循证医学证据表明,近年针对血小板和 LDL-C 的药物治疗显著改善了动脉粥样硬化性血管疾病的二级预防。另外,如多发性大动脉炎,已有的研究提示其可能与感染后免疫反应有关,患者血清 C 反应蛋白、抗溶血性链球菌素"O"、免疫球蛋白和抗主动脉抗体滴度常增高,提示有自身免疫因素参与。对这类患者急性期给予糖皮质激素或免疫抑制剂治疗常常有效。同时,以丹参和黄芪等为代表的中医药为缺血性心血管疾病和心肌炎的治疗带来了希望。以参芎葡萄糖注射液等为代表的天然化学药物,在抗氧化应激,防止缺血性再灌注损伤方面有一定的临床疗效和应用前景。

二、解剖病变的矫治

通过介入或外科手术治疗可以改善或纠正病理解剖改变。当粥样斑块引起冠状动脉或外周动脉狭窄时,通过球囊扩张、斑块旋磨、和(或)支架植入,利用机械作用改变斑块构型和物理特点,使斑块压向血管壁,最终改善或恢复管腔血流。也可通过外科手术治疗,如动脉内膜剥脱术,或进行自体或人造血管旁路移植术,还可以切除病变段后进行端端吻合。主动脉夹层时,可以通过介入治疗方法进行腔内隔绝封闭血管内膜破口,不适合进行腔内隔绝术的患者也可以通过外科手术移植人工血管。关于介入或外科术式的选择,需结合病变的特点、循证医学证据、现有指南推荐、以及中心经验等多种因素进行判断。

近年新兴的 3D 打印技术为血管疾病的治疗提供了新思路,尤其在解剖病变矫治方面发挥独特的优势。3D 打印技术在血管疾病治疗中主要用于制作个体化病变体外模型,能够准确重建患者解剖结构,帮助医生更直观、更精确地认识病变特征、测量病变参数,从而优化手术方案。在复杂大血管病变,如主动脉缩窄合并主动脉弓发育不良、复杂主动脉夹层等疾病治疗方面发挥优势。3D 打印技术在制备血管移植物、组织工程血管等方面也显示出广阔的应用前景。

三、病理生理功能的治疗

对于目前尚无法或难于根治的血管疾病,可纠正病理生理改变。有些病理生理变化可迅速发生并很严重,如休克,需积极紧急处理,严密监测其变化,并随时调整治疗方案。

病因、病理解剖和病理生理三个层面的治疗并不是相互独立的,而是相互联系的。积极治疗病因,往往能根治疾病,或防止复发。然而,当有些病理改变已经形成时,即使纠正病因,已经形成的解剖病变也往往不能逆转,此时针对解剖病变的治疗也显得很重要。纠正病因和解剖病变也是为了改善血管的病理生理功能,对有些病因和解剖病因不易控制的情况,姑息性改善病理生理,能缓解患者症状、改善生活质量。

第三节　泛血管疾病的预防

预防泛血管疾病主要在于控制危险因素和消除病因,包括一级预防和二级预防。一级预防是预防泛血管疾病的发生,二级预防主要针对已经确诊泛血管疾病的患者,通过适当的干预措施,稳定或改善已发生病变的血管,减少进一步的临床事件。

Framingham 研究警示了人们对心血管疾病危险因素的关注。多数血管疾病的发生都不是一蹴而就的,以动脉粥样硬化为例,其发病虽多在中老年,但脂质条纹的形成却常始于儿童和青少年。泛血管疾病的形成往往是一个长期的过程,各种危险因素包括吸烟、肥胖、脂质紊乱、胰岛素抵抗等等,会不同程度地影响泛血管疾病的发生发展。近年提出的心血管事件链的概念,其意义就在于从“事件链”各个环节的因果关系强调控制危险因素和预防的重要性,即从预防一下阶段的角度,明确泛血管疾病的治疗策略和方案,使预防和治疗达到有机的统一。

（武晓静　王克强　葛均波）

● 推荐阅读

1. Kong W,Du J,Zhu Y,et al.Basic and Translational Vascular Research in China:Past,Present,and Future. Circ Res,2017,121(4):335-337.

2. Crea F,Libby P.Acute Coronary Syndromes:The Way Forward From Mechanisms to Precision Treatment. Circulation,2017,136(12):1155-1166.

3. Bourantas CV,Tenekecioglu E,Radu M,et al.State of the art:role of intravascular imaging in the evolution of percutaneous coronary intervention- a 30-year review.EuroIntervention,2017,13(6):644- 653.

4. The Lancet.40 years of percutaneous coronary intervention:where next? Lancet,2017,390(10096):715.

第二篇　各　论

第八章 冠状动脉疾病概论

冠状动脉疾病是泛血管疾病范畴中一个重要的组成部分。冠状动脉的解剖和功能与脑血管或周围血管既有共性也有其特殊性。本节拟简述冠状动脉的解剖和功能特点以及冠状动脉疾病的"泛"性，之后将分节详述冠状动脉相关的常见病。

第一节 流 行 病 学

随着人民生活水平的提高、饮食结构改变、社会应激增加、运动量减少以及人口老龄化，我国的冠状动脉疾病发病率正日益上升。以最常见的缺血性心脏病为例，其发病率由2003年的4.6%增加至2013年的10.2%；尽管临床医疗水平已经取得很大进步，但该病的死亡率仍然持续上升，由1990年的115.40/100 000升至2013年的115.89/100 000。由此可见，冠状动脉疾病已经成为影响国民健康的最主要疾病之一，而如何控制此类疾病的发病率并改善治疗效果，也已成为临床工作者的重大挑战。

第二节 冠状动脉循环特点概述

（一）冠状动脉解剖

营养心脏的动脉称之为冠状动脉，分为左冠状动脉（LCA）和右冠状动脉（RCA），分别起源于主动脉根部的左、右乏式窦。左冠状动脉分出前降支（LAD）和回旋支（LCX），前降支的主要分支有对角支和间隔支，回旋支主要分支有钝缘支。右冠状动脉主要分支有圆锥支、锐缘支、左室后支、后降支。

（二）冠脉循环

冠脉循环的作用是为心肌代谢提供营养和氧气，同时将代谢废物移除。左冠状动脉的血液经毛细血管和静脉后经冠状窦回流入右心房；右冠状动脉的血液则主要经心前静脉直接回流至右心室；另有小部分冠状动脉血液可通过心小静脉直接回流至左、右心房和心室腔内（表8-1）。

表8-1 冠状动脉供血范围

冠脉主要分支	供应心肌范围
前降支	心脏前壁、左室前侧壁、室间隔的前2/3
回旋支	左室侧壁、后侧壁、高侧壁
右冠状动脉	右心室、左心室下壁、左心室后壁、室间隔后1/3

冠状动脉根据走行和管腔直径分为三个部分，近段的心外膜动脉（直径 500μm 以上），主要功能为容量和传导作用；中间部分为前小动脉（直径 100~500μm 之间），对心肌血流产生有限的阻力；最远端的称之为小动脉（直径 100μm 以下），是主要的阻力血管。前小动脉和小动脉组成冠状动脉微循环。近端前小动脉主要通过感知局部血流对管壁的剪切力变化来调节血管直径，这种现象称为"血流介导的血管舒张"；远端前小动脉则主要通过血管平滑肌感知血管壁的压力改变来调节血管内径，这一过程称为"肌源性应答"。

冠状动脉循环具有如下特点：①血流具有时相性，由于心脏始终处于节律性收缩和舒张过程中，因此供应左心室的冠状动脉血流有明显的时相变化，即心脏收缩期冠脉受到挤压导致血流暂停或显著减少，而舒张期冠脉舒张故血流明显增多。而右心室由于心室壁薄、心肌收缩力较弱，所以右心室冠状动脉血流的时相变化并不明显。②血流量大，约占心总输出量的 5%~10%，静息状态下血流量约为 300~400ml，而运动时可增加 4~5 倍。③血流速度快、行程短，完成一个冠脉循环只需要几秒钟。④冠脉循环的血压较高。⑤由于心肌耗氧量大，心肌从血液中摄取的氧较多，因此冠脉循环的动脉-静脉氧差大。

（三）冠状动脉舒缩调控

冠脉不同节段的阻力调节是多种机制综合调控的结果，包括上述的局部生理因素（压力感知）、代谢调节、神经激素调控等机制，多个机制通过影响冠脉平滑肌张力来调节冠脉阻力。

代谢调节：缺血时由于 ATP 的水解速度超过其合成速度，心肌细胞释放腺苷，腺苷对于小于 100μm 的血管主要起扩张作用，但对于较大的阻力血管（前小动脉）和心外膜动脉没有直接作用。缺氧能够有效扩张冠脉，随着动脉氧分压降低，冠脉扩张，血流可成比例增加。此外，局部酸中毒也可诱导血管舒张。

神经调节：交感和副交感神经可支配冠脉心外膜动脉和部分阻力血管。交感兴奋时通过去甲肾上腺素、肾上腺素调节冠脉张力。在心外膜动脉，交感神经刺激 α1 受体介导血管收缩、激活 β2 受体介导血管扩张，而净效应则为心外膜动脉舒张。副交感神经张力增高时释放乙酰胆碱，扩展阻力血管，增加冠脉血流；在正常心外膜动脉，乙酰胆碱能通过舒张平滑肌和刺激 NO 释放而扩张血管；而存在动脉粥样硬化的心外膜血管，乙酰胆碱扩张血管作用减弱，且 NO 产生减少，从而最终导致心外膜动脉收缩。

激素调节：肾上腺素和去甲肾上腺素可作用于冠脉 α 或 β 受体，引起血管收缩或舒张，而净效应为血管舒张。甲状腺素增多时冠状动脉扩张，血流量增加，血管紧张素 Ⅱ 可使冠状动脉收缩。

第三节　冠状动脉疾病概述

冠状动脉疾病是指冠状动脉性心脏病，泛指由于冠状动脉出现结构和功能障碍导致心肌缺血而引起的心脏疾病，而并不局限于我们常说的冠状动脉粥样硬化性心脏病（冠心病）。

（一）病因

除了最常见的冠状动脉粥样硬化，还包括炎症（风湿性、梅毒性、脉管炎等）、痉挛、栓塞、结缔组织病、创伤、先天性畸形等等。尽管病因繁多，但这些病因通常都引起了冠状动脉狭窄、阻塞，导致心脏血流供应障碍，最终心肌缺血缺氧而发病，其中动脉粥样硬化占了病因的绝大多数（95%以上）。

（二）临床表现

冠状动脉疾病常见的症状主要是由于心肌缺血缺氧所引起，表现为胸闷或胸痛，可伴有心律失常，严重时可有气促、水肿等心功能不全的症状。如果是稳定性冠状动脉疾病，一般无明显体征，但急性冠状动脉疾病或疾病严重期，如出现了心肌梗死或心力衰竭，则会出现相应体征。

（三）冠状动脉常见疾病

冠状动脉粥样硬化性心脏病占绝大多数，常见的还有冠状动脉炎症性疾病，冠状动脉痉挛综合征，冠状动脉微血管疾病，心肌桥等，这些疾病将在本章的下几节作详细讨论。

（四）诊断

冠状动脉疾病可根据其病史、临床表现、各项实验室和辅助检查进行诊断。最常用的实验室检查包括心肌酶谱、肌钙蛋白、BNP 等；常用的无创辅助检查包括心电图、动态心电图、超声心动图、运动负荷试验、冠状动脉多排螺旋 CT 成像、心脏磁共振、同位素心肌显像、正电子发射断层心肌显像等；而侵入性检查包括冠状动脉造影、冠状动脉内超声、冠状动脉内光学相干断层显像以及冠脉血流储备分数测定等。

1. **实验室检查** 包括心肌酶谱、肌钙蛋白等可以评估心肌是否损伤，而 BNP 等指标可以评估心功能状况，而 CRP、血沉等可评估炎症情况，而各项免疫相关指标如抗中性粒细胞胞浆抗体（ANCA）、抗核抗体、免疫球蛋白等有助于诊断冠状动脉炎症性疾病。

2. **心电图和动态心电图** 动态的 ST-T 改变常提示心肌供血不足，常可提示缺血的范围；此外，心电图和动态心电图对于评估心律失常的风险至关重要。

3. **超声心动图** 通过测量心脏房室腔大小、瓣膜活动、室壁厚度和活动状况等，可评估心功能、有无缺血等情况。

4. **运动负荷试验** 包括平板运动试验和超声心动图负荷试验，通过增加心脏负荷，可以显著提高心电图和超声心动图对心肌缺血的检出率。

5. **冠状动脉 CT 显像** 通过三维成像，能够清晰的显示冠状动脉的粥样硬化性狭窄、冠状动脉钙化、冠状动脉瘤样扩张、心肌桥等，目前在冠状动脉疾病的诊断中已得到广泛应用。而最新发展的冠状动脉 CT 灌注显像已能较准确的评估冠状动脉的微循环情况。

6. **心脏磁共振显像** 能准确评估心功能，并可检测心肌血流灌注、检测缺血范围、检出冠状动脉微栓塞、微出血灶等，对冠状动脉疾病评估有重要意义。

7. **选择性冠状动脉造影** 是冠状动脉粥样硬化性心脏病诊断的金标准，对于心肌桥、冠状动脉炎症性疾病、冠状动脉痉挛综合征等的诊断具有重要意义。对于冠状动脉微循环的评估有一定局限，需要结合其他检查比如冠状动脉血流储备分数（FFR）、冠脉微循环阻力指数（IMR）和充血微血管阻力（HMR）等进行诊断。

8. **冠状动脉腔内影像学检查** 包括冠状动脉血管内超声（IVUS）和光学相干断层显像（OCT）。两种检测方式各有优点和局限，IVUS 分辨率低于 OCT（100~150μm *vs* 10~15μm），但穿透性好（4~8mm *vs* 1~1.5mm）；OCT 分辨率 10 倍于 IVUS，但穿透性明显低于 IVUS。两者结合可对冠状动脉病变的形态、性质进行较准确的评估，目前在冠状动脉粥样硬化性心脏病的介入治疗中得到广泛应用。

9. **正电子发射型计算机断层显像（PET）** 可在活体上显示生物分子代谢、受体及神经介质活动的新型影像技术,能准确评估心肌血流量、心肌缺血的部位、范围,并对心肌活力进行评价,并对诊断冠状动脉炎症性疾病有重要价值。

（五）治疗原则

鉴于冠状动脉病变最终影响的是血管的基本生理功能,即造成血管供应区域的缺血、缺氧,这与其他系统的血管病变具有相似性,因此冠状动脉疾病的治疗原则主要是改善或恢复冠状动脉对心肌的供血。通过去除病因(危险因素)、应用药物、介入或外科手段改善心肌供血,减少心肌损伤,延缓甚至逆转疾病进程,从而缓解患者症状并改善预后。

（沈成兴　金　贤）

● **推荐阅读**

1. Robert OB,Douglas LM,Douglas PZ.Braunwald 心脏病学——心血管内科学教科书.第9版.陈灏珠,主译.北京:人民卫生出版社,2016.

2. Leonard SL.Pathophysiology of Heart Disease.6th edition.2016.

第九章　冠状动脉粥样硬化性心脏病

第一节　稳定性冠心病

一、概念

与稳定型冠心病相比稳定性冠心病是一个更为广泛的概念,稳定性冠心病包括已明确诊断的无心绞痛症状的冠心病和稳定型心绞痛。心绞痛是指由于短暂性心肌缺血所引起的以胸痛为主要表现的临床综合征,是冠状动脉粥样硬化性心脏病(冠心病)最常见的表现形式。通常见于冠状动脉至少一根主要分支血管管腔直径狭窄达到50%以上的患者,当体力负荷或精神应激时,冠状动脉血流不能满足心肌代谢需要而导致心肌缺血,从而引起心绞痛发作,休息或含服硝酸甘油可缓解。稳定型心绞痛是指心绞痛发作的程度、频度、性质以及诱发因素等在数周内无显著变化。有些患者确有心肌缺血的客观证据,但其缺乏胸痛或与心肌缺血相关的症状,故称为隐匿性心肌缺血。此外,冠脉痉挛及微血管病变亦属于稳定性冠心病范畴,本书将单列章节表述,本章以稳定型心绞痛的诊治为主要内容。

二、病因或危险因素

(一)年龄、性别

临床上多见于40岁以上人群,但近年来此病渐有年轻化趋势。男性发病率明显高于女性,绝经前女性发病率相对较低,但绝经后女性的发病率迅速增加。

(二)血脂异常

脂质代谢异常是冠心病最重要的危险因素之一,总胆固醇(total cholesterol,TC)、低密度脂蛋白胆固醇(low density lipoprotein-cholesterol,LDL-C)、极低密度脂蛋白胆固醇(very low density lipoprotein-cholesterol,VLDL-C)、甘油三酯(triglyceride,TG)增高,高密度脂蛋白胆固醇(high density lipoprotein-cholesterol,HDL-C)降低被认为是动脉粥样硬化的危险因素。目前LDL-C的作用最受关注。

(三)高血压

研究表明,高血压患者动脉粥样硬化的发生率明显增高,收缩压和舒张压升高都与本病相关。

(四)吸烟

吸烟者发病和死亡率较不吸烟者升高2~6倍。吸烟可导致血液中HDL-C原蛋白量降低、血清胆固醇含量增高而易致动脉粥样硬化;吸烟还可引起动脉内膜下脂肪酸合成增多,前列环素释放减少,血小板易在动脉壁粘附聚集;烟草释放的尼古丁可直接作用于冠状动脉和心肌,引起动脉痉挛和心肌损伤。

（五）糖耐量异常和糖尿病

糖尿病患者的冠心病发病率较非糖尿病患者高出数倍,并且病变通常进展更快。糖耐量异常患者的冠心病发病率也明显增高,其原因可能与糖尿病患者多伴有脂质代谢异常、血小板功能增强、免疫功能紊乱等因素有关。

（六）肥胖

肥胖可导致脂质代谢异常,如 TC、TG 水平增高,常并发高血压和糖尿病,即代谢综合征。

（七）家族史

家族中若有 <50 岁冠心病患者,其近亲患病率 5 倍于无早发冠心病家族史者。

三、发病机制

稳定性冠心病患者的冠状动脉存在着严重狭窄或部分闭塞,导致血管舒缩能力减弱,其增加血流量的能力减弱,因而心肌供血量相对比较固定,不能随着心肌需氧量的增加而相应增加供血量,但通常情况下血液供应能够满足心脏做功的需要,故休息时可无症状。而在劳力、情绪激动、饱食、冷刺激等情况下,此时心率增快、心肌收缩力增加而导致心肌耗氧量显著增加,冠状动脉血供不能相应增加,引发心绞痛症状。

四、临床表现

（一）症状

稳定性冠心病的主要症状为发作性胸痛,胸痛的特点为:

1. **部位** 胸痛主要位于胸骨后方,可累及心前区,范围如手掌大小,界限不很清楚,常可放射至左肩、左臂内侧无名指和小指,或者放射至颈部、咽或下颌部。

2. **性质** 胸痛多为压迫感、紧缩感或胸闷,也可类似烧灼感,甚至伴有濒死感。症状发作时,患者常被迫停止正在进行的活动直至症状缓解。

3. **持续时间** 胸痛出现后可逐渐加重,达到一定程度后持续一段时间,然后逐渐缓解,胸痛持续的时间一般为数分钟至十余分钟,多为 3~5 分钟,很少超过 30 分钟。

4. **诱因** 胸痛发作常可由体力活动或情绪激动诱发,而饱食、吸烟、心动过速、严重贫血、寒冷等也可诱发。疼痛在劳力负荷或情绪激动当时发作,而不是在劳累之后。典型的稳定型心绞痛常在相似的条件下重复发作。

5. **缓解方式** 停止诱发症状的活动;或舌下含服硝酸甘油等硝酸酯类药物,可使症状在数分钟之内缓解。

（二）体征

一般无异常体征。心绞痛发作时可出现心率增快,血压升高或降低、出汗、情绪紧张等,有时甚至出现第四或第三心音奔马律,严重者可因乳头肌缺血致乳头肌功能失调而引起心尖区收缩期杂音。

五、实验室检查

血脂(包括 TC、LDL-C、HDL-C、TG 等)、血糖检查有助于确定相关危险因素。胸痛明显者需要进一步查血清心肌损伤标志物包括肌酸激酶(CK)及其同工酶(CK-MB)、肌钙蛋白 I 或 T 等以排除心肌损伤,从而与急性冠脉综合征鉴别。脑钠肽(Brain Natriuretic peptide,

BNP)或 N 末端脑钠肽前体(NT-proBNP)检测有助于评价心功能状态。

六、辅助检查

(一)心电图

1. 静息心电图　稳定性冠心病的患者静息心电图约半数以上为正常,也可能有陈旧性心肌梗死的心电图改变或非特异性的 ST-T 改变。此外也可有心律失常表现,如房室或束支传导阻滞、室性或房性期前收缩等。

2. 心绞痛发作时心电图　可出现因心肌缺血引起的 ST 段移位,多数患者表现为 ST 段压低或较平时进一步压低(≥0.1mV),缺血缓解后 ST 段可恢复;有时可出现 T 波倒置。ST 段平时压低或 T 波平时倒置的患者,发作时也可出现 ST 段或 T 波恢复正常("假性正常化")。动态心电图检测有利于发现症状相关的心肌缺血或隐匿性心肌缺血。

3. 运动试验　对静息心电图正常的患者,运动心电图有助于诊断心肌缺血,适合于能够承受运动负荷的患者。运动方式主要分为平板运动和踏车,运动强度可逐步升级。以达到按年龄预计可达到的最大心率或亚极量心率(85% 最大心率)为负荷目标,前者称为极量运动试验,后者称为亚极量运动试验。运动应记录心电图,运动中持续监测心电图变化,运动终止后即刻以及之后每 2 分钟重复记录心电图直至心率恢复至运动前水平。心电图记录时应同步测定血压。运动中出现典型心绞痛、心电图出现 ST 段水平或下斜型压低≥0.1mV(J 点后 60~80ms)持续 2 分钟为运动阳性标准。运动中如出现心绞痛、步态不稳、室性心动过速或血压下降,应立即停止运动。

(二)心肌同位素检查

1. 同位素心肌显像及负荷试验　同位素 ^{201}Tl 或 ^{99}Tc 可随冠状动脉血流被正常心肌细胞摄取。在冠状动脉存在固定狭窄时,由于静息时心肌供血尚正常,故此时同位素显像无明显灌注缺损区域;而在运动负荷时出现冠状动脉供血不足,则可出现明显的灌注缺损即心肌缺血区。静息时同位素显像如果显示有灌注缺损,则提示存在严重冠状动脉狭窄或为心肌梗死后瘢痕部位。运动心肌灌注成像在冠心病的诊断、病变血管定位以及明确缺血和梗死心肌范围上,均明显优于心电图运动试验,运动心肌灌注显像的平均敏感性和特异性分别为 88% 和 72%。

不能运动的患者可作药物负荷试验(如多巴酚丁胺),诱发心肌缺血,可取得与运动试验类似的效果。

2. 正电子发射断层心肌显像(PET)　应用能发射正电子的同位素示踪剂 ^{18}F、^{11}C、^{13}N 等进行显像。PET 显像不仅能判断心肌的血流灌注情况,还能显示心肌的代谢情况。

(三)超声心动图

二维超声心动图对慢性冠心病患者的评估有确切价值,可以对静息和负荷状态下患者左心室室壁整体和局部收缩活动及功能进行评估,也可发现是否存在瓣膜病变或心室肥大。负荷超声心动图可以通过运动或药物刺激而发现因局部缺血所致的室壁运动异常。研究显示,负荷超声心动图对冠心病诊断的准确率与负荷同位素心肌灌注显像相近,并且具有较高可重复性,优于单独的运动试验。

(四)冠状动脉多排螺旋 CT 成像(CTA)

冠状动脉多排螺旋 CT 成像能够较为准确的评估冠脉管腔狭窄程度和管壁钙化的情况,对管壁内斑块分布范围以及斑块性质的评估也有意义。研究显示,冠状动脉 CTA 具有很高的阴性预测价值,如果 CTA 未见冠脉狭窄病变,则一般可不进行有创性检查;但其对于冠脉狭窄程度的判断准确性仍有一定局限,特别是当冠状动脉存在钙化病变时。

(五) 冠脉造影

选择性冠状动脉造影是目前公认冠心病诊断的"金标准"。通常经桡动脉、股动脉,或肱动脉径路,插入特殊的造影导管至左、右冠状动脉开口,注射造影剂,在不同透照角度下摄影,可使左右冠状动脉主支及其分支显影,从而发现病变并评估其狭窄程度(图 9-1)。冠状动脉狭窄根据直径狭窄的百分比评估狭窄严重程度,一般认为管腔直径狭窄 70%~75% 以上将严重影响心肌血供,有些情况下 50%~70% 也有缺血意义,>70% 的冠脉狭窄是经皮冠状动脉介入治疗术(PCI)的手术适应证。

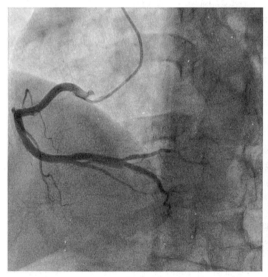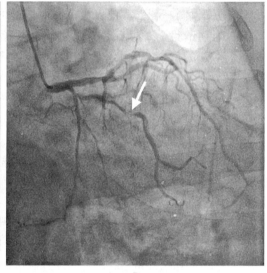

A B

图 9-1 冠状动脉造影图像

A:右冠状动脉未见明显异常;B. 左冠状动脉存在严重狭窄

(六) 其他检查

冠状动脉内超声显像(IVUS),冠状动脉内光学相干断层显像(OCT)以及冠脉血流储备分数测定(FFR)等有助于更准确的评估冠状动脉病变性质、特征及功能,以进一步指导冠脉再血管化或药物治疗。

七、诊断及鉴别诊断

(一) 诊断

根据患者症状(典型心绞痛发作),结合其危险因素,与症状相关的心电图 ST-T 的动态改变,以及症状发生的频率、持续时间、诱因及缓解方式均较固定并持续 1 个月以上,可支持稳定型心绞痛的诊断。

冠状动脉 CTA 有助于评价冠状动脉病变部位及狭窄程度,而冠状动脉造影可明确冠脉病变的严重程度。

（二）评估

1. 加拿大心血管学会（CCS）分级　CCS 提出的心绞痛严重程度分级已被临床广泛采纳。CCS 分级的标准是依据诱发心绞痛的体力活动量而定,分级标准具体如下:

Ⅰ级:一般日常活动不引起心绞痛,费力、速度快、长时间的体力活动引起发作;

Ⅱ级:日常体力活动稍受限制,在饭后、情绪激动时受限制更明显;

Ⅲ级:日常体力活动明显受限制,以一般速度在一般条件下平地步行 1 公里或上一层楼即可引起心绞痛发作;

Ⅳ级:轻微活动即可引起心绞痛,甚至休息时也可发作。

心绞痛 CCS Ⅰ~Ⅲ级的患者经充分的药物治疗,其病情可保持相对稳定。而心绞痛 CCS Ⅳ级的患者病情不稳定,休息、平卧时症状也常发生,可归于不稳定型心绞痛。掌握心绞痛的分级标准,对于评估病情轻重、指导临床治疗和判断预后具有重要意义。

2. 危险分层　根据患者临床表现、负荷试验、心脏功能及冠状动脉造影结果进行综合判断。

（1）临床评估:根据患者病史、症状、体格检查、心电图及实验室检查可提供关于预后判断的重要信息;典型的心绞痛是主要的预后因素,与冠状动脉病变的程度相关。合并外周血管疾病、心力衰竭者预后不良。心电图有陈旧性心肌梗死、完全性左束支传导阻滞、左室肥厚、Ⅱ~Ⅲ度房室传导阻滞、心房颤动、分支阻滞者,不良心血管事件的发生率显著升高。

负荷试验:运动心电图以 Duke 活动平板评分来评估其危险性。运动早期即出现阳性（ST 段压低 >1mm）预示患者为高危;而能坚持进行运动试验者则提示相对低危。超声负荷试验有很好的阴性预测价值,而静息时室壁运动异常、运动引发更严重的异常则提示是高危患者。

（2）同位素检查:主要的无创性危险分层手段,运动时心肌灌注正常提示预后良好;相反,运动灌注异常则提示有严重的冠心病,应行做冠状动脉造影,必要时再血管化治疗。

（3）超声心动图:左室功能是长期生存率的预测因子,LVEF<35% 的患者死亡率 >3%/年。研究表明,男性稳定型心绞痛伴三支血管病变,心功能正常者 5 年存活率可以达到 93%;而心功能减退者则仅 58%。

（4）冠脉造影:冠脉造影是预后的重要预测指标,最简单、最广泛应用的分类方法为单支、双支、三支病变或左主干病变。单支、双支、三支和左主干病变等的 12 年存活率依次降低,分别为单支病变 74%、双支病变 59%,三支病变 50%,左主干病变预示预后不良。左前降支近端病变显著降低存活率。

（三）鉴别诊断

1. 急性冠脉综合征　急性冠脉综合征包括不稳定型心绞痛、急性 ST 段抬高型心肌梗死和急性非 ST 段抬高型心肌梗死。不稳定型心绞痛的疼痛部位、性质、发作时心电图改变等与稳定型心绞痛类似,但发作的劳力诱因可能更轻,甚至在轻微活动或休息时发作,并且发作频率可增加,发作持续时间可能更长;1 个月内新发作的或明显恶化的劳力性心绞痛也归属于不稳定型心绞痛范畴。心肌梗死的胸痛性质和部位类似于心绞痛,但一般程度更重,持续时间常超过 30 分钟,可达数小时,含服硝酸甘油不能缓解,心电图呈动态演变,心肌损伤标志物（肌钙蛋白、肌酸激酶同工酶 CK-MB）增高并呈动态演变（详见本章第二节）。

2. 其他疾病所致的心绞痛　梗阻性肥厚型心肌病、严重主动脉瓣狭窄、风湿性冠脉炎、梅毒性主动脉炎、X 综合征、甲状腺功能亢进、严重贫血等也可引起心绞痛,实验室检查、超声心动图、冠状动脉造影等有助于鉴别。

3. 肋软骨炎和肋间神经痛　肋软骨炎常在肋软骨处有压痛;肋间神经痛常累及 1~2 个肋间,不一定局限在前胸,性质为刺痛或灼痛,多为持续性、咳嗽、用力呼吸和身体转动可诱发或加剧发作。这两种疾病均无典型的与症状相关的心电图 ST-T 改变,冠脉造影可明确鉴别。

4. 慢性胸膜炎　可有胸痛,多为刺痛,咳嗽、深吸气可诱发,心电图和胸片有助于鉴别,冠脉造影可明确。

5. 消化系统疾病

(1) 食管疾病:反流性食管炎,常呈烧心感,与体位改变和进食有关,饱餐后、平卧位易发生,胃镜检查、食管 pH 值测定可资鉴别。食管裂孔疝症状类似反流性食管炎。

(2) 食管动力性疾病:包括食管痉挛、食管下段括约肌压力增加或其他动力性疾病,可伴吞咽障碍,常发生在进餐时或进餐后。

(3) 胆道疾病:包括胆石症、胆囊炎、胆管炎引起的疼痛常在右上腹部,但也可在上腹部、胸部,可伴消化道症状,腹部 B 超等检查有助于诊断。

(4) 上消化道溃疡病与胰腺病:有相应消化系统症状。

6. 心脏神经官能症　胸痛多为短暂(几秒钟至一分钟之内)的刺痛或持续数小时至数天的隐痛,患者多喜叹息,胸痛的位置在左胸乳房下心尖部附近。症状多在活动后或劳累后出现,而非活动或劳累当时出现,轻体力活动反而能缓解症状,含服硝酸甘油无效或在 10 分钟以后才起效,无典型心电图 ST-T 改变,冠状动脉造影可除外冠脉病变。

八、治疗

稳定性冠心病的治疗原则是改善冠脉血供和降低心肌耗氧,在改善患者症状的同时,积极开展以抗动脉粥样硬化,预防心肌梗死,提高生存质量,延长生存期为主的冠心病二级预防。其治疗主要包括五个方面:①控制诱发心绞痛或使心绞痛恶化的诱发因素;②强调生活方式的转变,控制冠心病的危险因素;③心绞痛药物治疗;④改善预后的二级预防;⑤对符合适应证人群开展经皮冠脉介入治疗或冠脉搭桥手术。

(一) 改善预后的药物

1. 阿司匹林　通过抑制环氧化酶和血栓烷(TXA2)的合成达到抗血小板聚集的作用。所有冠心病患者只要没有禁忌证都应该服用。阿司匹林剂量范围为 75~325mg/d,其主要不良反应为胃肠道出血或对阿司匹林过敏,不能耐受阿司匹林的患者可改为氯吡格雷作为替代治疗。

2. 氯吡格雷　通过选择性的不可逆抑制血小板 ADP 受体而有效地降低血小板的激活和聚集。主要用于支架植入后及阿司匹林有禁忌证或阿司匹林抵抗的患者。氯吡格雷常用维持剂量为 75mg/d。

3. 新型 P2Y12 受体抑制剂　如替格瑞洛、普拉格雷等,在稳定性冠心病患者中不做常规推荐。

4. β受体阻滞剂　β受体阻滞剂既可改善心绞痛症状,又可降低心肌梗死患者死亡和再梗发生率。如无禁忌证,β受体阻滞剂应作为稳定型心绞痛的初始治疗药物。在有严重心动过缓和高度房室传导阻滞、窦房结功能紊乱、有明显的支气管痉挛或支气管哮喘的患者，禁用β受体阻滞剂。推荐使用无内在拟交感活性的β受体阻滞剂。β受体阻滞剂的使用剂量应个体化，从较小剂量开始，逐级增加剂量，以缓解症状，心率不低于50~55次/分。常用β受体阻滞剂剂量见表9-1。

表9-1　常用β受体阻滞剂

药品名称	每日剂量	服药方法	选择性
美托洛尔片	25~100mg	每日2次	β_1选择性
美托洛尔缓释片	25~200mg	每日1次	β_1选择性
比索洛尔	5~10mg	每日1次	β_1选择性
阿罗洛尔	5~10mg	每日2次	α、β选择性
卡维地洛	12.5~25mg	每日2次	α、β选择性

5. **调脂治疗**　LDL-C为首要防控目标。临床试验已经证明他汀类药物能有效降低总胆固醇和LDL-C，并能显著降低不良心血管事件。稳定性冠心病患者LDL-C的目标值应 < 1.8mmol/L（70mg/dl）。如他汀类药物效果不佳或存在禁忌，可联合或单用胆固醇吸收抑制剂依折麦布10mg/d。合并高甘油三脂血症者可考虑联合服用贝特类药物（如非诺贝特）。同时，密切监测肝功能、肌酸激酶、血脂等生化指标。临床常用的他汀类药物剂量参见表9-2。

表9-2　临床常用他汀类药物

药品名称	每日剂量	服用方法
辛伐他汀	20~40mg	每日1次
阿托伐他汀	10~40mg	每日1次
普伐他汀	20~40mg	每日1次
瑞舒伐他汀	5~20mg	每日1次

6. **血管紧张素转换酶抑制剂（ACEI）**　在稳定型心绞痛患者中，合并糖尿病、心力衰竭或左心室收缩功能不全的高危患者应该使用ACEI。对于不能耐受ACEI的患者可改用ARB。临床常用的ACEI剂量见表9-3。

表9-3　临床常用的ACEI剂量

药品名称	每日剂量	服用方法
卡托普利	12.5~50mg	每日3次
依那普利	5~10mg	每日2次
培哚普利	4~8mg	每日1次
雷米普利	5~10mg	每日1次
贝那普利	10~20mg	每日1次

续表

药品名称	每日剂量	服用方法
赖诺普利	10~20mg	每日 1 次
福辛普利	10~20mg	每日 1 次

（二）改善缺血、减轻症状的药物

目前减轻症状及改善缺血的药物主要包括三类：①硝酸酯类药物；②β 受体阻滞剂；③钙拮抗剂。

1. **硝酸酯类药物** 这类药物能够扩张冠脉，降低阻力，增加冠脉循环血流量，同时还能扩张外周血管，减少静脉回心血量，降低动脉血压，降低心脏前后负荷和心肌的耗氧，从而缓解心绞痛。常用药物有硝酸甘油、硝酸异山梨酯和单硝酸异山梨酯，其中硝酸甘油舌下含服是治疗心绞痛发作的快速有效方法。长时间连续使用硝酸酯类药物可出现耐药性，但经短时间的无硝酸酯间歇后患者容易恢复对该药的反应，如硝酸甘油贴片白天贴晚上去除。

2. **β 受体阻滞剂** 为稳定型心绞痛患者缓解症状的首要推荐药物，见本节"一、改善预后的药物"。

3. **钙离子拮抗剂** 硝苯地平是第一代二氢吡啶类药物，是有效的血管扩张剂，治疗心绞痛时硝苯地平的作用主要得益于后负荷减少所致的心肌耗氧量下降和冠状动脉血管床的扩张带来的心肌供血量增加。氨氯地平或非洛地平是第二代二氢吡啶类药物，此类药也能显著扩张冠脉和外周血管，并且负性肌力作用很小，故适合于慢性心绞痛伴左室功能不全患者，临床应用以长效制剂为主。

β 受体阻滞剂和长效钙拮抗剂联合用药比单用一种药物更有效。此外，两药联用时，β 受体阻滞剂还可减轻二氢吡啶类钙拮抗剂引起的反射性心动过速的不良反应。非二氢吡啶类钙拮抗剂地尔硫草可作为对 β 受体阻滞剂有禁忌患者的替代治疗。但非二氢吡啶类钙拮抗剂和 β 受体阻滞剂的联合用药能使传导阻滞和心肌收缩力的减弱更明显，要特别警惕。

4. **其他治疗药物** 尼可地尔，一种钾通道开放剂，扩张冠脉微循环和改善冠脉痉挛，常规剂量 5mg，每日三次。

（三）血管重建治疗

主要包括经皮冠状动脉介入治疗（PCI）和冠状动脉旁路移植术（CABG）。

1. **PCI** 对于稳定性冠心病且冠状动脉解剖适合行 PCI 的患者手术成功率高。研究表明，对于低危的稳定型心绞痛患者，包括强化调脂在内的药物治疗在减少缺血事件方面与 PCI 疗效相当；对于相对高危患者及多支血管病变的稳定型心绞痛患者，PCI 缓解症状的作用更为显著。

2. **CABG** 研究显示 CABG 可改善中危至高危冠心病患者的预后。CABG 通常应用左侧乳内动脉作为 LAD 桥，而大隐静脉作为其他部位的旁路桥。静脉桥病变导致的症状复发仍是一个临床问题，全动脉桥理念目前正逐步推广。

对于稳定性冠心病患者血运重建方案，2016 中国经皮冠状动脉介入治疗指南见表 9-4。

表9-4　稳定型冠心病血运重建方案

冠脉病变的程度（解剖／功能）	PCI（推荐类别／证据水平）		CABG（推荐类别／证据水平）	
无前降支近段病变的单支或双支病变	Ⅰ	C	Ⅱb	C
存在前降支近段病变的单支病变	Ⅰ	A	Ⅰ	A
存在前降支近段病变的双支病变	Ⅰ	C	Ⅰ	B
左主干病变				
SYNTAX 评分≤22 分	Ⅰ	B	Ⅰ	B
SYNTAX 评分 22~32 分	Ⅱa	B	Ⅰ	B
SYNTAX 评分 >32 分	Ⅲ	B	Ⅰ	B
三支病变				
SYNTAX 评分≤22 分	Ⅰ	B	Ⅰ	A
SYNTAX 评分 >22 分	Ⅲ	B	Ⅰ	A

注：Ⅰ类：指已证实和（或）一致公认有益、有用和有效的操作或治疗，推荐使用。
Ⅱ类：指有用和（或）有效的证据尚有矛盾或存在不同观点的操作或治疗。
Ⅱa类：有关证据／观点倾向于有用和（或）有效，应用这些操作或治疗是合理的。
Ⅱb类：有关证据／观点尚不能被充分证明有用和（或）有效，可考虑应用。
Ⅲ类：指已证实和（或）一致公认无用和（或）无效，并对一些病例可能有害的操作或治疗，不推荐使用。
对证据来源的水平表达如下：
证据水平 A：资料来源于多项随机临床试验或荟萃分析。
证据水平 B：资料来源于单项随机临床试验或多项非随机对照研究。
证据水平 C：仅为专家共识意见和（或）小规模研究、回顾性研究和注册研究。

（四）危险因素的控制

1. **吸烟**　吸烟能增加患者心血管疾病死亡率约 50%，心血管死亡的风险与吸烟量直接相关，因此建议患者完全戒烟并且避免被动吸烟。

2. **控制血压**　通过改善生活方式及降压药物，血压控制于 140/90mmHg 以下，选择降压药物时，优先选择 β 受体阻滞剂和（或）ACEI。

3. **调脂治疗**　低盐低脂饮食，积极纠正脂代谢紊乱。

4. **糖尿病**　糖尿病合并慢性稳定型心绞痛患者应纠正生活习惯及使用降糖药物治疗，使糖化血红蛋白控制在正常范围（≤6.5%）。

5. **肥胖**　肥胖多伴随其他冠心病危险因素，包括高血压、胰岛素抵抗、HDL-C 降低和 TG 升高等。减轻体重（控制饮食、活动和锻炼）有利于控制多种危险因素。

九、并发症与合并症的预防及处理

稳定性冠心病的并发症较急性冠脉综合征相对较少，主要是心律失常和心力衰竭。稳定性冠心病需要正规治疗、严密随访，若病情趋向不稳定状态，则需及时血运重建，避免演变为急性冠脉综合征，危及病患生命。

（一）心律失常

慢性心肌缺血可引起心律失常，心绞痛发作时可加重心律失常，常见的心律失常为室性和房性期前收缩、室性或房性心动过速、心房颤动、心动过缓、房室传导阻滞等。及时治疗和改善心肌缺血,适当应用抗心律失常药物,必要时及时再血管化治疗。若严重心动过缓和房室传导阻滞在再血管化治疗后仍不缓解,则需要起搏器治疗。

(二)心力衰竭

多支血管病变、前降支近段严重病变或心肌梗死后患者,可合并心力衰竭,表现为劳力下降、水肿等,积极强化药物治疗同时,酌情冠脉再血管化或辅助器械(ICD 或 CRT-D 等)治疗。

十、预后与管理

左心功能正常的稳定性冠心病患者的预后相对较好,超声负荷试验具有很好的阴性预测价值,负荷试验阴性者死亡或心肌梗死年发生率 <0.5%,负荷试验引起室壁运动异常加重者提示高危。同位素检查也是主要的无创危险分层手段,运动时心肌灌注正常者预后良好,其心脏性猝死、心肌梗死的年发生率 <1%,与正常人群相似;运动时出现灌注异常者属高危患者,其年病死率 >3%。左心室功能下降的患者预后不良,LVEF<35% 的患者年病死率 >3%。合并三支血管病变的稳定型心绞痛男性患者,如心功能正常,5 年存活率可达 93%;如心功能减退,则 5 年存活率仅为 58%。因此,重视稳定性冠心病患者的二级预防,积极个体化治疗,防止心肌缺血发作,阻止甚至逆转动脉粥样硬化进展,预防心肌梗死,稳定和改善心功能等方面综合治疗,从而改善预后。

(金　贤　张书宁　沈成兴)

● **推荐阅读**

1. 葛均波,徐永健. 内科学. 第 8 版. 北京:人民卫生出版社,2013.

2. Robert OB,Douglas LM,Douglas PZ.Braunwald's Heart Disease,A Textbook of Cardiovascular Medicine. 9th Edition,2014.

3. 中华医学会心血管病学分会,中华心血管病杂志编辑委员会. 慢性稳定性心绞痛诊断与治疗指南(2007). 中华心血管病杂志,2007,35(3):195-206.

4. 中华医学会心血管病学分会介入心脏病学组,中国医师协会心血管内科医师分会,血栓防治专业委员会,等. 中国经皮冠状动脉介入治疗指南(2016). 中华心血管病杂志,2016,44(5):382-400.

5. 中国康复医学会心脏康复专业委员会. 稳定性冠心病心脏康复药物处方管理专家共识(2016). 中华心血管病杂志,2016,44(1):7-11.

第二节　急性冠脉综合征

急性冠状动脉综合征(acute coronary syndrome,ACS)是临床表现及病理生理呈波谱样分布,主要以动脉粥样硬化斑块的破裂糜烂或溃疡形成,诱发血栓形成并完全或不完全阻塞冠脉管腔,引起急性心肌缺血和坏死为主要表现的一组临床综合征。三种主要表现形式为不稳定型心绞痛(unstable angina,UA)、非 ST 段抬高型心肌梗死(non-ST-elevation myocardial infaction,NSTEMI)和 ST 段抬高型心肌梗死(ST-elevation myocardial infaction,STEMI)。近年来,学界根据血管病变病理生理学基础,又将前两者合称为非 ST 段抬高型 ACS(NSTE-ACS),后者称为 ST 段抬高型 ACS。本节将从概念、病因及危险因素、临床表现、诊断、危险分层及治疗方面,分别对这两种类型 ACS 进行详述。

一、概念

NSTE-ACS 根据心肌损伤生物标志物[主要为心脏肌钙蛋白(cardiac troponin,cTn)]测定结果分为 NSTEMI 和 UA。其区别主要是缺血是否导致心肌坏死,并且可以定量检测到心肌损伤标志物。它是 ACS 中的常见类型,约占 ACS 的 3/4。

STEMI 常为冠状动脉管腔急性完全闭塞,有效血液供应完全中断,导致所供区域心肌透壁性坏死,临床上表现为典型的 Q 波型 MI,同时伴有心肌标志物的上升(cTn、CK-MB 等)及心电图的动态演变(Q 波或 ST-T 改变)。少数 STEMI 患者造影冠状动脉无明显狭窄病变,这可能是因为血管内血栓发生自溶或持续的冠脉痉挛引起。

二、病因和危险因素

本病病因尚未完全明确,但研究表明本病是多病因的疾病,即多种因素作用所致,这些因素被称为危险因素。目前认为冠心病的主要危险因素如下:

(一)年龄、性别

本病临床上多见于 40 岁以上人群,但近年来此病有年轻化趋势。本病男性发病率高于女性。

(二)吸烟

吸烟是动脉粥样硬化性疾病的独立危险因素,一系列前瞻性研究已经证明,与不吸烟者相比,每天 20 根以上的吸烟者冠心病风险增加 2~3 倍。

(三)高血压

血压的升高反应动脉弹性降低。血压降低 4~5mmHg,能够显著减低中老年人群及患有糖尿病和外周血管疾病的高危人群卒中、冠心病及血管死亡风险。

(四)脂代谢紊乱

高 TC 血症和升高的 LDL-C 已经被证实与动脉粥样硬化发病明确相关。积极的降低 LDL-C 能够获得更大的临床获益。而高密度脂蛋白胆固醇(HDL-C)与心血管风险之间存在负相关,通常每增加 1mg/dl,伴随风险下降 2%~3%。

(五)代谢综合征、胰岛素抵抗和糖尿病

与年龄和种族匹配的非糖尿病个体相比,糖尿病患者未来的心血管事件发生率增高 2~8 倍,并且 75% 糖尿病患者死于心血管疾病。

(六)其他

规律运动通过影响其他各种危险因素来降低心血管系统疾病的风险。肥胖本身与血管风险升高相关,腰臀比能够独立预测女性和老年男性的血管风险。精神应激和抑郁都能通过增加心肌耗氧、刺激冠脉痉挛等途径增加心血管疾病风险。

三、发病机制

ACS 的病理生理通常是在冠状动脉粥样硬化斑块的基础上,突发诱因如剧烈运动、劳累、冷刺激或情绪应激的诱发下,出现斑块的破裂、溃疡并发冠脉内血栓形成,导致心肌的缺血坏死。不稳定斑块主要表现为薄纤维帽、大脂核及大量炎症细胞浸润。NSTE-ACS 与

STEMI 的病理基础差异主要取决于血栓性病变是否导致血管完全闭塞。血栓形成但管腔不完全闭塞,炎症物质释放同时加剧血管收缩,血供急剧减少但尚未完全中断,临床表现为NSTE-ACS;如短时间内大量血栓形成导致血管完全闭塞,远端血运完全中断,心肌缺血坏死,则表现为 STEMI。

四、临床表现

(一)诱发因素

ACS 发病的高峰季节多为春冬季。发病前常有情绪应激、重体力劳动、饱餐、感染、发热等诱发心肌需氧增加或血供减少等诱因。一些患者发病数日甚至数十日前可有烦躁、乏力、气急、心悸等前驱症状。

(二)症状

1. 胸痛 典型胸痛的特征是胸骨后压榨性疼痛,并且向左上臂(双上臂或右上臂少见)、颈或颌放射,可以是间歇性或持续性,发作频率较稳定型心绞痛高,持续时间较长,可超过 20 分钟以上。不典型表现包括上腹痛、类似消化不良症状和孤立性呼吸困难,常见于老年人、女性、糖尿病和慢性肾脏疾病或痴呆症患者。临床缺乏典型胸痛、特别是当心电图正常或临界改变时,常易被忽略和延误治疗,应注意动态观察。服用硝酸酯类药物能缓解不是心绞痛的特异性表现。少数患者无疼痛,多为糖尿病患者或老年人,而有些患者一开始即可表现为休克或急性心力衰竭,也有患者在整个病程中都无疼痛或其他症状,而事后才发现患过 MI。

2. 全身症状 主要是低热伴有白细胞增高、C 反应蛋白(CRP)上升和红细胞沉降率增快等。在发病早期伴有恶心、呕吐和上腹胀痛,与迷走神经受坏死心肌刺激和心排血量降低导致组织灌注不足等有关;肠胀气也不少见;重症者可发生呃逆(以下壁 MI 多见)。

3. 心血管系统症状

(1)心律失常:窦性心动过速:较常见,窦性心动过速与发病早期交感神经的过度亢奋有关,如出现持续性窦性心动过速,则要注意是否存在心排血量降低或左心功能不全。

室性心律失常:最常见的心律失常,危及生命的室速和室颤发生率高达 20%。前壁 MI 易发生室性心律失常。其中加速性室性自主心律是一种特殊的心律失常,为再灌成功的标志,多不需要特殊处理。

房室传导阻滞和束支传导阻滞:下壁(膈面)MI 易发生房室传导阻滞,其阻滞部位多在房室束以上处,预后较好。发生 Ⅱ 度 Ⅱ 型及以上房室传导阻滞者有时可能需要临时起搏器植入。新发生的完全性左束支传导阻滞则是 AMI 的重要标志之一。

(2)心力衰竭:急性左心衰竭常见于供应左心室的冠脉病变引起,多为左冠状动脉。可在起病最初数日内发生,为梗死后心脏舒缩力显著减弱或不协调所致,发生率约为 20%~48%。患者出现呼吸困难、咳嗽、发绀、烦躁等,严重者可发生肺水肿甚至心源性休克。

急性右心衰,常见于右冠状动脉病变,右心衰早期即可出现血流动力学不稳表现,包括低血压、休克等,同时伴有出现颈静脉充盈、怒张等体循环淤血表现。多见下壁合并右室 MI。

AMI 心功能评价临床多采用 Killip 分级法(表 9-5),具有有创血流动力学监测条件的患者也可行 Forrester 分型(表 9-6)。

表 9-5　Killip 分级法

分级		评价方法
Ⅰ级	无左心衰征象	肺部无啰音,但肺毛细血管楔压可升高
Ⅱ级	轻至中度左心衰	肺啰音的范围小于肺野的 50%,可出现第三心音奔马律、持续性窦性心动过速、有肺瘀血的 X 线表现
Ⅲ级	重度左心衰	急性肺水肿,肺啰音的范围大于两肺野的 50%
Ⅳ级	心源性休克	收缩压 <90mmHg,少尿,皮肤湿冷、发绀、呼吸加速、脉搏快

表 9-6　Forrester 分型

分型		评价方法
Ⅰ型	$CI>2.2L/(min \cdot m^2)$ $PCWP \leq 18mmHg(2.4kPa)$	既无肺淤血又无周围组织灌注不足,心功能处于代偿状态;病死率约为 3%
Ⅱ型	$CI>2.2L/(min \cdot m^2)$ $PCWP>18mmHg(2.4kPa)$	有肺淤血,无周围组织灌注不足,为常见临床类型;病死率约为 9%
Ⅲ型	$CI \leq 2.2L/(min \cdot m^2)$ $PCWP \leq 18mmHg(2.4kPa)$	有周围组织灌注不足,无肺淤血,多见于右心室梗死或血容量不足者;病死率约为 23%
Ⅳ型	$CI \leq 2.2L/(min \cdot m^2)$ $PCWP>18mmHg(2.4kPa)$	兼有周围组织灌注不足与肺淤血,为最严重类型;病死率约为 51%

（三）体征

无特异性。体检可发现心脏心率增快或减慢;心尖区第一心音减弱,可出现一过性第三或第四心音奔马律。少数大面积心梗患者发病 2~3 天可及心包摩擦音,多在 1~2 天内消失,少数持续 1 周以上。心尖区可出现粗糙的收缩期杂音,可发生二尖瓣乳头肌功能失调或腱索断裂等机械并发症;胸骨左下缘出现响亮的收缩期杂音发生在心室间隔穿孔者。右心室梗死较重者可出现右心衰表现如颈静脉怒张等,深吸气时更为明显。

五、血管合并症

（一）主动脉合并症

1. **主动脉夹层**　ACS 合并发生主动脉夹层 Stanford A 型比例超过 60%。急性夹层的发病率有日趋增加趋势,发病率接近 3/10 万,与 ACS 有类似的病因如老年、高血压及动脉粥样硬化等。在评估不能缓解的胸部及背部疼痛为主要临床表现的患者时,特别是疼痛剧烈被描述为"锐利的、撕裂样、刀割样"等应时刻警惕主动脉夹层。

2. **主动脉瘤**　ACS 造影提示包括存在冠状动脉瘤样扩张的患者要警惕主动脉瘤。25%~28% 的多发主动脉瘤患者合并冠状动脉病变。该类患者往往存在弥漫性的动脉病变,多由血管退行性变或血管炎引起。

（二）外周血管合并症

1. **脑血管病变**　缺血性卒中是 ACS 最常见的颅内血管并发症,包括动脉粥样硬化性卒中及栓塞性卒中。机制并不十分明确,其一可能是因为脑动脉与冠状动脉同属于动脉粥样硬化的易发血管;其二可能是缺血打击、自主神经系统紊乱、内环境失衡及神经调节递质分泌等原因导致 ACS 易合并卒中。美国卒中协会与美国心脏协会已发布了相关指南,对 ACS 患者"缺血性卒中的预防"给出了具有循证医学证据的推荐。

2. **肾血管病变** ACS 患者往往合并高血压及急性肾灌注不良,但通常是可逆的。当常规降压治疗效果不理想或出现难以纠正的肾功能不全时,需要警惕肾动脉病变可能。肾动脉狭窄通常由动脉粥样硬化、纤维肌性发育不良和大动脉炎引起。高血压与狭窄程度呈正比。狭窄 >50% 才会影响肾脏血流灌注;>70% 会明显减少肾血流。尽快解除狭窄等继发性高血压及肾衰病因对于保护心功能有重要意义。

3. **肢端血管病变** 大量吸烟的中壮年男性 ACS 患者,合并肢端动脉血栓闭塞性脉管炎较常见,累及四肢中小动脉及浅表静脉;下肢为主,上肢受累约占 60%。血管造影可见远端动脉血管呈节段性闭塞。

六、实验室检查

(一)心肌损伤标志物测定

心肌肌钙蛋白(troponin,cTn)是肌肉组织收缩的调节蛋白,在心肌坏死标记物中具有高度组织特异性和敏感性。即使坏死区域微小,也能检测到 cTn 的升高。因此,国内外指南均推荐首选 cTn 作为评价心肌坏死的指标。cTn 超过正常上限结合心肌缺血证据即可诊断 AMI,并且是鉴别 UA 最可靠的指标。cTn 共有 cTnT、cTnI、cTnC 三个亚单位。cTnT 正常浓度小于 0.03ng/ml,心肌损伤后 3~4 小时开始升高,2~5 天多达峰值,持续 10~14 天;cTnI 在 AMI 后 4~6 小时或更早即可升高,24 小时后达到峰值,约 1 周后降至正常。

肌红蛋白是最早上升的心肌标志物,但特异性较差,在 AMI 发病后 2~3 小时内即已升高,12 小时内多达峰值,24~48 小时内恢复正常,故有助于早期诊断。如慢性肾功能不全、骨骼肌损伤时,肌红蛋白水平均会增高,此时应予以仔细鉴别。

肌酸激酶同工酶(CK-MB)其特异性和敏感性较 cTn 差。一般在起病后 4 小时内增高,16~24 小时达高峰,3~4 日恢复正常。AMI 时强调其有动态变化。由于 CK-MB 的升高持续时间较短,因此还适于再发心肌梗死的诊断。连续测定 CK-MB 还可判定溶栓治疗后梗死相关动脉开通,此时 CK-MB 峰值前移(14 小时以内)。

(二)心脏功能标记物测定

脑型利钠尿肽(BNP)和 N 末端钠尿肽前体(NT-proBNP)在心肌细胞收到牵拉扩张时升高。其升高与 ACS 患者死亡率升高和不良临床预后有关。

此外,即时检测(POCT)即在患者床旁进行心肌标志物检测,是心血管检验的发展方向。能够最大限度地减少标本转运及处理过程中的误差,更真实地反映心肌损伤坏死的情况。该技术应在心血管重症疾病诊断中大力推广。

七、辅助检查

(一)心电图

12 导联心电图应在疑似 ACS 患者就诊后 10 分钟内完成。如初始心电图不能确诊,但仍高度怀疑 ACS,应每隔 15~30 分钟再次行心电图检查,对怀疑 MI 者应行 18 导联心电图(常规 12 导联 +V_{3R}、V_{4R}、V_{5R}、V_7~V_9 导联)。鉴别 NSTE-ACS 及 STEMI 最可靠的手段是心电图

ST-T 动态变化。

1. NSTE-ACS

（1）UA 发作时心电图可出现两个或更多的相邻导联 ST 段下移≥0.1mV 和（或）对称性 T 波倒置；

（2）如心电图变化持续 12 小时以上，则提示可能发生 NSTEMI。

2. STEMI

（1）特征性改变

1）病理性 Q 波（宽而深，深度＞同导联 R/4）；

2）ST 段弓背向上抬高（指相邻两个导联新发生的 ST 段抬高，J 点界限值：在 V_2~V_3 导联≥0.2mV（男性），≥0.15mV（女性），和（或）其他导联≥0.1mV）或新出现的完全性左束支传导阻滞；

3）T 波倒置（宽而深，两支对称）。

（2）动态性改变

1）超急性期：起病数小时内，可无异常或出现异常高大、两支不对称的 T 波；

2）急性期：数小时后，ST 段明显弓背向上抬高，与直立的 T 波连接形成单向曲线。数小时到 2 天内出现病理性 Q 波，同时 R 波降低至丢失；

3）亚急性期：如不进行治疗干预，ST 段抬高持续数日至 2 周左右，逐渐回到基线水平，T 波则变为平坦或倒置；

4）慢性期：数周至数月以后，病理性 Q 波固定，T 波呈 V 形倒置，两支对称，波谷尖锐，T 波倒置可永久存在，也可逐渐恢复。

（3）定位和定范围（表 9-7）

表 9-7　心梗心电图定位

导联	前间隔	局限前壁	前侧壁	广泛前壁	下壁	下间壁	下侧壁	高侧壁	正后壁
V_1	+			+		+			
V_2	+			+		+			
V_3	+	+		+		+			
V_4		+		+					
V_5		+	+	+			+		
V_6			+				+		
V_7			+				+		+
V_8									+
aVR									
aVL			+		−	−	−	+	
aVF					+	+	+	−	
I			+		−	−	−	+	

续表

导联	前间隔	局限前壁	前侧壁	广泛前壁	下壁	下间壁	下侧壁	高侧壁	正后壁
Ⅱ					+	+	+	−	
Ⅲ					+	+	+	−	

注:"+"为正面改变,表示典型 Q 波、ST 段抬高及 T 波倒置

"−"为反面改变,表示 R 波增高、ST 段压低及 T 波直立并增高

(二)超声心动图

对于急性期 MI 的诊断灵敏度不够高,主要用于对急性胸痛患者的鉴别诊断。对于不典型胸痛,超声心动图有助于除外如主动脉根部夹层、梗阻性肥厚型心肌病,重度主动脉瓣狭窄等需要鉴别的情况。因其为无创性检查,可床旁反复进行。对 MI 患者,随访床旁超声心动图对发现机械性并发症及评估心功能情况很有价值,如乳头肌功能不全、瓣膜反流、室壁瘤和室间隔穿孔等。

(三)放射性核素心肌灌注显像

目前在临床主要有单光子发射计算机断层扫描(SPECT)以及正电子发射计算机断层显像(PET)。SPECT 技术通过对摄取 ^{99m}Tc-MIBI 后心肌的不同显影状态,可将 ACS 正常心肌、缺血心肌以及坏死心肌加以区分。PET 技术则应用 18F- 脱氧葡萄糖(18F-FDG、15H-H$_2$O)等代谢物质的的摄取来判断心肌的存活情况。PET 技术所提供的图像分辨率较 SPECT 明显更高,但高昂的价格却也一定程度上阻碍了 PET 的推广应用。近年来,SPECT 与 PET 技术很少单独应用,而是往往与冠脉 CTA 等技术相结合,结合后所得的 SPECT-CT 与 PET-CT 技术,对于冠心病的诊断有更高的准确性。

(四)心脏磁共振

心脏磁共振(CMR)连续多层扫描已经成为心脏结构、功能及心肌微循环判定的金标准。通过不同扫描序列和钆对比剂的应用,CMR 可以实现对心肌的组织学显像,对坏死心肌、缺血心肌甚至微循环障碍心肌均能进行临床判断。

(五)冠状动脉 CT 造影

可以显示冠脉主干及主要分支血管近段的斑块。敏感性为 93%,特异性为 82%,阳性预测值为 83%,阴性预测值为 92%。因此对于拟诊 ACS 且低度或中度 CAD 风险的患者可行无创冠脉 CTA 检查。但对于重度狭窄特别是伴有严重钙化的冠脉斑块,敏感性和特异性只有 77% 及 89%。CT 检查需患者屏气并对心率及节律有要求,如配合不好、心率过快或心律不齐都会对成像质量造成影响。并且虽是无创检查,仍存在造影剂使用及辐射问题。

(六)选择性冠状动脉造影

冠脉造影仍然是目前明确冠脉病变诊断冠心病的"金标准"。能准确地反映狭窄程度及钙化、斑块破裂、夹层、血栓性病变等病变特征。由于其技术本身局限,无法准确评价病变性质。但仍是现今各种有创检查和介入治疗的基础,用以指导治疗方案的制定,其最佳时机随病人发病至就诊的时间而异,且需要结合病人情况如是否合并血流动力学或心电不稳定。对适合直接 PCI 的病人,特别是考虑血运重建或经积极药物治疗效果不佳的患者,冠状动脉造影的时间越早越好。

（七）冠脉内影像学检查

血管内超声成像（IVUS）是有创检查冠状动脉造影以及无创检查超声的结合产物，对于冠脉病变狭窄程度、病变长度及其斑块性质的准确判断，使得 IVUS 逐渐成为冠状动脉结构检测新的"金标准"。光学相干断层成像技术（OCT）利用近红外线和光学干涉。其操作过程与 IVUS 技术类似，只是用光波代替了声波作为成像的原理。OCT 是当前分辨率最高的血管内成像技术，平均轴向、横向分辨率分别达到了 $10\mu m$、$20\mu m$，最小可以扫描组织的微米结构；OCT 可以清楚区分各种组织图像，可用以对 ACS 破裂及血栓性病变斑块进行更为准确的判断。

八、诊断及鉴别诊断

（一）诊断

1. NSTE-ACS　ST-T 动态变化是 NSTE-ACS 最可靠的心电图表现。cTn 检测对于鉴别 UA 及 NSTEMI 具有决定意义，也是决定治疗决策的关键证据。UA 时，心肌标志物一般无异常增高；NSTEMI 时，血 cTn 或 CK-MB 常有升高。但是，由于 cTn 升高常出现在发病 4 小时后，甚至部分患者出现假阴性结果。所以目前指南及临床工作中常推荐通过检测高敏 cTn 对 NSTE-ACS 患者进行快速诊断筛查。常用方法为就诊即刻和 1 小时复查方案。如前两次心肌标志物检测结果阴性但临床表现仍高度怀疑 ACS，则建议 3~6 小时复查。目前指南已不再推荐将总 CK、天冬氨酸氨基转移酶（AST）和乳酸脱氢酶（LDH）作为心肌损伤检测的初始指标。

2. STEMI　STEMI 诊断主要依据上述典型的临床表现、ECG 特征性改变及动态演变、心肌标志物动态变化。当本身存在左束支传导阻滞图形时，ECG 诊断较困难。与 QRS 波同向的 ST 段抬高和至少 2 个胸导联 ST 段抬高 >5mm 强烈提示 MI。有典型症状并新出现的左束支传导阻滞应按 STEMI 来治疗，此时，心肌标志物升高的诊断价值更大。

2012 年 ESC/ACCF/AHA/WHF 联合发布了第三版"心肌梗死全球定义"。AMI 的诊断标准为：cTn 水平升高超过 99% 正常值上限，且符合下列条件中的至少 1 项：心肌缺血的典型症状；ECG 提示新发缺血性改变（ST-T 动态改变或新发 CLBBB）；ECG 出现病理性 Q 波；影像学证据提示新发局部室壁运动异常或存活心肌丢失；冠脉造影或尸检发现冠脉内存在新鲜血栓。AMI 按病因分为 5 种临床类型（表 9-8）。

表 9-8　心肌梗死全球定义分型（2012 年）

	分型	定义
1 型	自发性 MI	由于动脉粥样斑块破裂、溃疡、裂纹、糜烂或夹层，引起一支或多支冠状动脉血栓形成，导致心肌血流减少或远端血小板栓塞伴心肌坏死；患者大多有严重的冠状动脉病变
2 型	继发于心肌氧供需失衡型 MI	除冠状动脉病变外的其他情形引起心肌需氧与供氧失平衡，导致心肌损伤和坏死，如冠状动脉内皮功能异常、冠状动脉痉挛或栓塞、心动过速/过缓性心律失常、贫血、呼吸衰竭、低血压、高血压伴或不伴左心室肥厚
3 型	心脏性猝死	心脏性死亡伴心肌缺血症状和新的缺血性 ECG 改变或左束支阻滞，但无心肌损伤标志物检测结果

	分型	定义
4a 型	PCI 相关 MI	基线 cTn 正常的患者在 PCI 后 cTn 升高超过正常上限 5 倍;或基线 cTn 增高的患者,PCI 术后 cTn 升高≥20%,然后稳定下降。同时发生①心肌缺血症状;②ECG 缺血性改变或新发左束支阻滞;③造影示冠状动脉主支或分支阻塞或持续性慢血流或无复流或栓塞;④新的存活心肌丧失或节段性室壁运动异常的影像学表现
4b 型	支架血栓形成相关 MI	冠状动脉造影或尸检发现支架植入处血栓性阻塞,患者有心肌缺血症状和/或至少 1 次心肌损伤标志物高于正常上限
5 型	CABG 相关 MI	基线 cTn 正常患者,CABG 后 cTn 升高超过正常上限 10 倍,同时发生①新的病理性 Q 波或左束支阻滞;②血管造影提示新的桥血管或自身冠状动脉阻塞;③新的存活心肌丧失或节段性室壁运动异常的影像学证据

注:在新版中还增加了以下定义:与手术操作相关的 MI,如 TAVI(经皮穿刺主瓣膜成形术)手术所致的 MI、二尖瓣钳夹(Mitralclip)术所致的 MI、心律失常射频治疗所致的 MI;非心脏手术所致的 MI;ICU 内发生的 MI;心衰相关的心肌缺血或 MI

(二) 鉴别诊断

1. 急性心包炎 胸痛呈持续性,多为刺痛,向肩部放射,前倾坐位时减轻。体征:可闻及心包摩擦音。心电图表现广泛导联 T 段呈弓背向下型抬高,无镜像改变。

2. 急性肺动脉栓塞 常可引起胸痛、咯血、气急、晕厥及休克,有右心负荷急剧增加的表现,如颈静脉怒张,肝颈静脉回流征阳性等。心电图无动态改变、D-二聚体升高有助于鉴别,肺动脉 CT 造影可资鉴别。

3. 冠脉痉挛 胸痛发作具有显著的时间规律性,多在后半夜至上午时段发作,但也可发生于其他时间。在静息状态,尤其是空气不流通的环境下容易发作的轻度胸闷。发作时心电图呈一过性 ST 段抬高,T 波高耸,或 T 波假性正常化,不伴有心肌坏死标志物的升高。冠脉造影常无显著狭窄,乙酰胆碱激发试验可诱发弥漫性冠脉痉挛,少数为局限性痉挛。本病可通过非激发试验包括发作时心电图或动态心电图、联合负荷试验、非创伤性激发试验和创伤性激发试验来明确诊断。

4. 急腹症 常有上腹部疼痛,也可表现为胸闷、气促及休克,与 ACS 疼痛累及上腹部较难鉴别。仔细的腹部体格检查,如腹部压痛,Murphy 征,麦氏点压痛,腹部叩诊音变化等。进行针对性的特殊检查如腹部 CT,实验室检查如肝功能、淀粉酶等有助于鉴别,心电图检查和心肌标志物等测定有助于排除 ACS 而明确诊断。

5. 其他疾病 外伤、肺炎、急性胸膜炎、自发性气胸、急性肋软骨炎、带状疱疹等心脏以外疾病引起的胸痛,依据症状、特异性体征、X 线胸片和心电图特征不难鉴别。

九、ACS 危险分层

针对所有 ACS 患者均应该进行缺血和出血危险评估,以明确患者随后发生心血管事件的风险,制定个体化的治疗方案。

(一) 缺血风险评分

1. GRACE 风险评分 GRACE 风险评分对入院和出院提供最准确的风险评估。计算参数包括年龄、收缩压、脉率、血清肌酐、Killip 分级、入院时心搏骤停、心脏生物标志物升高和 ST 段变化。在 GRACE 评分基础上,GRACE 2.0 风险计算器可直接评估住院、6 个月、1 年和 3 年的病死率,同时还能提供 1 年死亡或心肌梗死联合风险。

2. **TIMI 危险评分**　STEMI-TIMI:主要从病史、体格检查和临床表现方面进行评估,随着 TIMI 危险评分分值的升高,患者 30 天内的死亡风险也显著增加。NSTE-ACS-TIMI:有不同的下列 7 项指标,即年龄≥65 岁、≥3 个冠心病危险因素(高血压、糖尿病、冠心病家族史、高脂血症、吸烟)、已知冠心病(冠状动脉狭窄≥50%)、过去 7 天内服用阿司匹林、严重心绞痛(24 小时内发作≥2 次)、ST 段偏移≥0.5mm 和心肌损伤标志物增高,每项 1 分。TIMI 风险评分使用简单,但其危险识别精度不如 GRACE 风险评分。

(二)出血风险评估

CRUSADE 出血评分包括了 8 个主要的危险因素:红细胞压积,肌酐清除率,女性,充血性心力衰竭的征象,外周血管疾病,糖尿病,收缩压和入院时心率。分为 5 个等级:极低危(计分≤20),低危(计分 21~30),中危(计分 31~40),高危(计分 41~50)和极高危(计分 >50)。

十、ACS 的药物治疗

(一)抗栓治疗

抗血小板治疗

(1)阿司匹林:阿司匹林是抗血小板治疗的基石,对所有无禁忌证的 ACS 患者应迅速给予阿司匹林首剂负荷量 150~300mg(未服用阿司匹林的患者),应嚼碎加快吸收迅速抑制血小板激活状态并以维持剂量 75~100mg/d 长期使用。

(2)二磷酸腺苷(ADP)P2Y12 受体抑制剂:除非有禁忌证,对于所有 ACS 患者,在阿司匹林基础上应联合应用一种 P2Y12 受体抑制剂至少 12 个月。选择包括替格瑞洛、普拉格雷或氯吡格雷。目前国内常用的口服 P2Y12 受体抑制剂包括氯吡格雷(负荷剂量 300~600mg,75mg/d 维持)和替格瑞洛(180mg 负荷剂量,90mg、2 次 / 天维持)。

(3)血小板膜糖蛋白(Ⅱb/Ⅲa(GPⅡb/Ⅲa)受体拮抗剂):阿昔单抗(abciximab)是直接抑制 GPⅡb/Ⅲa 受体的单克隆抗体,目前建议对血栓负荷大的患者在 PCI 术中开始使用,但不推荐用于不准备行 PCI 的患者。小分子合成类药物替罗非班具有更好的安全性,国内应用广泛。直接 PCI 时,冠状动脉脉内注射替罗非班有助于减少无复流、改善心肌微循环灌注。但在有效的双联抗血小板及抗凝治疗情况下,不推荐 STEMI 患者造影前常规应用。

(4)环核苷酸磷酸二酯酶抑制剂:西洛他唑具有抗血小板聚集、舒张外周血管、抗平滑肌细胞增生及改善内皮细胞功能等作用。但目前关于减少 ACS 患者急性血栓事件的证据尚不足,多作为阿司匹林不耐受患者的替代药物。

(二)抗凝治疗

抗凝治疗是为了抑制凝血酶的生成和(或)活化,减少血栓相关的事件发生,除非有禁忌证,所有 ACS 患者应在抗血小板治疗的同时常规接受抗凝治疗。

1. **普通肝素**　普通肝素的推荐剂量是 70~100U/kg(如果联合应用 GPⅡb/Ⅲa 受体拮抗剂抑制剂,则给予 50~70U/kg 剂量)静注,然后以 12U/(kg·h)的速度静脉滴注,持续 48 小时或直至行 PCI。治疗过程中需注意 6 小时测定部分激活凝血酶时间(APTT),根据 APTT 调整肝素用量,使 APTT 控制在 50~70 秒。

2. 低分子肝素　具有抗 X a 因子活性的作用,作用强度是普通肝素的 2~4 倍,ACS 以依诺肝素作为优选推荐。目前推荐 1mg/kg 皮下注射,每 12 小时 1 次(肌酐清除率 <30ml/min 者则每天 1 次),最多 8 天或直至行 PCI 前 8~12 小时。接受 PCI 术前 8 小时之内使用过上述剂量的依诺肝素,则术中无须补充抗凝药物。PCI 术前 8~12 小时使用过依诺肝素,术中静脉补充 0.3mg/kg,PCI 术前超过 12 小时,术中按 0.5mg/kg 补充。

3. 磺达肝癸钠　选择性 X a 因子间接抑制剂,NSTE-ACS 患者抗凝治疗优先推荐使用磺达肝癸钠(2.5mg/d,皮下注射);如应用磺达肝癸钠的患者接受 PCI 治疗,则需额外补充普通肝素 70~100U/kg 或比伐卢定。对于接受溶栓或未行再灌注治疗的 STEMI 患者,磺达肝癸钠有利于降低死亡和再梗死,但直接 PCI 时,不可单用磺达肝癸钠术中抗凝。

4. 比伐卢定　直接抗凝血酶的药物,对于出血风险高患者,比伐卢定可替代普通肝素联合 GP Ⅱ b/Ⅲ a 受体拮抗剂作为 PCI 术中抗凝用药。

(三)溶栓治疗

虽然 PCI 已成为再灌注治疗的首选方法,但在不具备 PCI 条件的医院或因各种原因使 PCI 延迟时,急性期 STEMI 患者静脉内溶栓仍是较好的选择,但对于 NSTE-ACS 患者溶栓治疗无益甚至有害。

1. 溶栓治疗的适应证与禁忌证

(1)适应证:①发病 12 小时内,无溶栓禁忌证者;②发病 12~24 小时仍有进行性缺血症状或至少 2 个胸导联或肢体导联 ST 段抬高 >0.1mV,或血流动力学不稳定,而无直接 PCI 条件者。

(2)绝对禁忌证:①既往脑出血史或不明原因的卒中;②已知脑血管结构异常;③颅内恶性肿瘤;④3 个月内缺血性卒中(不包括 4.5 小时内急性缺血性卒中);⑤可疑主动脉夹层;⑥活动性出血或出血倾向(不包括月经来潮);⑦3 个月内严重头部闭合伤或面部创伤;⑧2 个月内颅内或脊柱内外科手术;⑨严重未控制的高血压[收缩压 >180mmHg 和(或)舒张压 >110mmHg,对紧急治疗无反应]。

(3)相对禁忌证　①年龄≥75 岁;②3 个月前有缺血性卒中;③创伤(3 周内)或持续 >10 分钟心肺复苏;④3 周内接受过大手术;⑤4 周内有内脏出血;⑥2 周内不能压迫止血部位的大血管穿刺;⑦妊娠;⑧不符合绝对禁忌证的已知其他颅内病变;⑨活动性消化性溃疡;⑩正在使用抗凝药物,国际标准化比值(INR)水平越高,出血风险越大。

2. 溶栓治疗时间窗　在发病 3 小时内行溶栓治疗,梗死相关血管的开通率增高,病死率明显降低,其临床疗效与直接 PCI 相当。发病 3~12 小时内行溶栓治疗,其疗效不如直接 PCI,但仍能获益。LBBB、大面积梗死(前壁 MI、下壁 MI 合并右心室梗死)患者,溶栓获益最大。

3. 溶栓治疗的药物　重组组织型纤溶酶原激活剂(t-PA)和基因重组纤溶酶原激活剂(rt-PA))是目前最常用的溶栓剂,因其半衰期短,需联合应用肝素(24~48 小时)。

4. 溶栓治疗期间的辅助抗凝治疗　溶栓前先给予 5000U 肝素冲击量,然后以 1000U/h 的肝素持续静脉滴注 24~48 小时,调整肝素用量至出血时间延长 2 倍为宜。可选择低分子量肝素替代普通肝素治疗,其临床疗效相同。

5. 溶栓再通的判断指标

(1)直接指征:冠状动脉造影所示 TIMI 血流分级≥2 级表明血管再通。溶栓失败则梗死相关血管持续闭塞(TIMI 0~1 级)。

(2)间接指征:①心电图变化:ST 段在 60~90 分钟内回落至少 50%;②心肌损伤标志物峰值前移:cTnT 峰值提前至发病 12 小时内,CK-MB 酶峰提前至 14 小时内出现;③ 2 小时内缺血症状缓解;④出现再灌注性心律失常。上述 4 项中,①②最重要。

(四)抗心肌缺血治疗

1. 硝酸酯类药物 对于反复发作的心绞痛患者,先给予舌下含服硝酸甘油。静脉应用比舌下含服更有助于改善胸痛症状和心电图 ST-T 变化。开始用 5~10μg/min,每 5~10 分钟增加 5~10μg,直至症状缓解或平均压降低 10%,但收缩压不低于 90mmHg。

2. β 受体阻滞剂 阻断交感神经对心肌细胞产生的作用,通过减慢心率、降低血压、减弱心肌收缩力而显著降低心肌耗氧量。最初 24 小时内早期口服 β 受体阻滞剂,推荐使用琥珀酸美托洛尔、卡维地洛、比索洛尔。口服宜从小剂量开始(相当于目标剂量 1/4),逐渐递增,直至使静息心率降至 55~60 次 / 分钟。禁忌证包括:低输出量状态、心源性休克、缓慢型心律失常但未安装起搏器,支气管哮喘等。

3. 镇痛剂 如硝酸酯类药物不能迅速缓解胸痛,出现明显烦躁恐惧等症状,应立即给予吗啡,每次 2~3mg 稀释静脉注射,总量不宜超过 15mg。

(五)其他治疗

1. 他汀类调脂治疗 降低胆固醇可明显稳定斑块,减缓疾病进展,减少心脏事件发生。如无禁忌证,无论基线 LDL-C 水平如何,所有 ACS 患者均建议早期和持续应用他汀类药物,使 LDL-C 水平降至 <70mg/dl。甘油三酯显著升高者可加用贝特类药物。

2. 肾素 - 血管紧张素 - 醛固酮系统(RASS)抑制剂:ACEI 或 ARB 已证实能够改善左心室重构,降低心力衰竭风险和全因死亡率。除非有禁忌证(收缩压 <100mmHg 或较基线下降 30mmHg 以上、肾衰竭、双侧肾动脉狭窄和过敏,应给予口服 ACEI/ARB。另外,对 ACS 后 LVEF≤40%、有心功能不全或糖尿病,无明显肾功能不全、血钾≤5.0mmol/L 的患者,应给予醛固酮受体拮抗剂。

3. 抗心律失常药物治疗 对于室速经电复律后仍反复发作的患者建议静脉应用胺碘酮联合 β 受体阻滞剂治疗。对无症状室性期前收缩、非持续性室速和加速性室性自主心律,通常不需要预防性使用抗心律失常药物,但长期口服 β 受体阻滞剂将提高 ACS 患者远期生存率。

十一、再血管化治疗

(一)经皮冠状动脉介入技术(PCI)

1. PCI 时机选择 对于怀疑 NSTE-ACS 患者,应尽早对患者进行危险分层。可采用 GRACE 预后评分进行缺血危险分层。极高危者应在 2 小时以内紧急 PCI,高危者在发病 24 小时以内开通罪犯血管,中危者在 72 小时内行再血管化治疗。STEMI 的治疗主要是尽早实施再灌注治疗,尽量缩短首次医疗接触(first medical contact,FMC)至 PCI 的时间和 FMC 至医院转出时间,从而降低院内死亡风险。对首诊可开展急诊 PCI 的医院,要求 FMC 至 PCI 时间 <90 分钟。对首诊不能开展急诊 PCI 的医院,当预计 FMC 至 PCI 的时间延迟 <120 分钟时,应尽可能将患者转运至有直接 PCI 条件的医院。如预计 FMC 至 PCI 的时间延迟 >120 分钟,对有适应证的患者,应于 30 分钟内尽早启动溶栓治疗。

2. PCI 术式选择

（1）冠状动脉球囊成形术：单纯球囊扩张治疗方式逐渐减少。但是，对于小血管病变、病变处支架难以植入的患者以及存在严重狭窄但需要紧急外科手术的患者，单纯球囊扩张成形术是一种治疗选择。

（2）冠脉支架植入术

1）裸金属支架（BMS）：在 ACS 治疗中，BMS 现已逐步被药物洗脱支架替代。但对 3 个月内计划接受择期非心脏外科手术的患者，存在高出血风险不能耐受 12 个月 DAPT 的患者，或因其他因素 12 个月内必须中断 DAPT 的患者，可考虑植入裸金属支架。

2）药物洗脱支架（DES）：新一代 DES 采用钴铬合金、铂铬合金等作支架材料，应用生物可降解材料作涂层，采用新的抗血管平滑肌增殖药物（依维莫司和佐他莫司等），具有更好的生物相容性，降低再狭窄率及晚期和极晚期支架内血栓形成的发生率。目前对于 NSTE-ACS 患者、STEMI 直接 PCI 患者推荐植入新一代 DES。

3）生物可吸收支架：完全生物可吸收支架是未来的发展方向。但是其长期疗效及在急诊 PCI 术中的应用尚待大规模临床试验进一步证实。

4）冠状动脉内血栓抽吸术：虽然不推荐对 ACS 患者直接 PCI 前常规使用血栓抽吸术，但是对血栓负荷重的病变可在植入支架前使用，以利于球囊及支架通过，减少血栓碎屑导致的远端血运障碍及无复流发生率，提高 PCI 成功率。

3. 辅助诊断技术

（1）血管内超声（intravascular ultrasound，IVUS）：IVUS 对 ACS 患者破裂斑块有重要的指导价值，可对管腔直径、斑块负荷和斑块的分布和性质进行实时评估。当冠脉造影对病变不能明确判定的情况下，如开口病变、血管重叠及分叉病变等，可采用 IVUS 检查进一步明确。

（2）光学相干断层成像（optical coherence tomography，OCT）：OCT 空间分辨率显著高于 IVUS。在 ACS 病例中适合精确检测管腔结构、测量斑块纤维帽厚度和发现斑块破裂的部位。OCT 对支架内血栓、造影未识别的斑块破裂有重要价值。

（二）冠状动脉搭桥术（CABG）

大多数 CABG 术仍需通过胸骨正中切开，特别是对于血流动力学不稳定的 ACS 患者大部分需要借助体外循环（CPB）在心脏停搏的条件下进行手术。手术准备时间长，急性期手术风险大。因此多数 ACS 患者急性期如无 PCI 术的绝对禁忌不推荐行 CABG 术。但是对于 ACS 合并机械性并发症患者，多需要外科手术积极干预。冠脉搭桥术的目标是尽可能使存在生理意义狭窄的所有主要冠状动脉获得完全血管重建。

十二、血管合并症治疗

（一）脑血管病变

ACS 患者合并缺血性卒中的预防及治疗中许多指南给出了指导意见：

药物治疗：抗血小板药物在卒中一级预防中需要考虑心血管事件及脑血管事件的整体危险性，心血管事件 10 年风险率在 5%~10% 的患者中阿司匹林收益大于出血风险，但并不能降低卒中风险。二级预防中阿司匹林可以减少约 18% 的卒中再发。抗凝治疗在没有房颤等心源性栓子的患者中预防卒中的疗效并不肯定。他汀类药物在一级及二级预防中均被证实能够同时降低心血管及卒中事件发生率，一级预防中降低 LDL-C 40mg/dl，初次卒中风险降低 21.1%。降压治疗在多项指南中被重申,强调降压本身比选用何种降压药物更为重要。ACEI/ARB 对卒中是否存在特别益处尚不清楚,但考虑到其明确的心脏保护作用,ACS 合并卒中的患者如无禁忌优选该类药物。

（二）肾动脉狭窄

ACS 患者合并肾动脉狭窄的治疗主要目的是纠正难治性高血压并改善由于高血压及肾功能不全导致的心衰。

1. **药物治疗** 主要适应证包括单侧肾动脉狭窄且对降压药疗效满意并肾功能稳定;或有介入或手术绝对禁忌的患者。多种降压药可联合使用,特别需要注意的是 ACEI/ARB 类药物,单侧狭窄可以使用但要密切监测肾功能变化。双侧狭窄或孤立肾狭窄不建议使用。

2. **介入治疗** 已经成为首选方法,包括经皮肾动脉成形术和支架植入术,均能显著降低患者血压,改善肾功能。适用于无绝对禁忌的各种病因引起的肾动脉狭窄。

3. **手术治疗** 包括主动脉 - 肾动脉搭桥术、肾动脉内膜切除术、肾动脉狭窄自身肾移植术等,适用于介入治疗无效,或存在远端狭窄、动脉瘤等介入不能解决的情况。

（三）肢端动脉病变

ACS 合并肢端动脉病变如血管闭塞性脉管炎、间歇性跛行等治疗需在 ACS 稳定后进行,主要目的是改善患者后续生活质量。再血管化正在从开放性外科手向微创介入手术转变。

1. **药物治疗** 除了基础治疗包括动脉粥样硬化危险因素控制、抗血小板、稳定斑块等,与 ACS 相比外周小动脉对组织微循环影响更为显著,改善微循环治疗地位更重要。常用药物包括前列地尔,双嘧达莫,尼莫地平,胰激肽原酶等,有改善微循环、扩血管的作用。中药如川芎、丹参、红花、三七等都具有活血祛瘀、扩张血管、改善血液循环作用。

2. **介入治疗** 经皮腔内血管成形术（PTA）最初就是作为治疗动脉粥样硬化导致的外周动脉疾病治疗方法而发展起来的。PTA 的成功率和技术方法因解剖部位不同而不同。但治疗中 PTA+ 支架植入术已经成为临床治疗的最常见选择。

3. **外科手术治疗** 如存在介入治疗绝对禁忌或难以通过的复杂病变时,多需要外科手术治疗。危及肢体的严重缺血需及时手术治疗并选择如搭桥等最彻底的再血管化治疗方案。

（范 凡 张书宁 丁 嵩 何 奔 葛均波）

● 推荐阅读

1. 中华医学会心血管病学分会介入心脏病学组 . 中国经皮冠状动脉介入治疗指南（2016）. 中华心血管病杂志,2016,44（5）:382-400.

2. Manesh RP,John HC,Gregory J,et al.ACC/AATS/AHA/ASE/ASNC/SCAI/SCCT/STS 2016 Appropriate Use Criteria for Coronary Revascularization in Patients With Acute Coronary Syndromes.Journal of Nuclear Cardiology,2017,24（2）:439-446.

3. Thygesen K,Alpert JS,Jaffe AS,et al.Third universal definition of myocardial infarction.European Heart Journal,2012,126（16）:2020.

第十章 冠状动脉炎症性疾病

第一节 概　　念

冠状动脉炎症性疾病是一类以冠状动脉血管壁的炎症反应为主要病理基础的疾病,炎症反应至少存在于整个疾病过程的某一时期。冠状动脉炎是引起冠状动脉性心脏病的少见原因,由于发病人群与冠状动脉粥样硬化性心脏病有重叠,临床表现和冠脉造影很多时候不具备特异性,临床上常常被误诊或漏诊。此外,冠状动脉炎的治疗方法与冠状动脉粥样硬化性心脏病有所不同,需引起临床心脏科医生的注意。

本章中讨论的冠脉炎症性疾病不涉及病原体直接感染引起的冠状动脉炎,而是主要阐述成人系统性血管炎的冠脉累及以及单器官的血管炎冠脉受累。系统性血管炎根据主要受累血管分为大血管的血管炎如巨细胞动脉炎、大动脉炎;中等血管的血管炎如结节性多动脉炎;小血管的血管炎如嗜酸性肉芽肿性多血管炎、显微镜下多血管炎、冷球蛋白相关血管炎等。而白塞病从大血管到毛细血管均可累及。嗜酸性冠状动脉炎可能是一类单器官的血管炎,也可能是嗜酸性肉芽肿性多血管炎的早期局部表现,可能随着病情的进展,会出现其他系统或器官受累的表现。

第二节 病因与发病机制

冠状动脉炎无论是继发于系统性血管炎,还是单器官的血管炎,目前的病因尚不明确,免疫介导的炎症为其主要的发病机制,其次加速的动脉粥样硬化也可能参与其中。炎症细胞浸润可引起内膜增生、肉芽肿形成、中膜及外膜纤维化及血管壁挛缩,导致管腔狭窄、闭塞及血栓形成;炎症对冠脉内膜和中膜的弹性纤维的破坏,使管壁薄弱,血管壁扩张或形成动脉瘤;炎症亦可破坏冠状动脉的滋养动脉(如嗜酸性冠状动脉炎),引起冠脉自发性的夹层。以上机制单一或共同影响冠脉从而导致急性或慢性的心肌缺血,甚至急性心肌梗死、猝死等。

第三节 临 床 表 现

冠脉动脉炎如继发于系统性血管炎,除了有冠脉及心脏受累的临床表现外,还有其他器官或脏器受累的临床表现。

(一)冠脉受累的临床表现

冠状动脉炎的血管表现为闭塞、狭窄和瘤样扩张,有时合并急性血栓形成。其临床表现可出现稳定性心绞痛症状、急性冠脉综合征及缺血性心肌病表现,甚至猝死。患者可出现劳累性胸闷、胸痛症状,突发持续性胸痛以及呼吸困难等心衰表现,部分患者可无任何临床症状。在系统性血管炎中,以大动脉炎及结节性多动脉炎的冠脉受累相对多见,巨细胞动脉炎及小血管的血管炎如嗜酸性肉芽肿性多血管炎的冠脉受累相对少见。

嗜酸性冠状动脉炎发病年龄多为青中年,总体女性多于男性。该病与冠脉自发夹层密切相关。根据不同的文献报道,患者可伴或不伴冠脉自发夹层。而伴随冠状动脉夹层的患者,几乎均为女性,部分患者处于产后时期,发病之前无心绞痛症状,亦无动脉粥样硬化的危险因素,起病即表现为突发胸痛或猝死。无冠脉夹层的患者,男性更多见,有心绞痛病史,多为自发性心绞痛特点,发作多在夜间至清晨,这些患者猝死也常常在清晨。多数病例无支气管哮喘和药物过敏史。

(二)心脏受累的临床表现

几乎所有的原发性系统性血管炎均可能累及心脏,但是临床上并发心脏损害的血管炎患者不到10%。而在嗜酸性肉芽肿性血管炎、大动脉炎中,超过60%的患者心脏可受累。除了冠状动脉炎外,心脏受累的方式还可以表现为心包炎、心肌炎、瓣膜损害、心腔内血栓等等情况。不同的血管炎心脏受累的特点也不同,如大动脉炎以冠脉受累及瓣膜损害多见;结节性多动脉炎可表现为心包炎、心肌缺血、心力衰竭等,但心肌炎少见;嗜酸性肉芽肿性血管炎以心包炎及心肌病多见;白塞病的心脏损害最常见为心包炎,其次为心脏瓣膜损害,以主动脉瓣病变多见,其心室内血栓发生率较高。根据受累的方式不同,可出现相应的症状及体征,如心包炎表现为与呼吸相关的胸痛,查体偶可及心包摩擦音。心肌炎可出现心律失常、心脏扩大及心力衰竭,患者可表现为心慌、气促,查体可及心律不齐、心脏扩大,严重时可及肺底部湿啰音、双下肢水肿等肺循环/体循环淤血体征。大动脉炎可累及主动脉瓣,引起主动脉瓣关闭不全,听诊时可出现相应的杂音。

(三)非特异性的全身症状及其他器官血管受累的临床表现

不同的血管炎其好发部位不同,因此除冠脉及心脏表现外,可以出现不同的其他器官血管炎的表现。

大动脉炎主要类及主动脉及其主要分支,可引起颈动脉、锁骨下动脉、椎动脉狭窄和闭塞,患者可有不同程度的脑缺血,表现为头晕、头痛、记忆力下降、视力减退等症状,严重时可有反复晕厥、抽搐、失语、偏瘫等;上肢缺血可出现单侧或双侧上肢无力、酸痛、发凉等;累及胸主动脉或腹主动脉,可出现上肢血压高,下肢缺血表现如无力、发冷、间歇性跛行等;累及肾动脉可出现高血压。体征可表现为相应部位缺血表现,如桡动脉搏动消失,颈动脉及肾动脉听诊区可及收缩期杂音。

巨细胞动脉炎主要累及主动脉弓的起始动脉分支(如椎动脉、颈内动脉、颈外动脉和锁骨下动脉),亦可累及主动脉的远端动脉及中小动脉(如颞动脉、颅内动脉、眼动脉等)。其中约半数患者首发症状为头痛,这与颞动脉及颅动脉受累有关。患者还可出现风湿性多肌痛的表现。

结节性多动脉炎是一种以中小动脉的节段性炎症与坏死为特征的非肉芽肿性血管炎,主要侵犯中小肌性动脉,呈节段性分布,易发生于动脉分叉处,并向远端扩散。常见受累血管为供应肾、肠系膜、上下肢体肌肉和外周神经等的中小动脉。患者可出现不明原因的体重下降,四肢和躯干的网状青斑,肌痛、乏力或下肢压痛,多发性单神经炎或多神经炎的表现。

白塞病临床表现复杂多样,除了口腔溃疡、生殖器溃疡和眼色素膜炎病变的三联征,也可累及皮肤、心血管、神经系统、消化道、关节、肺、肾、附睾等多系统。

第四节　实验室检查

（一）反应活动性炎症指标

冠状动脉炎无特异性血液化验项目，在炎症活动期可出现血沉、C 反应蛋白升高，少数患者在疾病活动期白细胞总数增高或血小板数增高，也为炎症活动的一种反应。

（二）心肌坏死标志物

冠状动脉炎如出现急性心肌梗死时，可出现心肌坏死标志物如心肌酶学及肌钙蛋白的明显升高及动态改变。在一些并发严重心衰的冠状动脉炎患者可出现肌钙蛋白的轻度升高。

（三）BNP 或 NT-proBNP

冠状动脉炎如合并心力衰竭时可出现 BNP 及 NT-proBNP 的升高。

第五节　辅　助　检　查

（一）心电图

冠状动脉炎患者如出现急性冠脉综合征时可出现相应的心肌缺血或心肌坏死的心电图表现。出现心律失常时，可出现早搏、房颤、室性心动过速等心电图表现。

（二）超声及多普勒检查

可观察心脏瓣膜是否受累，心脏是否扩大，了解室壁运动情况及心功能。超声多普勒检查可了解颈动脉、锁骨下动脉、肾动脉、主动脉及四肢远端动脉受累情况。

（三）影像学检查

1. CT 检查　多层冠脉螺旋 CT 检查能初步了解冠脉狭窄，尤其对于心肌缺血症状不典型的患者。主动脉增强 CT 能了解主动脉及其主要分支血管受累情况。

2. MRA 检查　心血管核磁共振检查可以对心脏与血管的功能和病理改变进行全面的评价，除了能准确发现狭窄部位，还能量化血管壁增厚的程度，同时对心室功能进行动态评价，显示心肌的纤维化，并能发现无痛性心肌梗死。发生于内脏血管、无任何临床症状的微动脉瘤是早期结节性多动脉炎的典型影像学表现。

3. 冠脉造影检查　是目前诊断冠状动脉炎必需的检查，能帮助我们准确了解冠脉狭窄程度，制定治疗方案，但不能显示血管壁的结构，不能用于冠状动脉炎的早期诊断，不能明确冠状动脉炎的病因，也不能鉴别冠脉粥样硬化性心脏病。但是有些冠状动脉炎的冠脉造影有其自身的特点，如大动脉炎的典型表现为狭窄或动脉瘤与正常血管交替出现，即跳跃性病变，也可呈现为铁丝样挛缩变细。多发性动脉瘤形成是结节性多动脉炎特征性的血管造影改变。

4. 其他检查　大动脉炎可有特征性的眼底改变，可行眼底镜检查。颞动脉活检是诊断巨细胞动脉炎的可靠手段。嗜酸性冠状动脉炎的诊断需依靠病理检查，该病病理可见冠状动脉壁严重的炎症细胞浸润，以嗜酸性粒细胞为主，局限在冠状动脉外膜和外膜周围组织，内膜和中膜炎症表现很轻，内外弹力板保留，无纤维素样坏死和肉芽肿形成。但其他组织和器官未发现血管炎。现有文献报道的病理检查结果多来自猝死患者的尸检。

第六节　诊断与鉴别诊断

（一）诊断

冠脉炎症性疾病多为系统性血管炎的冠脉累及,其诊断需结合患者冠心病危险因素评估、冠脉累及的表现、冠脉造影的特点及系统性血管炎的患病人群特点、其他器官或血管累及的表现综合考虑,同时还需注意合并冠脉粥样硬化的情况。嗜酸性冠状动脉炎的诊断多根据其发病人群特点、突发胸痛或猝死、冠脉造影可见自发性夹层等综合考虑,最终明确诊断需依靠病理检查。

（二）鉴别诊断

1. 冠状动脉粥样硬化性心脏病　如处于冠心病的好发人群,结合其危险因素,如仅存在冠状动脉炎的表现,尚无其他血管受累的表现,则首先考虑冠状动脉粥样硬化性心脏病,如冠心病治疗效果欠佳,反复出现血管病变的进展及支架内再狭窄,则需考虑冠状动脉炎可能。如患者已明确诊断系统性血管炎,出现心肌缺血表现时,则优先考虑为系统性血管炎的冠脉受累。对于年轻患者,无冠心病危险因素出现冠脉的严重病变,需警惕冠状动脉炎症性疾病可能。

2. 系统性血管炎　系统性血管炎的诊断标准大多为临床诊断,缺乏特异性化验指标,且大多数病例难以取得病理检查结果,因此在鉴别诊断时,不仅要与冠心病鉴别,还需与其他血管炎相鉴别,具体详见各类疾病。

3. Kounis 综合征　嗜酸性冠状动脉炎起病急,病情重,临床表现类似 Kounis 综合征,需与之鉴别。Kounis 综合征并不是典型意义的血管炎,但是炎症反应是该病发生、发展的重要原因。Kounis 综合征是一种由严重过敏反应诱发的急性冠状动脉综合征,亦称为过敏性心肌缺血综合征(allergic myocardial ischemia syndrome,AMIS)。急性冠状动脉综合征与严重的过敏反应同时出现。肥大细胞在整个炎症过程中起到了核心作用,在过敏反应发生时,肥大细胞发生脱颗粒,各种炎症介质释放到了局部和整个血液循环中。这些介质多数具有重要的血管活性作用,包括诱发冠状动脉收缩、激活血小板和凝血瀑布、降解斑块纤维帽。肥大细胞释放的炎症介质超过一定阈值时可诱发冠状动脉痉挛和(或)斑块侵蚀或破裂,进而导致心绞痛、急性心肌梗死或支架内血栓形成。

Kounis 综合征的临床表现可以分为三个类型。

Ⅰ型:正常或接近正常的冠状动脉,并且没有冠状动脉疾病的危险因素,急性炎症介质的释放导致冠状动脉痉挛。

Ⅱ型:冠状动脉内已经存在稳定的动脉粥样硬化斑块,急性炎症介质的释放既可以单纯导致冠状动脉痉挛,也可以同时诱发冠状动脉痉挛和斑块侵蚀或破裂,后者表现为急性心肌梗死。

Ⅲ型:冠状动脉支架内血栓形成,抽吸出的血栓经过染色可见嗜酸性粒细胞和肥大细胞。

Kounis 综合征可以发生于各年龄段(2~90 岁),其临床特征是急性心肌缺血和急性过敏反应同时发生。虽然过敏在临床实践中非常多见,但只有少数患者出现胸痛或者心电图改变。而嗜酸性冠状动脉炎多数病例无支气管哮喘和药物过敏史。

第七节 治 疗

（一）药物治疗

1. 针对原发病的药物治疗 活动性炎症存在时糖皮质激素联合免疫抑制剂是首要的治疗措施。但是炎症活动性在不同个体表现差异很大,部分患者的炎症具有自限性,并不需要长期抗炎治疗,但另有部分患者的炎症可能持续几年甚至终生,需要长期正规的抗炎治疗,不适当的减药或停药可引起病情复发或加重。对该病活动性的评估,是临床上决定是否用激素或者免疫抑制剂的主要依据。

2. 针对冠脉病变的药物治疗 存在严重冠脉狭窄及冠脉血栓的患者需要抗血小板治疗,对于存在巨大冠脉动脉瘤的患者还需考虑抗凝治疗,冠脉炎症常并发冠脉痉挛、微血栓形成等,因此可联合应用一些抗痉挛及抗血小板药物,如地尔硫䓬、尼可地尔、西洛他唑等。对于不能除外合并冠脉粥样硬化性心脏病的患者还需他汀类药物的治疗。

（二）血管重建治疗

冠状动脉存在严重狭窄,尤其是左主干及前降支病变时,如果仅给予药物治疗则预后很差,有必要在炎症控制后尽早考虑血运重建。在炎症活动期应避免手术治疗,但是患者出现急性冠脉综合征时也需尽早手术,同时加用激素和免疫抑制剂。血运重建的方法包括冠状动脉旁路移植术、经皮冠状动脉腔内成形术、支架置入,选择时需考虑病变的数量、部位和特点,目前尚未确定最佳的血运重建措施。大动脉炎及巨细胞动脉炎常同时累及头臂动脉,包括乳内动脉,即使现阶段未累及,将来亦有可能累及,故大血管炎的冠状动脉旁路移植术中,不适宜使用乳内动脉或其他有可能受累的动脉,而尽可能应用全静脉化桥血管。对于结节性多动脉炎则静脉桥或动脉桥均可考虑。近年来对于单支或局限病变,有开展经皮冠状动脉腔内成形术或支架置入术治疗大动脉炎累及冠状动脉的报道,近期疗效满意,但远期疗效似乎不如冠状动脉旁路移植术。冠状动脉炎支架置入的主要问题是再狭窄,最近新型药物洗脱支架的应用降低了再狭窄率,为血运重建策略提供了更多的选择。病情炎症活动的有效控制是保持桥血管或支架通畅率的基础。

第八节 预后与管理

与冠脉粥样硬化性疾病相比,冠脉炎症性疾病相对少见,但是同样可引起心肌缺血、心肌梗死等严重后果,了解冠脉炎症性疾病有助于解释临床上遇到的一些疑难病例,有助于拓宽临床思路。在冠脉炎症性疾病的治疗中,根据临床及化验检查评估患者是否处于炎症活动期非常重要。但是也存在临床表现处于缓解期,而影像学及病理检查提示存在炎症活动的证据。激素及免疫抑制剂的治疗非常重要,是稳定或逆转病情的关键,对于已经出现严重狭窄的患者,血运重建的时机把握非常重要,需综合评估病情,尽量避免在炎症活动期进行手术,但如危及生命,也应尽早血运重建治疗。冠状动脉炎患者如已出现冠脉严重狭窄病变,或有心脏的其他累及,一般预后均较差。改善患者预后的关键在于早期诊断,早期治疗,因而需注重提高狭窄前病变的诊断水平。

（刘 强）

● 推荐阅读

1. Jennette JC，Falk RJ，Bacon PA，et al.2012 revised international Chapel Hill Consensus Conference Nomenclature of vasculitides.Arthritis Rheumatism，2013，65（1）：1-11.

2. Sun T，Zhang H，Ma W，et al.Coronary artery involvement in Takayasu arteritis in 45 Chinese patients.J Rheumatol，2013，40（4）：493-497.

3. Uniony S，Arias-Urdaneta L，Miloslabsky E，et al.Tocilizumab for the treatment of large-vessel vasculitis （giant cell arteritis，Takayasu arteritis）and polymyalgia rheumatica.Arthritis Care Res（Hoboken），2012，64（11）：1720-1729.

4. 中华医学会风湿病学分会.结节性多动脉炎诊断和治疗指南.中华风湿病学杂志，2011，15（3）：192-193.

5. Pagnoux C，Seror R，Henegar C，et al.Clinical features and outcomes in 348 patients with polyarteritis nodosa：a systematic retrospective study of patients diagnosed between 1963 and 2005 and entered into the French Vasculitis Study Group Database.Arthritis Rheum，2010，62（2）：616-626.

6. Marmursztejn J，Guillevin L，Trebossen R，et al.Churg-Strauss syndrome cardiac involvement evaluated by cardiac magnetic resonance imaging and positron-emission tomography：a prospective study on 20 patients. Rheumatology（Oxford），2013，52（4）：642-650.

7. Carreon CK，Esposin MJ.Eosinophilic coronary monoarteritis.Arch Pathol Lab Med，2014，138（7）：979-981.

8. Kounis NG.Coronary hypersensitivity disorder：the Kounis syndrome.Clin Ther，2013，35（5）：563-571.

9. Malik IS，Harare O，AL-Nahhas Beatt K，et al.Takayasu's arteritis：management of left main stem stenosis. Heart，2003，89（3）：e9.

10. 彭雯丽，刘奇志.Kounis 综合征 1 例.临床心血管病杂志，2016，32（4）：429-431.

第十一章 冠状动脉痉挛综合征

第一节 概 念

冠状动脉痉挛参与了冠心病的发生与发展,日益成为临床上防治心血管疾病的突出问题。Latham 最早提出心外膜冠状动脉痉挛(coronary artery spasm,CAS)可引起心绞痛。后来 Prinzmetal 等首先观察到 32 例静息心绞痛与短暂性 ST 段抬高型心肌梗死患者的临床表现,即急性胸痛通常发生在午夜或凌晨,夜间因胸痛而导致不能入睡、恐惧感是很常见的症状,此类心绞痛常被称为变异型心绞痛。与临床上典型心绞痛相比,变异型心绞痛的胸痛通常在持续时间上更长,程度更重,并且常与自主神经功能紊乱导致的症状明显相关,如恶心、大汗淋漓、面色苍白等;而次日患者通常能保持足够的运动耐力。尤其重要的是患者在剧烈活动时通常不会发生心绞痛,除非该患者存在冠状动脉粥样硬化性狭窄。然而,运动诱发的心绞痛也并不一定能排除冠状动脉痉挛。因此,变异型心绞痛的特点是常于静息状态下发作的心绞痛,发作时伴有心电图 ST 段抬高,其病理机制为冠状动脉痉挛致心肌供血不足。CAS 是一种常见的病理生理状态,因发生痉挛的部位、严重程度以及有无侧支循环等特征而表现为不同的临床类型,统称为冠状动脉痉挛综合征(coronary artery spasm syndrome,CASS)。

第二节 流行病学特征

不同研究中 CASS 发生率差异较大,可能与入选的地区、人群的基线特征不同有关。目前我国证据主要来自临床上因胸痛而怀疑 CASS 的高危人群。有报道在静息性胸痛患者进行冠脉造影明确冠脉狭窄 <50% 的小样本人群中行乙酰胆碱激发试验,阳性率为 75%,显示我国可能是 CASS 的高发地区。在另一项韩国研究中,对冠状动脉造影明确无显著血管狭窄的胸痛患者进行乙酰胆碱激发试验的阳性率为 48%。而日本的临床研究显示 CASS 发生率为 43%。此外,亚裔和高加索地区患者存在明显的种族差异性,其机制主要体现在冠脉血管张力和血管对外源性血管刺激物的反应程度,高加索地区呈现高反应性伴有冠状动脉的非阻塞病变,而多血管痉挛在日本人群中很常见。

第三节 危险因素与发病机制

CASS 的病因和发病机制尚未明确,既往认为 CASS 的发生发展是外部环境及内在因素共同作用的结果,CASS 的患者常合并有脂质及糖代谢异常,吸烟是主要的危险因素,但是与下面几种可能机制有关。

1. **血管内皮、平滑肌细胞结构和功能紊乱**　主要表现为 NO 储备能力降低,使 ET/NO 比值升高,导致冠脉血管紧张度增高,在应激性刺激时,内皮素分泌水平显著升高而诱发 CASS。氧化应激、炎症等因素通过不同机制影响内皮细胞的结构和功能而参与 CASS 发生。其中,吸烟已被确定为包括绝经前妇女在内的不同组患者冠状动脉痉挛的危险因素。日本冠状痉挛协会的研究发现,年龄与吸烟呈显著正相关,而戒烟与临床上心绞痛的自行缓解有关。高胆固醇血症和胰岛素抵抗也是血管痉挛性心绞痛患者的危险因素,既往研究认为 CASS 患者的血清 hsCRP 水平比非 CASS 患者明显升高,6 个月口服他汀类药物治疗显著降低 CASS 的发作,同时导致 hsCRP 水平的降低。这些结果表明,包括高脂血症和吸烟在内的危险因素引起的慢性炎症参与了 CASS 的发病机制,并且 hsCRP 可用于 CASS 严重程度的评估。

许多内源性血管收缩递质被认为是引起冠状动脉痉挛的因素,包括儿茶酚胺(α-肾上腺素能受体)、血清素、组胺、多巴胺和缩血管前列腺素如血栓素 A_2。然而,即使阻断内源性激动剂与受体相互作用仍不能抑制痉挛发生。这些证据表明引起冠状动脉痉挛的原因并不是由特异性激动剂与受体的相互作用,而是血管对内源性递质刺激后的高反应性结果。其中,内源性血管扩张剂和血管平滑肌细胞超敏特性导致了冠脉血管的高反应性。最近研究者们证实 Rho 激酶活性的增加是引起血管平滑肌细胞(VSMC)高反应性的主要机制。Rho 激酶是一种控制 VSMC 收缩和松弛的酶,其活性不依赖细胞内 Ca^{2+} 浓度。活化的 Rho 激酶通过抑制肌球蛋白磷酸酶的肌球蛋白结合亚基增强肌球蛋白轻链磷酸化,介导 VSMC 的过度收缩。目前,Rho 激酶抑制剂法舒地尔已被证明可预防乙酰胆碱诱发的血管痉挛性心绞痛患者的冠状动脉痉挛,这表明 Rho/Rho 激酶途径确实在临床冠脉痉挛的诊断与治疗中起重要作用。

2. **神经功能调节障碍**　临床上观察到 CASS 患者心绞痛发作多数发生在清晨,虽然冠状动脉血管扩张昼夜变化的存在表明可能有自主神经系统的作用,但是关于交感神经或迷走神经功能的作用,仍然没有形成专家共识。CASS 的血管痉挛性发作与交感神经活动增加有关;通过减少交感神经活动、增加迷走神经张力可以减少 CASS 的临床发作次数及发作时间。因此,交感神经活动不平衡可能是 CASS 患者的触发因素,但不能完全解释 CASS 的主要原因。

自主神经因素:冠状动脉内有 $\alpha\beta$ 肾上腺素能受体。α 受体主要分布在大的冠状动脉,β 受体则分布在大、小冠状动脉。α 受体兴奋引起血管收缩,β 受体兴奋则引起血管扩张。正常情况下,冠状动脉交感神经兴奋的净效应是冠状动脉扩张($\beta1$ 受体兴奋占优势)。但部分冠状动脉粥样硬化血管对缩血管物质的敏感性增加,刺激交感神经释放去甲肾上腺素并通过兴奋 α 受体诱发冠状动脉痉挛。20 世纪 80 年代有外科切除交感神经可治疗难以控制的 CASS 的报道。在内科介入手术中,应用乙酰胆碱也可诱发 CASS 的发生。上述临床研究证实神经调节确实参与了 CASS 的发生与发展。

3. **遗传因素**　近年来的研究证明,遗传因素在冠状动脉痉挛的发病中起重要作用。临床研究发现,冠状动脉痉挛的发病与氧磷激酶基因多态性密切相关。此外还有文章报道,内皮一氧化氮合酶基因的多态性也可能参与了 CASS 的发生。

第四节　临床表现

1. CASS 诱发急性冠脉综合征　临床上 CASS 除了引起心绞痛外,冠状动脉痉挛还可导致急性冠状动脉综合征。

常见于生活或工作压力较大的中年患者,表现静息性胸痛或胸闷,常常发生在后半夜或过度劳累之后的安静状态下,但程度较轻,呈胸部闷胀不适、呼吸不畅、压迫感等,无明显濒死感及大汗、恶心、呕吐等临床表现;部分患者表现为空气不流通的环境下容易发作的轻度胸闷。有些患者常常因夜间发生胸闷而憋醒,坐起、行走、呼吸新鲜空气等可使症状缓解,含服硝酸甘油亦可使之缓解。因此,典型与非典型冠状动脉痉挛患者呈现不同临床特征的根本原因在于冠状动脉痉挛发生时,痉挛血管是否发生完全性闭塞。典型患者常因严重痉挛导致血管完全闭塞,远端血流完全中断,从而出现严重心绞痛发作合并急性 ST 段抬高型心肌梗死;非典型患者则常常因痉挛程度为非闭塞性,或远段因反复发作已经形成侧支循环,或痉挛持续时间过短等使远段血管虽有缺血但未达到损伤程度,症状仅仅出现程度较轻的不稳定型心绞痛等临床特征。

冠状动脉痉挛参与急性冠状动脉血栓形成,导致梗死前不稳定心绞痛和急性心肌梗死。既往研究发现冠心病患者血管痉挛往往建立在冠状动脉硬化性狭窄的基础上。在临床上发现冠脉狭窄不严重的情况下,急性心肌梗死并不少见,可见此类患者冠状动脉痉挛可能是急性冠状动脉闭塞的主要原因,或者至少是继发性冠脉血流障碍的原因。

2. CASS 诱发心律失常　CASS 可诱发各种心律失常,临床上心律失常的发生较高。国内有研究认为由 CASS 引起的变异型心绞痛,约 45% 可检出心律失常。若患者发生心律失常导致严重临床后果,而且猝死前有大量吸烟、吸毒或大量饮酒病史,更应高度怀疑猝死为 CASS 诱发严重心律失常所致。关于冠脉痉挛引起的室性心律失常的发生、发展与预后研究较少。左冠状动脉痉挛多表现为室性心律失常,如室性早搏、短阵室性心动过速,严重者表现为持续性室性心动过速、室颤、猝死。右冠状动脉痉挛多表现为窦性心动过缓、窦性停搏或者房室传导阻滞等。

3. CASS 诱发心力衰竭　反复发作性 CASS 可导致冠脉持续性痉挛引起缺血性心肌病改变,临床上产生胸闷、胸痛伴随呼吸困难、心脏超声检查提示心脏扩大及射血分数降低等心力衰竭的症状及体征。部分患者长期、反复、多支血管、多个部位的冠状动脉痉挛易产生心力衰竭的临床表现,而往往缺乏胸痛、心肌梗死等病史。

4. CASS 诱发无症状心肌缺血　临床上无明显胸闷、胸痛等表现,但是心电图或动态心电图检测提示存在 ST 段的抬高或压低,这类患者在临床上具有一定的风险。

第五节　辅助检查

1. 静息心电图　患者未发作时心电图往往表现正常,如果合并冠心病或者心律失常,心电图常表现为 ST-T 改变或者有不同的心律失常。当发作时,心电图上至少两个连续导联发生不少于一条变化:ST 段抬高、ST 压低≥0.1mv 及新倒置的 U 波。

2. 发作性心电图或动态心电图　CASS 发作时的心电图主要表现为一过性 ST 段和/

或 T 波改变,部分患者表现为 ST 段压低或者抬高,而有些患者甚至无 ST 段的改变而仅有 T 波倒置。动态心电图可以捕捉到发作时心电图 ST-T 动态改变,有助于临床上 CASS 的诊断。

3. 联合负荷试验的方法　患者静息状态下发作胸闷、胸痛等临床表现、心电图上出现缺血性 ST 段的改变及心肌核素灌注显像负荷试验呈现反向再分布特征可以进行临床诊断。

4. 激发试验　冠状动脉痉挛激发试验的方法较多,临床上分为有创性激发试验和非创伤性激发试验。有创性激发试验临床风险较大,所以创伤性激发试验首先要排除严重冠脉血管的狭窄。试验时注意监测患者的临床表现、监测心电图,冠脉内注射乙酰胆碱或麦角新碱进行诱发试验,诊断结果为患者出现胸痛、心电图缺血改变及冠脉造影显示冠状动脉血管收缩合并狭窄大于 90%。

非创伤性激发试验临床上可以采取冷加压试验、清晨运动负荷试验、过度换气试验等,虽然其敏感性不高,但是特异性、安全性较高,一旦诱发成功,有利于临床上的诊断与治疗。国内外专家建议将有创性及无创性激发试验结合起来可以提高患者的诊断价值。

第六节　诊　　断

目前国际上通用的诊断方法包括有创性激发试验、非创伤性激发试验、联合负荷试验方法及非激发试验方法等途径。其中有创性激发试验虽然是金标准,但仅限于有条件的医院才能实施,同时需要排除冠脉严重狭窄,其中通用的药物还是乙酰胆碱为主,而麦角碱药物使用减少。非创伤性激发试验敏感性差,但是特异性高,与创伤性激发试验相比更为安全。建议在现阶段积极开展联合负荷试验的诊断方法。联合负荷试验的诊断按照中国专家共识推荐的诊断方法具有三个特征:①患者发病处于静息状态;②心电图运动试验阴性或者运动终止后恢复期表现为缺血性 ST 改变;③核素灌注扫描显示心肌负荷试验呈现反向再分布。

第七节　治　　疗

1. 急性发作期的治疗　主要原则为积极解除冠脉痉挛状态,对恶性心律失常或者心脏骤停等急症表现的患者进行及时对症、支持处理。

(1)硝酸甘油:硝酸酯类药物由于能够扩张静脉减轻心脏前负荷及扩张冠状动脉,在冠心病的心绞痛发作治疗中广泛应用。然而,在 CASS 患者缺乏长期治疗效果的证据。首选舌下含服或喷雾剂口腔内喷雾,若在 5 分钟左右仍未能显著好转可以追加剂量,若连续使用 2 次仍不能缓解,应尽快静脉滴注硝酸甘油;导管室内发生的 CASS 可直接在冠状动脉内注射硝酸甘油 200μg,部分患者需要反复多次注射硝酸甘油方能解除。日本的一项研究针对 1429 例 CASS 患者的观察性研究中发现,服用硝酸酯类药物与否对 CASS 患者主要不良心血管事件的影响没有差异(HR=1.28 CI:0.27~2.28);在合并有冠脉微血管病变时应用硝酸酯类药物扩张微血管的作用有限,临床效果欠佳,其原因并不完全清楚,可能包括低血压和反射性交感激活引起的心肌灌注不足、心率增快及冠脉血管的收缩增加。

(2)CCB:在大多数 CASS 患者中,推荐服用 CCB;CCB 可改善患者的临床预后,且不易产生心肌梗死等并发症。Ohba等研究发现,在CASS患者中应用CCB可明显减轻心绞痛的临床症状,未发现不良心血管事件的增加。其中,地尔硫草对部分冠脉痉挛的患者有效,通过改善心肌灌注产生一定的保护作用。因此,对于部分顽固性CASS患者使用硝酸甘油无效,或可能因反复或连续使用而产生耐药,可以改用短效CCB或两者联合应用,特别顽固的患者可持续静脉输注或冠状动脉内注射地尔硫草药物。

(3)镇静镇痛药物:对症处理以降低心肌耗氧量,从而缓解心绞痛,尽可能避免使用阿片受体拮抗剂,因此类药物易诱发冠脉痉挛。

(4)抗血小板治疗:应尽早启动抗血小板治疗,包括阿司匹林300mg和氯吡格雷300~600mg负荷剂量,及阿司匹林100mg/d和氯吡格雷75mg/d常规剂量维持。最近有研究认为不合并冠脉血管狭窄的患者,尽量避免小剂量阿司匹林临床上使用,以免增加临床上心血管事件。

2. 稳定期治疗 贯彻长期治疗、以减少临床胸痛或无症状心肌缺血的发作,降低心、脑血管事件的发生。

(1)危险因素和诱发因素的控制:包括戒烟酒、控制血压、减轻体重,冠心病危险因素的控制,避免过度劳累和减轻精神压力等。其中吸烟是我国CASS最重要的危险因素,应强化戒烟指导,并防止被动吸烟。研究表明吸烟人群的冠脉痉挛比不吸烟人群高4.2倍,远远高于糖尿病及高血脂的风险。

(2)药物治疗

1)CCB:是疗效最为肯定,应用最广泛的防治CASS的药物。荟萃研究表明,贝尼地平能改善CASS临床预后并降低死亡率,国内研究亦显示该药在减少复发和降低心脏事件方面优于传统CCB,当疗效不佳时,可以联合地尔硫草,并可以换用或联合硝酸酯类或尼可地尔。

2)硝酸酯类药物:其预防CASS复发的疗效弱于CCB,常作为CCB不能使用时的替代或当CCB疗效不佳时与之联合。

3)钾通道开放剂:尼可地尔,具有ATP敏感钾离子通道开放剂的作用,同时兼有拟硝酸酯类作用,能够有效地扩张冠脉阻力血管,对CASS患者治疗效果较好。

4)他汀类药物:可以显著降低CASS的发作频率并改善血管内皮功能,其还有抗炎抗氧化等作用,Confirm研究中观察他汀类药物降低心血管再发事件和降低死亡率(56%),但对于无冠脉斑块形成的患者来说没有益处。应根据CASS的临床类型确定胆固醇的目标值或降低幅度,坚持长期应用,但尚无充分的循证医学证据。

5)抗血小板治疗:CASS患者均应该接受抗血小板治疗,长期口服阿司匹林100mg/d,以防发生急性冠状动脉事件。临床表现急性冠状动脉综合征时应使用双联抗血小板治疗。

6)β受体阻滞剂:由于β受体阻滞剂能够抑制交感神经兴奋、减慢心率、减少心肌耗氧量及增加冠脉的灌注,在抗CASS心绞痛的发作发挥重要作用,尤其对交感活性增高或心率过快的患者。对于冠状动脉无显著狭窄的CASS患者禁忌单独使用。

7)中医药治疗:基于CASS发病机制较为复杂的特点,中医整体观念的思想在其治疗中发挥重要作用。传统医学认为"心络绌急"与CASS有很大的相关性,其发生多与脉络绌急、气虚瘀阻、寒凝血瘀有关,益气、化痰、祛瘀、通络法能有效拮抗冠脉痉挛收缩,改善心肌微循环。有研究显示,中成药如通心络胶囊、心脑宁胶囊等可用于治疗CASS性心绞痛,但尚需循证医学研究证实。

综上所述,在长期药物治疗的推荐中:CASS 的防治应从病理机制和相关危险因素入手,以控制吸烟、调整血脂、抗血小板和 CCB 为主的综合防治方案。长效 CCB 是预防 CASS 复发的主要药物,其中地尔硫䓬和贝尼地平可以作为首选,若效果欠佳或不能耐受,可换用不同的 CCB;若单一药物治疗控制不理想,可以联合应用 CCB 和硝酸酯类;若仍不理想可以换用 CCB 与尼可地尔联合;若 CASS 合并显著血管狭窄或心肌桥,在使用 CCB 及硝酸酯类无效的情况下,方可考虑 CCB 和(或)硝酸酯类与 β 受体阻滞剂的联合应用。所有 CASS 患者均不主张单用 β 受体阻滞剂治疗。抗血小板及调脂治疗应长期坚持应用。

（3）非药物治疗

1）经皮冠状动脉介入治疗:直至目前为止,尚无临床研究证实对于无明显冠脉器质性狭窄的 CASS 施行 PCI 可能获益。与欧美人不同,大多数日本 CASS 患者为冠状动脉轻度狭窄伴多支痉挛,即使施行 PCI 联合钙拮抗剂治疗,术后冠脉痉挛消失的可能性也较低。因此,指南不建议对那些无严重器质性狭窄的 CASS 患者施行冠脉 PCI。虽然我国尚缺乏 CASS 的流行病学资料,但是在临床实践中经常可以遇到患者具有典型心绞痛或急性心肌梗死的症状与心电图变化,冠脉造影却显示冠脉无明显狭窄,推测上述心脏事件可能与严重、持续的冠脉痉挛相关。因此,CASS 患者原则上不主张介入治疗,个案报告显示,中重度冠状动脉狭窄基础上合并 CASS 者可能从介入治疗中获益。

2）埋藏式自动除颤起搏器:对于因 CASS 诱发的持续性室性心动过速或心室颤动等所导致的心脏骤停存活患者中,在规范药物治疗下仍存在反复发作者,可在进行充分评估的基础上考虑安装埋藏式自动除颤起搏器。在一项仅有 8 名患者的研究中,曾经发生过室颤的患者再发室性心律失常的中位时间为 15 个月。此外,在另一项研究中,23 名患者进行长达 2.1 年的随访,5 名患者发生心脏骤停。考虑到长期心脏内装置可能会引起一些不良并发症,皮下 ICD 或者可穿戴式除颤设备可能是未来研究的方向。

第八节　预后与管理

虽然 CASS 与多种因素相关,临床表现各异,激发试验在临床诊断和治疗作用明显,但是诊断和治疗有许多问题需要解决,包括 CASS 的流行病学,发病机制和治疗。据报道,CASS 在绝经后妇女中更为常见,其原因仍不明确,部分原因可能与雌激素分泌下降有关。CASS 综合征的患者可能存在一氧化氮(NO)的不足,NO 依赖的血管舒张功能受损可能会增加小血管的反应性,并且易于对乙酰胆碱等刺激产生超强血管收缩的反应。CASS 患者的有效治疗管理尚未建立完善。β- 阻滞剂,硝酸盐或 CCBs 的常规治疗似乎效率有限。目前能增加内皮衍生的 NO 可用性的几种药物,包括雌激素制剂,血管紧张素转换酶抑制剂,HMG-CoA 还原酶抑制剂(他汀类药物)和 NO 供体,其中一些已在 CASS 病例中证实有效。

CASS 患者中绝大多数以心绞痛为主要表现,一旦早期诊断成立,应去除危险因素与坚持药物治疗,在严格戒烟、戒酒基础上坚持长期药物治疗的患者预后是较好的,日本和中国的长期随访死亡率均在 1% 左右。需要指出的是,上述研究均是把 CASS 明确诊断前发生的急性心肌梗死或猝死患者排除在外,而绝大多数 CASS 患者的急性心脏事件是发生在明确诊断之前,尤其是出现左主干和右冠状动脉痉挛时。但以急性心肌梗死或以心脏骤停为首次发病形式的 CASS 患者预后较差,若未能成功进行心肺复苏则归于猝死。此类患者无法进入研究人群,甚至猝死前的诊断亦无法明确。因此,能够及早将这些患者筛查出来,建立长期的管理与防治策略,可以明显减少 CASS 患者的远期死亡率。

(解玉泉 沈成兴)

● 推荐阅读

向定成.曾定尹.霍勇.冠状动脉痉挛综合征诊断与治疗中国专家共识.中国介入心脏病学杂志,2015,23(4):181-186.

第十二章　冠状动脉微循环障碍与 X 综合征

第一节　概念与流行病学

在过去的概念里，冠心病基本等同于冠状动脉大血管病变。然而随着冠状动脉造影（CAG）技术的推广普及，相关学者逐渐意识到有一定比例自身症状与冠脉造影结论之间不匹配病人的存在。1973 年，Kemp HG 等人提出了心脏 X 综合征（cardiac syndrome X，CSX），对这部分存在着心血管疾病而 CAG 结果阴性的现象进行了总结。由于缺乏认识，过去人们对于 X 综合征往往不够重视。但随着相关概念的普及以及生物 - 社会 - 心理医学模式的建立，如何缓解 X 综合征的症状、改善这些患者的生活质量，也已成为临床医生的关注点。

由于诊断困难，X 综合征在人群中的实际发病率尚不十分明确。然而，多项研究表明，相较男性而言，女性发病率更高，而且发病年龄往往是围绝经期或绝经后。此外，高血压、糖尿病、高脂血症也是 X 综合征的危险因素。

第二节　病理生理机制

目前，X 综合征的病理生理机制尚不明确。但已有研究对可能的发病机制提出假说。目前较认可的解释包括冠脉微血管功能异常以及疼痛高敏感性。

Cannon RO 等人 1985 年提出了微血管性心绞痛（microvascular angina），认为 X 综合征患者之所以无法从 CAG 中发现冠脉病变，是由于病变部位位于冠脉循环中下游的冠状动脉微循环区域。冠脉微循环系统受到心肌代谢产物、冠脉内压力等因素的调控，并由此控制冠状动脉血流量以完成心肌细胞的物质交换及新陈代谢，是心脏冠脉循环系统中的重要元素，而 X 综合征的发生可能就源于这一调控机制的异常。在经过了多年的研究后，这一病理生理变化被正式命名为冠脉微血管功能异常（CMD）。

Shapiro LM 等人发现一部分 X 综合征的患者在 CAG 过程中同样出现了不适，导管进入冠脉口或向其中注入生理盐水均可造成疼痛，症状与之前发病类似。遂于 1988 年提出了疼痛高敏感性假说。一些生理范围内的刺激对于这部分高敏感性人群而言可能会造成疼痛感受，这种对于疼痛感受程度的假说也可以解释 X 综合征的临床表现。然而，疼痛高敏感性有时很难与焦虑、疑病症等精神疾病相鉴别，临床上也缺乏判断患者是否实际感受疼痛的检测手段，因此这一部分病人往往被归类于心脏神经官能症。

第三节 临床表现与诊断

一、病史

X 综合征所引发的疼痛常频繁发作,半数以上患者可感受到日均一次以上的胸部不适感,而疼痛的具体表现则与冠状动脉粥样硬化性心脏病所引发的心绞痛类似。患者往往在劳累后感受到胸骨后压榨样疼痛,疼痛与活动体位无关,不适感持续 15~20 分钟后可缓解。部分 X 综合征患者也曾经历过静息状态下的胸部不适感。与心绞痛不同,含服硝酸甘油一般难以缓解疼痛症状,甚至可能加重。

二、检查

心电图检查是 X 综合征诊断的重要依据。X 综合征患者的静息心电图通常正常,但在运动后却常出现一过性的 ST 段压低。运动试验以及 24 小时心电图等可用于检测 X 综合征患者的心电图变化。

X 综合征的诊断需要排除冠状动脉粥样硬化性心脏病。换言之,阴性的 CAG 结果也是诊断 X 综合征的必要条件。同样的,冠状动脉痉挛也是 X 综合征确诊前必须排除的。应用麦角新碱或乙酰胆碱的激发试验常作为冠脉痉挛的排除手段。

三、诊断标准

X 综合征的诊断需要排除包括冠心病、冠脉痉挛、先天性心脏病、心肌病、心包疾病、肺部疾病、带状疱疹等可导致胸前区疼痛的心源性以及非心源性疾病。其具体的诊断流程如下:

运动诱导的心绞痛样胸部不适感;

胸部不适时心电图检查中持续 1 分钟以上的 ST 段压低 ≥0.1mV;

冠脉造影明确心外膜冠状动脉不存在 50% 以上的病变;

麦角新碱或乙酰胆碱冠状动脉痉挛激发试验阴性;

除外其他可导致胸前区疼痛的心源性以及非心源性疾病。

第四节 治 疗

由于 X 综合征的病理生理机制仍不明确,目前尚无明确治疗手段。结合抗缺血以及精神症状的综合治疗可能更为有效。

一、改善生活习惯

健康的生活方式可缓解 X 综合征症状。研究表明,适当运动、合理膳食等健康的生活方式可以改善 CAG 正常的胸前区不适感。另外,戒烟以及减重等可以改善冠脉内皮功能,同样被认为可以缓解 X 综合征。

二、抗缺血治疗

用于治疗冠心病的各类抗缺血性药物同样可以用于治疗 X 综合征。硝酸酯类药物常用于扩张冠状动脉,但其在 X 综合征的治疗上效果欠佳,甚至还会在一定程度上加重患者的疼痛表现。这可能是因为 X 综合征患者存在冠脉微血管的扩张机制异常所致。

三、β 受体阻滞剂和非二氢吡啶类钙离子拮抗剂

可以作为缓解 X 综合征患者症状的有效治疗手段。其中 β 受体阻滞剂可有效缓解 X 综合征的胸前区不适感,减少胸痛发作频率,同时增加患者的心脏舒张功能以及活动耐量,目前被认为是 X 综合征的一线用药。非二氢吡啶类钙离子拮抗剂如维拉帕米以及地尔硫䓬等同样可以在减少患者胸前区不适症状的同时增加患者的活动耐量。但是相关原理尚不明确,而且此类药物的效果不如 β 受体阻滞剂。对于症状严重患者,β 受体阻滞剂与非二氢吡啶类钙离子拮抗剂可联用。

另外,血管紧张素转换酶抑制剂(ACEI)类药物具有改善患者冠脉血管内皮功能、增加冠脉血流量的效应,适用于 X 综合征的患者,具有改善症状以及增加活动耐量的作用,对于冠脉血流量降低的女性患者效果更佳。类似的,他汀类药物作为 HMG-CoA 还原酶抑制剂,在降低患者血脂的同时也具有改善内皮功能的效应,同样适用于 X 综合征。

四、精神症状治疗

除了抗缺血治疗外,精神症状的改善也是 X 综合征患者治疗过程中的重要环节。X 综合征的病理生理机制之一是疼痛敏感性的增高,氨茶碱可有效提高疼痛阈值并改善 X 综合征患者的临床症状。

除外,焦虑、疑病症等精神系统疾病常可导致胸前区不适感,对于这部分患者,抗抑郁药物可以作为改善症状的有效手段,但需谨慎使用。

第五节 预 后

X 综合征在短期内一般不危及患者生命。但长期生存分析表明,X 综合征的患者相较于对照组有更高的心血管事件发病率。同时,患者生活质量明显下降。

（盛欣成 何 奔）

● **推荐阅读**

1. Agrawal S,Mehta PK,Bairey Merz CN.Cardiac Syndrome X-Update 2014.Clinical Cardiology,2014,32(3):463-478.

2. Filippo C,Gaetano AL,Paolo GC.Coronary Microvascular Dysfunction.Springer-Verlag Italia,2014.

3. 张运,陈韵岱,傅向华,等.冠脉微血管疾病诊断和治疗的中国专家共识.中国循环杂志,2017,32(5):421-430.

第十三章 心肌桥

第一节 概 念

冠状动脉在心外膜走行过程中,可能会进入心肌内若干长度及深度,以前降支中段好发。心外膜节段性覆盖冠状动脉的心肌纤维称为心肌桥(myocardial bridge, MB),为心肌纤维覆盖的冠状动脉称为壁冠状动脉。冠状动脉心肌桥这一概念由 Geiringer 于 1951 年在尸检报告中提及,1960 年由 Portmann 和 Iwing 在冠脉造影中证实。冠脉造影中,心肌桥表现为心肌收缩期心肌纤维压迫冠状动脉的"挤奶效应";在心肌桥诊断金标准——血管内超声检测中,心肌桥表现出典型的"半月现象"。近年来,随着冠状动脉造影、冠状动脉 CTA 及血管内超声等影像学技术的广泛应用,冠状动脉心肌桥检出率显著升高。尽管心肌桥可以发生在冠状动脉大部分节段,但 70%~98% 涉及左前降支动脉(LAD),尤其是中段部位。传统认为心肌桥为良性疾病。然而,近来亦有心肌桥导致急性心肌梗死发生的病例报道。

第二节 临 床 表 现

心肌桥(MB)患者的临床表现差异较大,多数患者可无明显症状和体征。临床症状多于40 岁以后出现,表现为类似心绞痛的症状,可有胸痛、心前区憋闷不适,个别可伴有头痛、恶心,严重时可导致心律失常、急性冠状动脉综合征以及心源性猝死。既往研究认为,MB 患者临床症状的轻重与其自身长度、厚度以及所在周围脂肪组织分布走行密切相关,同时也与心肌纤维的走行方向与所属血管长轴成角有关,呈近似直角者更容易产生临床症状。新近的研究认为,临床症状亦与冠状动脉受压的程度有关,大于 40% 的压迫性狭窄可导致患者出现不同程度的胸闷、胸痛甚至心绞痛等症状。MB 患者的静息心电图大多正常,天气状况不佳、劳累、运动、情绪激动中或之后可以出现 Ⅱ、Ⅲ、avF 及 V_3~V_6 导联 ST-T 改变、Ⅰ~Ⅱ度房室传导阻滞等。心电图 ST 段下移程度与 MB 长度及壁冠状动脉受压程度相关,且心律失常频度和活动平板阳性率均随受压程度加重而明显增加。MB 合并近段血管粥样硬化等病变时,临床症状更为明显,合并其他器质性心脏病时(例如,心肌病、冠心病、心脏瓣膜病变等)临床表现更为复杂。临床工作中经常会遇到部分中、青年患者发病时表现为稳定或不稳定心绞痛症状,无常见的肥胖、高血压、高血脂等冠心病危险因素以及心肌缺血的证据,心电图出现 Ⅱ、Ⅲ、avF 及 V_3~V_6 导联 ST-T 改变、Ⅰ~Ⅱ度房室传导阻滞等,应首先考虑 MB 可能。

第三节 诊 断

随着冠状动脉造影、血管内超声、冠状动脉 CTA 以及核素心肌显影等影像学技术在临床的广泛应用,临床医生对 MB 的认识有了进一步提高。血管内超声及多普勒血流测定是 MB 诊断金标准,可以清晰地显示血管横截面并提供血管腔及血管壁的解剖信息,还能对其血流进行定量分析。血管内超声显示,在整个心动周期中,壁冠状动脉在收缩期受心肌压迫而发生变形,舒张期亦存在着恢复延迟。"半月现象"(即"葛氏现象")是 MB 特征性的血管内超声表现;多普勒血流测定可发现壁冠状动脉出现一种特殊的"指尖样"血流模式,它是由舒张早期血流加速及紧随其后的血液流速快速下降和舒张中期的流速平台组成。冠状动脉多层螺旋 CT 成像是一种无创性检查方法,可以显示壁冠状动脉的直径、管壁及 MB 长度、位置、深度、是否合并动脉粥样硬化等。冠状动脉造影术作为心肌桥检测的常规手段,其诊断标准为冠状动脉收缩期显影明显狭窄,而舒张期管径显影清晰,即"挤奶效应",能准确判断心室收缩期时的狭窄程度,并且可以动态观察心肌桥的变化,但其检出敏感度显著低于血管内超声和冠脉 CTA 检查。核素心肌灌注显像是一种无创性心肌影像检查技术,用于评价心肌灌注情况,核素心肌显像可反映不同部位心肌的放射性分布状况,MB 压迫血管越严重,负荷心肌灌注显像发现心肌缺血的比例则越高。

第四节 治 疗

心肌桥的治疗原则是减轻壁冠状动脉的压迫。治疗措施主要有药物治疗、介入治疗和手术治疗。

药物治疗包括 β 受体阻滞剂、非二氢吡啶类钙离子拮抗剂等。其中 β 受体阻滞剂作为首选,它可减慢心率,减轻收缩期压迫,提高冠状动脉血流储备,以改善患者症状和提高运动耐量。非二氢吡啶类钙离子拮抗剂主要应用于 β 受体阻滞剂禁忌或合并冠状动脉痉挛者,可降低心肌收缩力,缓解冠状动脉痉挛,延长舒张期,改善心肌缺血,是目前治疗心肌桥的另一类有效药物。至于硝酸酯类,目前存在争议,因其可反射性加快心率,加重冠状动脉受压,并且在扩张冠状动脉后引起受挤压段血管相对性狭窄加重,可使心绞痛加重甚至诱发,故应尽量避免长期使用。但心绞痛发作时可使用硝酸酯类药物缓解症状,可能是通过缓解合并的冠状动脉痉挛起作用。其他增强心肌收缩力的药物如强心苷类也应避免使用。

心肌桥的介入治疗在国内外文献中已有报道。因单纯经皮冠状动脉腔内成形术较高的再狭窄率,目前介入治疗多采用冠状动脉内支架置入术。有研究表明,应用支架置入术可治疗心肌桥近段严重的动脉粥样硬化病变,疗效不受心肌桥影响。对于单纯心肌桥患者,有调查发现壁冠状动脉置入支架后即刻冠状动脉血流恢复,血流储备功能基本正常,临床症状改善明显,但远期发生支架内再狭窄率、支架断裂率较高,且操作存在一定的风险,如血管穿孔和心包填塞,由于心肌桥对大多数患者而言危害性较小,而进行介入治疗一旦发生再狭窄或血管穿孔可能会给患者造成更大的伤害,因此,目前学界多不支持心肌桥内常规植入支架治疗。对于浅表壁冠状动脉、心肌桥内及近段合并冠脉严重狭窄,且心肌缺血症状经药物治疗效果不佳者,可在血管内超声指导下,谨慎植入支架治疗,可能对提高疗效有益。

外科手术治疗心肌桥方式主要有两种:心肌桥松解术和冠状动脉旁路移植术(CABG)。术中常采用经心外膜超声心动图来定位心肌桥和壁冠状动脉。心肌桥松解术治疗存在一定风险,如损伤壁冠状动脉、右心室穿孔等,松解术后瘢痕组织可加重局部压迫,故应严格掌握手术指征。对于合并壁冠状动脉近段固定狭窄、临床症状明显者,为避免心肌桥松解术引起的瘢痕性固定狭窄,应选择 CABG。药物治疗与介入治疗后仍有顽固性心绞痛的患者,也应考虑行 CABG,目前已有使用微创 CABG 术治疗心肌桥的报道。

　　总之,心肌桥的治疗主要取决于患者的临床症状及心肌缺血程度。无心肌缺血相关症状者无须治疗,有症状者应避免剧烈运动,首选药物治疗。对少数经药物治疗效果不佳、壁冠状动脉严重狭窄的浅表心肌桥者,慎重选择支架置入术的同时,避免血管穿孔的发生。对于冠状动脉造影显示有严重的收缩期狭窄(>75%),或形态上表现为深陷于心肌纤维内,舒张期管腔不能恢复正常,或血管内超声证实壁冠状动脉管腔狭小,药物治疗欠佳,或介入治疗后发生支架内再狭窄的患者,需考虑 CABG 术治疗。目前缺乏大规模的研究比较药物治疗、支架置入术和手术治疗对心肌桥患者的治疗效果,故有创性治疗的适应证和治疗方式仍应谨慎选择。

（石洪涛　张书宁　葛均波）

● 推荐阅读

1. Ge A,Jeremias A,Abels D.New signs characteristic of myocardial bridging demonstrated by intracoronary ultrasound and Doppler.Eur Heart J,1999,20:1707-1716.

2. 葛均波.心肌桥 //.实用心脏病学.第 5 版.上海:上海科学技术出版社,2016:930-931.

第十四章 脑血管病概论

第一节 概述与流行病学

一、脑血管病（cerebrovascular disease，CVD）

是指各种原因导致脑血管病变或血流障碍引起的脑部疾病的总称。急性发病并迅速出现脑功能障碍的脑血管疾病称为急性脑血管病，多表现为突然发生的脑部受损征象，如意识障碍、局灶症状和体征。如症状持续超过 24 小时，或影像学上有责任病灶的称为脑卒中（stroke），又称为中风（apoplexy）、脑血管意外（cerebrovascular accident），包括缺血性脑卒中和出血性脑卒中。如症状持续时间小于 24 小时，且影像学未发现责任病灶的称为短暂性脑缺血发作（transient ischemic attack，TIA）。因此，急性脑血管病包括脑卒中，但不等同于脑卒中。

二、流行病学

脑血管病一直以来都是人类的主要健康问题之一，是引起死亡和残疾的主要原因。根据全球疾病负担研究 2015 年（Global Burden of Disease Study 2015，GBD2015）研究结果，脑血管病导致的死亡为 632.6 万人，占总死亡的 11.3%，脑血管病的死因顺位由 1990 年的第 5 位上升到第 2 位，仅次于缺血性心脏病。

我国也是受脑血管疾病威胁较大的国家之一，2015 年我国居民脑血管病死亡率为 145.5/10 万，占总死亡的 22.4%，仅次于恶性肿瘤，位居死因顺位的第 2 位。城市地区脑血管病死亡率为 128.2/10 万，农村为 153.6/10 万，分别位居死因顺位的第 3 位和第 2 位。

脑血管疾病发病率男性高于女性，男：女约为 1.3：1~1.7：1。脑血管疾病发病率、患病率和死亡率随年龄增长而增加，80 岁以上人群脑血管病发病率是 40~49 岁人群的 4~6 倍。脑血管疾病的发病与环境因素、饮食习惯和气候（纬度）等因素有关，我国脑卒中发病率总体分布呈现北高南低、西高东低的特征。2012—2013 年我国年龄调整的脑血管病发病率、患病率分别为 246.8/10 万和 1114.8/10 万。东北地区的发病率最高，为 365/10 万；其次是中部地区，为 326/10 万；西南部地区发病率最低，为 154/10 万。

第二节 脑部血液供应

脑的血管系统大体可分为动脉系统和静脉系统。动脉系统又可分为颈动脉系统和椎-基底动脉系统，颅脑的血液供应主要来自颈前的两根颈总动脉和颈后的两根椎动脉（图 14-1）。脑血管的最大特点是颅内动脉与静脉不伴行。

（一）颈动脉系统（前循环）

颈动脉系统包括颈总动脉、颈外动脉和颈内动脉及其分支（图 14-2）。颈总动脉，左右各一根，分别提供一侧颅脑的供血。右侧的颈总动脉起自头臂干动脉，左侧的颈总动脉直接起自主动脉弓。双侧颈总动脉在气管两侧向上走行，在甲状软骨略上水平分为颈内动脉和颈外动脉，在颈部可以触摸到颈总动脉及其分叉部。颈外动脉分支供应头皮、颅骨、硬膜及颌面部器官，颈内动脉则向上走行穿颅骨进入颅内，分支供应垂体、眼球及大脑等。颈内动脉的主要延续性分支为大脑前动脉和大脑中动脉，此外还有眼动脉、脉络膜前动脉等。颈动脉系统主要供应大脑半球前 3/5 的血液，故又称为前循环。

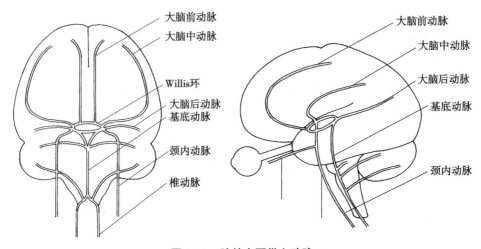

图 14-1　脑的主要供血动脉

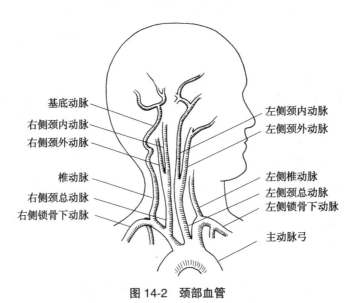

图 14-2　颈部血管

（二）椎 - 基底动脉系统（后循环）

椎 - 基底动脉系统的主要来源血管为椎动脉，左右各一。右侧椎动脉发自头臂干动脉，左侧椎动脉发自左锁骨下动脉。椎动脉逐节穿过颈椎横突孔向上走行，至颅骨和第一颈椎之间进入颅内。两侧的椎动脉入颅后汇合形成基底动脉，在脑干的前方向上走行，至大脑半球的底部分叉为双侧的大脑后动脉。除大脑后动脉外，基底动脉和双侧的椎动脉入颅后还分出小脑上动脉、小脑前下动脉和小脑后下动脉等诸多细小动脉供应脑干和小脑。椎 - 基底动脉系统主要供应大脑半球后 2/5 以及脑干和小脑的血液，故又称为后循环。

（三）Willis 环（脑底动脉环）

位于脑底面下方、蝶鞍上方，下视丘及第三脑室下方，灰结节、垂体柄和乳头体周围，由前交通动脉、两侧大脑前动脉始段、两侧颈内动脉末段、两侧后交通动脉和两侧大脑后动脉始段吻合而成（图 14-3）。将颈内动脉和椎 - 基底动脉相互联系，继而将前后循环以及左右两侧大脑半球的血液供应相互联系，对调节、平衡这两大系统和大脑两半球的血液供应起着重要作用。当某一动脉血流减少或被阻断时，血液借此得以重新分配和平衡。

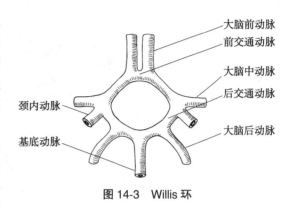

图 14-3 Willis 环

（四）颅脑动脉吻合

头皮、颅骨、硬膜和脑的动脉系统既相对分隔又存在着广泛的吻合。在正常情况下，这些吻合血管的血流量很小。当某些血管狭窄或闭塞时，这些吻合血管则起到一定的代偿作用，是调节脑部血液分配的另一重要途径。如颈内动脉分出的眼动脉与颈外动脉分出的颞浅动脉相吻合，大脑前、中、后动脉的皮层支与脑膜中动脉相吻合（图 14-4）。

（五）静脉系统

脑静脉多不与动脉伴行，其管壁较薄，且无瓣膜。大脑的静脉分为浅深两层，浅群收集脑皮层的血液；深群收集脑深部实质内的血液。大脑大静脉（Galen 静脉）是接受大脑深静脉的主干，注入直窦。人的硬脑膜静脉窦可分为后上群与前下群。后上群包括上矢状窦、下矢状窦、左右横窦、左右乙状窦、直窦、窦汇及枕窦等（图 14-5）；前下群包括海绵窦、海绵间

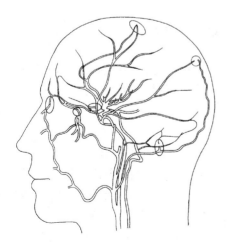

图 14-4 颅内外的动脉吻合

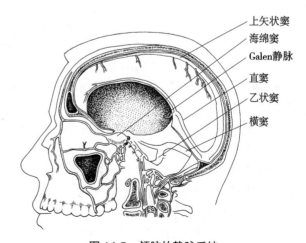

图 14-5 颅脑的静脉系统

窦、左右岩上、岩下窦、左右蝶顶窦及基底窦等。脑静脉血的回流，主要都汇集至硬脑膜静脉窦，再经颈内静脉回流至心脏。脑膜静脉窦尚通过蛛网膜颗粒回流脑脊液。脑蛛网膜颗粒位于硬脑膜附近，特别是上矢状窦两侧形成许多绒毛状突起（图14-6）。

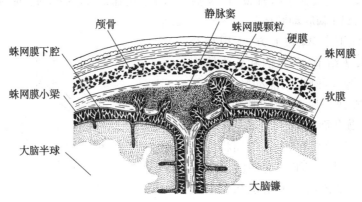

图 14-6 蛛网膜下腔的构造

第三节 脑血管病的分类

根据起病急缓，分为急性脑血管病和慢性脑血管病。急性脑血管病临床上以动脉血管的病变为主，分为两大类：缺血性脑血管病和出血性脑血管病。前者依据发作形式和病变程度分为缺血性卒中和短暂性脑缺血发作；后者根据出血部位不同，主要分为脑出血和蛛网膜下腔出血。慢性脑血管病包括血管性痴呆等。既往曾把缺血性卒中分为脑血栓形成、心源性栓塞、腔隙性梗死。其实，上述三种名称只是描述了疾病的不同方面。脑血栓形成是指某一病理生理过程，在动脉粥样硬化、动脉夹层、血管炎、烟雾病等存在动脉病变的情况下均可以出现。心源性栓塞是一个病因诊断。腔隙性梗死是按照病变的大小诊断，病因可以包括小动脉自身的病变、大动脉粥样硬化或心源性栓塞等。因此，本文并未采用上述分类，而只是对缺血性卒中做一整体介绍。

第四节 脑血管病的危险因素

与脑血管病发生有密切因果关系的因素称为危险因素，其可以是一种疾病或生理状态，如：高血压、糖尿病、高脂血症、心脏病、高半胱氨酸血症等；也可以是一种生活方式或环境因素，如：吸烟、酗酒、肥胖、抑郁等。

脑血管病的危险因素又可分为可干预与不可干预两种。

可干预的危险因素系指可以控制或治疗的危险因素。包括：①高血压：系公认的脑血管病最重要的独立危险因素。脑血管疾病的发生与收缩压、舒张压和平均动脉压呈直线关系。高血压病人群的脑卒中危险性是正常人群的3~6倍。②糖尿病：糖尿病患者发生缺血性脑血管病的危险性是普通人群的2~3倍。③脂代谢紊乱：系脑血管病的重要危险因素。④心脏病：各种心脏病，如心房颤动、感染性心内膜炎、心瓣膜病、急性心肌梗死均可引起脑血管疾病。⑤短暂性脑缺血发作：其既是一种脑血管疾病，也是一种危险因素。30%的脑梗死患者在发病前曾有过短暂性脑缺血发作的病史,或 33% 的短暂性脑缺血发作患者迟早要发展或再发生完全性脑卒中。⑥颈动脉狭窄:系缺血性脑血管病的潜在性危险因素。当狭窄程度加重或发生血流动力学改变时,则可发生缺血性脑血管病。⑦脑血管疾病史:曾患过脑血管病者的复发率明显升高。⑧吸烟:吸烟导致脑血管疾病的危险性与吸烟的量成正比,最高可达不吸烟人群的 6 倍。戒烟后 2 年,脑卒中的危险性大幅度下降;5 年后与不吸烟人群已无明显差异。⑨酗酒:长期大量饮酒可引起脑动脉硬化或颈动脉粥样硬化,最终导致脑血管疾病的发生。饮酒量与脑卒中的发生率有明显的相关。

不可干预的危险因素系指不能控制和治疗的危险因素。包括:①年龄:是最重要的独立危险因素。如 55 岁以后,每增加 10 岁,脑血管疾病发病率增加 1 倍以上。②性别:男性发生脑血管疾病的危险度较女性高,且男性脑血管疾病的病死率也较女性高。③遗传:家族中有脑血管疾病的子女发生脑血管疾病的可能性明显升高。④种族:与白种人相比,黑种人、西班牙裔或者拉丁裔美国人脑血管病发病率更高。中国人和日本人的脑血管病发生率也明显高。

国内外几乎所有研究均证实,高血压是脑出血和脑梗死最重要的危险因素。当前我国高血压患者的数量正在快速递增,且多数患者血压控制不理想,这可能是导致我国脑血管病高发的最主要原因。

通过对脑血管病患者和易患人群进行病史采集和辅助检查,可以全面了解其具备哪些危险因素及其严重程度,以便更好地采取治疗或预防措施,提高人民群众的健康水平。

第五节　诊　　断

脑血管病的诊断依赖于准确的病史采集、临床及辅助检查。但脑血管病的诊断与其他疾病存在一些差异。

(一)病史采集

根据临床是否需要对脑血管病患者紧急处理,可以采取有针对性的病史采集策略。

1. 系统化的病史采集　系统的病史采集对于判断脑血管病的病因、发病机制以及采取个体化的诊断和治疗是必不可少的。在脑血管病的病史采集中,应着重下列几点(表 14-1):

(1)要问清首次发作的起病情况:确切的起病时间;起病时病人是在安静的状态还是在活动或紧张状态;是急性起病还是逐渐起病;有无脑血管病的先兆发作——短暂性脑缺血发作;病人有多少次发作,如为多次发作,应问清首次发作的详细情况,以及最近和最严重的发作情况,每次发作后有无意识障碍、智力和记忆力改变、说话及阅读或书写困难、运动及感觉障碍、视觉症状、听力障碍、平衡障碍以及头痛、恶心、呕吐等症状。

(2)询问前驱症状及近期事件:在脑血管病的形成过程中,常有脑血液循环从代偿阶段到失代偿阶段的变化过程,代偿阶段的改变表现在临床上就是本病的前驱症状。如能仔细询问这些前驱症状,找到症状的诱发因素以及病因线索,给予合理治疗,有时可避免或延缓完全性脑卒中的发生,或可减少病情进展。

(3)伴随疾病:患者有无高血压、糖尿病、心脏病、高血脂、贫血以及吸烟和饮酒情况等。

(4)用药情况:询问服用药物情况,有些药物可诱发低血压和短暂脑缺血发作,如降压药物,吩噻嗪类衍生物;有的药物可并发脑内出血,如抗凝剂;有时可并发高血压危象和脑血管病。还有一些药物如酒精、降血糖药物、黄体酮类避孕药等也可引起脑血病,故在询问脑血管病患者时,要仔细询问服用药物情况。

表 14-1　病史的主要组成

症状发生	伴随疾病
近期事件	高血压
脑卒中	糖尿病
心肌梗死	**药物使用**
外伤	抗凝剂
手术	胰岛素
出血	降压药

2. 快速判断脑卒中方法　急诊处理时,由于时间紧迫,难以进行详细的病史采集,当患者或家属主诉以下情况时,常提示脑卒中的可能,应及时采取有效的处理,待病情平稳后,再进行详细的病史采集。

提示患者脑卒中发作的病史:①症状突然发生。②一侧肢体(伴或不伴面部)无力、笨拙、沉重或麻木。③一侧面部麻木或口角歪斜,说话不清或理解语言困难,双眼向一侧凝视。④一侧或双眼视力丧失或模糊。⑤视物旋转或平衡障碍。⑥既往少见的严重头痛、呕吐。⑦上述症状伴意识障碍或抽搐。

(二)脑血管病的特殊检查

除了进行内科系统及神经科查体外,脑血管病应着重注意下列检查:

1. 临床严重程度的评估　准确记录患者的病情严重程度,是有效观察患者病情变化的前提。临床上,常采取一些量表来记录患者的病情。如美国国立卫生研究院脑卒中量表(National Institute of Health Stroke Scale,NIHSS)是一个省时方便、可信有效且内容较全面的综合性脑卒中量表(表 14-2),它所评定的神经功能缺损范围大,在脑血管病的病情判断中被广泛采用。

表 14-2　美国国立卫生研究院脑卒中量表(简表)

检查项目	名称	反应和评分
1A	意识水平	0—清醒
		1—嗜睡
		2—昏睡
		3—昏迷 / 无反应
1B	定向力提问(2 个问题)	0—回答都正确
		1——个问题回答正确
		2—两个问题回答都不正确
1C	指令反应(2 个指令)	0—两个任务执行正确

检查项目	名称	反应和评分
1C	指令反应（2 个指令）	1——一个任务执行正确
		2—两个任务都不执行
2	凝视	0—水平运动正常
		1—部分凝视麻痹
		2—完全凝视麻痹
3	视野	0—无视野缺损
		1—部分偏盲
		2—完全偏盲
		3—双侧偏盲
4	面部运动	0—正常
		1—轻微面肌无力
		2—部分面肌无力
		3—完全单侧面瘫
5	运动功能（臂） a. 左 b. 右	0—无漂移
		1—不到 5 秒即漂移
		2—不到 10 秒即落下
		3—不能对抗重力
		4—不能活动
6	运动功能（腿） a. 左 b. 右	0—无漂移
		1—不到 5 秒即漂移
		2—不到 5 秒即落下
		3—不能对抗重力
		4—不能活动
7	肢体共济失调	0—无共济失调
		1——一个肢体共济失调
		2—两个肢体共济失调
8	感觉	0—无感觉缺失
		1—轻度感觉缺失
		2—重度感觉缺失
9	语言	0—正常
		1—轻度失语
		2—重度失语
		3—缄默或完全失语

检查项目	名称	反应和评分
10	发音	0—正常
		1—轻度构音障碍
		2—重度构音障碍
11	忽视	0—无
		1—轻度（丧失一种感觉模态）
		2—重度（丧失两种感觉模态）

2. 神经血管检查 神经血管学检查是临床脑血管病检查的最基本内容，是血管检查的开始。标准的临床神经血管检查包括：①供血动脉相关的触诊，主要是颈动脉和桡动脉的触诊，获得动脉搏动强度和对称性的信息（图14-7）。②双上肢血压的同时测量，了解双上肢血压的一致性（图14-8）。③脑血管的听诊，选择钟形听诊器对脑动脉主要体表标志进行听诊，主要听诊区包括颈动脉听诊区、椎动脉听诊区、锁骨下动脉听诊区和眼动脉听诊区，了解血管搏动的声音对称性以及有无杂音（图14-9）。听诊时要注意找到准确的体表标志，杂音的最强部位，通过适当加压可以判断。

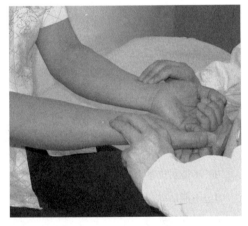

图14-7 双侧桡动脉的触诊

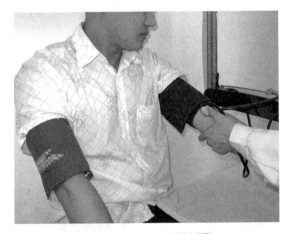

图14-8 双侧血压的测量

3. 影像学检查 脑血管病的影像学检查最近几年来，得到了长足的进步。尤其在急性期，早期、快速的影像学检查对急性脑血管病患者的诊治至关重要。脑血管病的影像学检查需要注意，不仅需要进行结构影像学的评估，还应进行血管影像学与灌注影像学的评估的，主要的检查方法有：

（1）头颅CT：平扫CT由于应用广泛、检查时间短、检查费用较低，以及可准确检出蛛网膜下腔出血和脑实质出血等优点，仍是评估急性脑血管病最常用的影像学方法。平扫CT还有助于提示由于动脉再灌注损伤而出现的出血转化。在大多数情况下，CT能为急诊治疗提供重要信息。

多模式CT可以提供更多信息，改善脑血管病的诊断。多模式CT通常包括CT平扫、CT

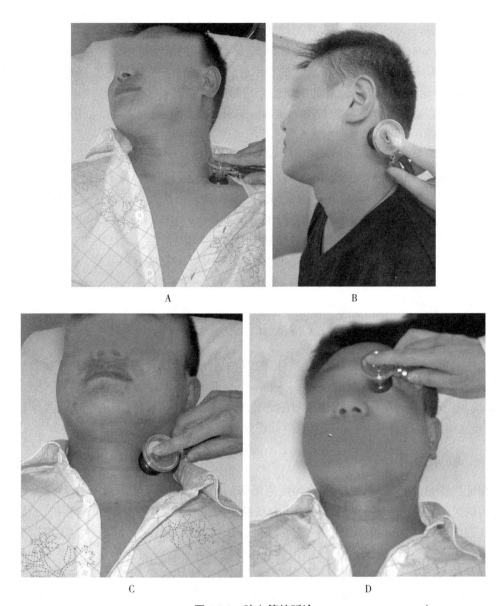

图 14-9 脑血管的听诊
A. 锁骨下动脉听诊区；B. 椎动脉听诊区；C. 颈动脉听诊区；D. 眼动脉听诊区

灌注成像（CT perfusion，CTP）和 CT 血管成像（CT angiography，CTA）。CTP 有助于显示脑血管病患者病灶周围和全脑血流情况。CTA 有助于显示颈内动脉、大脑中动脉、大脑前动脉、基底动脉和大脑后动脉的血管狭窄或闭塞状况，显示颅内动脉瘤和其他血管畸形。

（2）磁共振：在急性脑血管病中，磁共振平扫用于排除脑内出血以及其他病变，明确有无新梗死灶。磁共振因为限制因素较多，一般不作为脑内出血的首选检查。

在急性脑血管病，尤其是缺血性脑血管病中，多模式磁共振可以提供更多信息，增加了脑血管病诊断的准确性。多模式 MRI 通常包括 T_1 加权成像（T_1 weighing imaging，T_1WI）、T_2 加权成像（T_2 weighing imaging，T_2WI）、梯度回波 T_2^* 加权成像（gradient-echo T_2^*-weighted imaging，GRE-T_2^*WI）、液体衰减翻转恢复（fluid attenuated inversion recovery，FLAIR）、MR 血

管成像（MR angiography，MRA）、弥散加权成像（diffusion weighing imaging，DWI）和灌注加权成像（perfusion weighed imaging，PWI）。MRA 能显示潜在的脑动脉形态异常。FLAIR 由于抑制了脑脊液的信号，皮质和脑室旁病灶的显示较清楚，DWI 在检测缺血性卒中时尤其敏感，DWI 和 PWI 异常信号的不匹配有助于缺血半暗带的判定。

对比剂增强磁共振血管成像（contrast-enhanced magnetic resonance angiography，CEMRA）用以显示主动脉弓至颅内动脉的血管。

磁共振静脉成像（magnetic resonance venography，MRV）用于显示上矢状窦，直窦，横窦，乙状窦及大脑大静脉的狭窄或闭塞的部位和程度。

（3）超声检查：颈动脉彩色超声检查和经颅多普勒超声检查用于筛查动脉血管内病变。

（4）数字减影血管造影（digital subtraction angiography，DSA）：能动态全面地观察主动脉弓至颅内的血管形态，包括动脉和静脉，是脑血管检查的金标准。

目前，随着影像学技术的快速发展，影像学资料可以为急性脑血管病，尤其是缺血性脑卒中患者的个体化治疗方案提供越来越多的依据。

第六节 治 疗 原 则

急性脑血管病起病急、变化快、异质性强，其预后与医疗服务有关，在急性脑血管病的处理时，应注意：①遵循"循证医学（evidence-based medicine，EBM）与个体化分层相结合"的原则；②按照"正确的时间顺序"提供及时的评价与救治措施；③系统性，即应整合多学科的资源，如建立组织化的脑卒中中心或卒中单元系统模式。

一、临床指南

循证医学是通过正确识别、评价和使用最多的相关信息进行临床决策的科学。循证医学与传统医学相比，最大特点是以科学研究所获得的最新和最有力的证据为基础，开展临床医学实践活动。以循证医学为指导，能够保证临床决策的规范化。但再好的证据也不一定适合所有病人。临床决策的最高原则仍然是个体化。循证医学时代衡量临床医生专业技能的标准是能否将个人的经验与所获取的最新证据有机地结合起来，为病人的诊治做出最佳决策。合格的临床医生应该对研究对象、研究方案、研究结果进行辨证的分析和评价，结合具体病例采用有效、合理、实用和经济可承受的证据。必须真心诚意地服务于病人，临床决策时理应充分考虑病人的要求和价值取向。

二、急诊通道

急性脑血管病是急症，及时的治疗对于病情的发展变化影响明显。

缺血性卒中溶栓治疗的时间窗非常短暂。脑卒中发病后能否及时送到医院进行救治，是能否达到最好救治效果的关键。发现可疑患者应尽快直接平稳送往急诊室或拨打急救电话由救护车运送至有急救条件的医院。在急诊时，即应尽快采集病史、完成必要的检查、作出正确判断，及时进行抢救或收住院治疗。通过急诊绿色通道可以减少院内延误。

初步评价中最重要的一点，是患者的症状出现时间。

不能为了完成多模式影像检查而延误脑卒中的急诊治疗。

三、卒中单元

卒中单元（stroke unit）是一种多学科合作的组织化病房管理系统，旨在改善住院脑卒中患者管理，提高疗效和满意度。卒中单元的核心工作人员包括临床医生、专业护士、物理治疗师、职业治疗师、语言训练师和社会工作者。它为脑卒中病人提供药物治疗、肢体康复、语言训练、心理康复和健康教育。由于脑血管病表现多样，并发症多，涉及的临床问题复杂，所以在临床实践中，卒中单元是脑卒中治疗的最佳途径。多学科的密切合作和治疗的标准化是产生疗效的主要原因。在有条件的医院，所有急性脑血管病患者都应当收入卒中单元治疗。

要正确地、系统地执行循证医学指南，尚需一系列的持续医疗质量改进措施保证。

第七节　预　防

脑血管病的预防包括一级预防和二级预防。

一、脑血管病的一级预防

脑血管病的一级预防系指发病前的预防，即通过早期改变不健康的生活方式，积极主动地控制各种危险因素，从而达到使脑血管病不发生或推迟发病年龄的目的。我国是一个人口大国，脑血管病的发病率高。为了降低发病率，必须加强一级预防。

二、脑血管病的二级预防

脑卒中的复发相当普遍，脑卒中复发导致患者已有的神经功能障碍加重，并使死亡率明显增加。首次脑卒中后6个月内是脑卒中复发危险性最高的阶段，所以在脑卒中首次发病后有必要尽早开展二级预防工作。

二级预防的主要目的是为了预防或降低再次发生脑卒中的危险，减轻残疾程度，提高生活质量。针对发生过一次或多次脑血管病的患者，通过寻找脑卒中发生的原因，治疗可逆性病因，纠正所有可预防的危险因素，这在相对年轻的患者中显得尤为重要。

此外，要通过健康教育和随访，提高患者对二级预防措施的依从性。

（秦海强　王拥军）

● 推荐阅读

1. 王拥军.卒中单元.北京：科学技术文献出版社，2003.
2. 王拥军.神经病学.第3版.北京：北京大学医学出版社，2014.
3. Meschia JF，Bushnell C，Boden-Albala B，et al.Guidelines for the primary prevention of stroke：a statement for healthcare professionals from the American Heart Association/American Stroke Association.*Stroke*，2014，45（12）：3754-832.

第十五章　短暂性脑缺血发作

第一节　概念与流行病学

短暂性脑缺血发作（transient ischemic attack，TIA）的概念历经了多次变更。最初 TIA 概念主要基于"时间 - 症状"进行定义的。1958 年，著名美国神经病学家 Miler Fisher 教授首次提出 TIA 概念雏形，指出 TIA 的临床特征是症状持续时间为数分钟到数小时，但大多数发作 5~10 分钟。1965 年美国第四届脑血管病普林斯顿会议将 TIA 定义为"突然出现的局灶性或全脑的神经功能障碍，持续时间不超过 24 小时，且除外非血管性原因"。1975 年美国国立卫生院发布的脑血管病分类采用了普林斯顿会议关于 TIA 的定义。因此，TIA 24 小时定义逐渐推广。

随着临床病例的积累和检查技术的进步，尤其是神经影像学的飞速发展，CT 和 MRI 在临床上广泛应用，人们逐渐认识到单纯用时间来区分 TIA 和脑梗死经常是不可靠的，于是对基于"时间 - 症状"的传统 TIA 定义提出了质疑。研究显示，在由传统"时间 - 症状"定义诊断下的 TIA 患者中，有 30%~50% 患者头颅 MRI 检查弥散加权成像（diffusion weighted imaging，DWI）可以检出与症状相对应的新发脑梗死灶，而若 TIA 的持续时间超过 1 小时，新发脑梗死灶的检出率可高达 80%。因此，2002 年美国 TIA 工作小组提出了新的 TIA 定义：由于局部脑或视网膜缺血引起的短暂性神经功能缺损，典型临床症状持续时间不超过 1 小时，且在影像学上无急性脑梗死的证据。2009 年美国卒中学会（American Stroke Association，ASA）再次更新了 TIA 的定义：脑、脊髓或视网膜局灶性缺血所致的、不伴急性脑梗死的短暂性神经功能障碍。新 TIA 定义认为有无脑梗死病灶是鉴别诊断 TIA 和脑梗死的唯一依据，而不考虑症状持续时间。新 TIA 定义淡化了"时间 - 症状"的概念，强调了没有"组织学损害"。此外，新定义还将脊髓缺血导致的急性短暂性神经功能缺损也纳入 TIA 的范畴。我国在 2007 年第一次发布了《短暂性脑缺血发作的中国专家共识》，并在 2011 年作了更新。

西方国家 TIA 标化的年发病率为（35.7~98.7）/10 万。根据基于社区人群的中国成人 TIA 流行病学研究，中国人口标化 TIA 患病率高达 2.4%，据此推算中国 TIA 现患人群数量高达 2390 万，远高于脑卒中现患人群。随着卒中危险因素的识别和控制，TIA 发病率近年来有下降趋势。

第二节　病　　因

血管异常、心脏疾病和血液成分改变等多种病因均与 TIA 发病有关（表 15-1），其中以动脉粥样硬化性 TIA 最为常见。

表 15-1　短暂性脑缺血发作的常见病因

血管病	心脏病	血液系统疾病
颅内外动脉粥样硬化	附壁血栓	血小板增多症
颅内动脉纤维肌发育不良	风湿性心脏病	红细胞增多症
炎性疾病（巨细胞性动脉炎、系统性红斑狼	心律不齐	镰状细胞贫血
疮、结节性多动脉炎、肉芽肿性血管炎、梅毒性	心内膜炎	白细胞增多
动脉炎、钩端螺旋体病等）	二尖瓣关闭不全	高凝状态
脑动脉夹层	反常栓子	
滥用毒品		
偏头痛		
烟雾病		

第三节　发病机制

关于 TIA 的发病机制尚未完全阐明，多数认为可能与下列机制有关：

一、微栓塞

来源于颈部和颅内大动脉，尤其是动脉分叉处的动脉粥样硬化不稳定斑块、附壁血栓或心源性栓子及胆固醇结晶等微栓子脱落，随血液流入脑中，堵塞颅内供血动脉导致其供血区域脑组织缺血，产生相应临床症状，当微栓子破碎移向远端或自发溶解时，局部血流恢复，症状便消失。微栓塞型 TIA 的临床症状常多变，发作频率通常稀疏，每次发作持续时间一般较长。如果持续时间超过 30 分钟，提示微栓子较大，来源于心脏可能性大。

二、血流动力学改变

在脑血管壁动脉粥样硬化或管腔严重狭窄的基础上，当出现低血压或血压波动时，引起病变血管的血流减少，发生一过性脑缺血症状，当血压回升后，局部脑血流恢复正常，TIA 的症状消失。血液成分的改变，如真性红细胞增多症，血液中有形成分在脑部微血管中淤积，阻塞微血管，导致 TIA。其他血液系统疾病，如贫血、白血病、血小板增多症、异常蛋白血症、血纤维蛋白原含量增高和各种原因所致的血液高凝状态，以及心律失常等所引起的血流动力学异常均可引起 TIA。血流动力型 TIA 的临床症状比较刻板，发作频率通常密集，每次发作持续时间短暂，通常不超过 10 分钟。

三、脑血管痉挛、狭窄或受压

脑动脉粥样硬化导致血管腔狭窄，或脑血管受各种刺激出现血管痉挛时，可引起脑缺血发作。颈椎骨质增生如压迫椎动脉，可导致椎基底动脉缺血发作。

四、其他

颅内血管炎和脑盗血综合征也可引起一过性脑缺血发作。当无名动脉和锁骨下动脉狭窄或闭塞时，上肢活动可能引起椎动脉的锁骨下动脉盗血现象，导致椎基底动脉系统 TIA。

第四节 临床表现

TIA 好发于中老年人，男性多于女性，患者多伴有高血压、动脉粥样硬化、心脏病、糖尿病和高脂血症等脑血管病的危险因素。常常在意识清醒状态下，突然出现局部脑、脊髓或视网膜的功能缺损，历时短暂，持续数分钟至数小时，多在 1 小时内恢复，最长不超过 24 小时，可完全恢复而不遗留任何后遗症状。尽管每个患者表现各不相同，但同一患者的局灶神经功能缺失，常按一定的血管支配区而固定，反复发作。

一、颈内动脉系统 TIA

临床表现与受累血管分布有关。大脑中动脉供血区的 TIA 可出现缺血对侧肢体发作性单瘫、面舌瘫或偏瘫，可伴有偏身感觉障碍和对侧同向性偏盲，优势半球受损常出现失语和失用，非优势半球受损可出现空间定向障碍。大脑前动脉供血区缺血可出现人格和情感障碍、对侧下肢无力等。颈内动脉主干 TIA 主要表现为眼动脉交叉瘫（患侧单眼一过性黑矇或失明和／或对侧偏瘫及感觉障碍）；Horner 征交叉瘫（患侧 Horner 征、对侧偏瘫）。颈内动脉系统 TIA 少见的症状可表现为肢体抖动型 TIA，其特征性临床表现为不自主肢体抖动、无力，单纯累及上肢或四肢均受累，以上肢受累最常见，一般持续数秒或数分钟，常见的诱发因素为体位改变、长时间站立和行走等，坐位或卧位时症状可缓解。

二、椎基底动脉系统 TIA

最常见的症状是眩晕、平衡障碍、眼球运动异常和复视。可有单侧或双侧面部、口周麻木，单独出现或伴有对侧肢体瘫痪、感觉障碍，呈现典型或不典型的脑干缺血综合征。此外，椎基底动脉系统 TIA 还可出现下列几种特殊表现的临床综合征：

（一）跌倒发作（drop attack）

表现为突然出现双下肢失去张力而跌倒，但可随即自行站起，整个过程中意识清楚，系脑干下部网状结构缺血所致。有时发生于患者转头或仰头时。

（二）短暂性全面遗忘症（transient global amnesia，TGA）

突然出现的一过性记忆丧失，伴时间、空间定向力障碍，无意识障碍，患者的自知力存在，较复杂的皮层高级活动，如谈话、书写和计算力等保留完整，无神经系统其他的异常表现，一般症状持续数分钟或数小时后完全好转，不遗留记忆损害。发病机制仍不十分清楚，可能是大脑后动脉颞支缺血累及边缘系统的颞叶海马、海马旁回和穹隆所致。

（三）双眼视力障碍发作

双侧大脑后动脉距状支缺血导致枕叶视皮质受累，引起一侧或两侧视力障碍或视野缺损。

值得注意的是，椎基底动脉系统 TIA 患者很少出现孤立的眩晕、耳鸣、恶心、晕厥、头痛、尿便失禁、嗜睡或癫痫等症状，往往合并有其他脑干或大脑后动脉供血区缺血的症状／体征。

第五节 检 查

按照 2009 年 TIA 新的定义，TIA 患者头部 CT 和 MRI 检查（包括 DWI）应正常，部分患者可能有陈旧性脑梗死病灶,但不应出现新发脑梗死病灶。SPECT 和 PET 检查可发现局部脑血流量减少和脑代谢率降低。神经心理学检查可能发现轻微的脑功能损害。

许多常规化验对 TIA 的诊断意义不大,例如血常规、血液流变学和血脂等,但对于查找病因以及判断预后是非常必要的。血管学检查,包括颈动脉血管超声、经颅多普勒超声(TCD)、CT 血管成像(CTA)、磁共振血管成像(MRA)和数字减影血管造影(DSA)等技术可发现颅内外血管病变、评估侧支循环等。TCD 还可进行微栓子监测。DSA 检查是评估颅内外血管病变最为准确的诊断方法。颈部血管超声、TCD、血管内超声和高分辨 MRI 等有助于对动脉粥样硬化的易损斑块进行评估。

心电图、长程心电监测或 Holter、经胸超声心动图(TTE)和经食道超声心动图(TEE)、TCD 发泡实验等心脏评估检查可帮助识别心房颤动、卵圆孔未闭、主动脉弓粥样硬化、瓣膜病等心脏源性 TIA 病因。

第六节　诊断与评估

一、诊断

因大多数 TIA 患者在就诊时临床症状基本消失,故诊断主要依靠病史。突然起病,出现局灶性脑、脊髓或视网膜损害症状,持续数分钟或数小时后恢复完全,不遗留任何后遗症,可反复发作,应高度怀疑 TIA 的诊断。头部 CT 和 MRI 可以正常,在排除急性脑梗死等疾病后,可以确诊为 TIA。

二、评估

因 TIA 发病后 2~7 天内是发展为脑卒中的高风险期,故应对 TIA 患者进行紧急评估和危险分层,以便进一步处理。常用的 TIA 评估和危险分层工具为 ABCD 评分系统(表 15-2 和表 15-3),其中 ABCD2 评分能很好地预测短期脑卒中风险,应用最为广泛。最新研究表明,在 ABCD2 评分基础上增加 TIA 发作频率与影像学检查(ABCD3 和 ABCD3-I)能更加有效地评估 TIA 患者的早期卒中风险。《短暂性脑缺血发作中国专家共识》建议对 TIA 患者早期行 ABCD2 评估,并尽早进行全面检查与评估。

表 15-2　短暂性脑缺血发作 ABCD 评分系统

项目		ABCD 分值	ABCD2 分值	ABCD3 分值	ABCD3-I 分值
年龄(A)	>60 岁	1	1	1	1
血压(B)	收缩压 >140mmHg 或舒张压 >90mmHg(1mmHg=0.133KPa)	1	1	1	1
临床症状(C)	单侧无力	2	2	2	2
	不伴无力的言语障碍	1	1	1	1
持续时间(D)	>60 分钟	2	2	2	2
	10~59 分钟	1	1	1	1
糖尿病(D)	有	—	1	1	1

续表

项目		ABCD 分值	ABCD2 分值	ABCD3 分值	ABCD3-I 分值
双重(7天内) TIA 发作(D)	有	—	—	2	2
影像检查(I)	同侧颈动脉狭窄≥50%	—	—	—	2
	DWI 检查出现高信号	—	—	—	2
总分		0~6	0~7	0~9	0~13

表 15-3 短暂性脑缺血发作不同 ABCD2 分级方法所采用的不同风险分层界值

ABCD 评分系统	低危	中危	高危
ABCD 分值	0~2	3~4	5~6
ABCD2 分值	0~3	4~5	6~7
ABCD3 分值	0~3	4~5	6~9
ABCD3-I 分值	0~3	4~7	8~13

根据以上评估结果,对于发病 72 小时内的 TIA 患者存在以下情况之一者,应尽早入院治疗:① ABCD2 评分≥3 分;② ABCD2 评分 0~2 分,但不能保证系统检查 2 天内能在门诊完成的患者;③ ABCD2 评分 0~2 分,并有其他证据提示症状由局部缺血造成(图 15-1)。

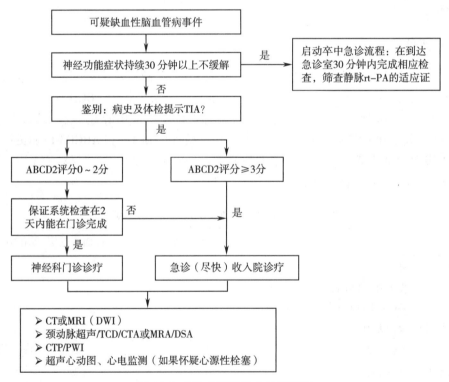

图 15-1 TIA 早期评估与诊断流程

rt-PA:重组组织型纤溶酶原激活剂;TIA:短暂性脑缺血发作;DWI:弥散加权成像;TCD:经颅彩色多普勒;CTA:CT 血管成像;MRA:磁共振血管成像;DSA:数字减影血管造影;CTP:CT 灌注成像;PWI:磁共振灌注加权成像

第七节　鉴 别 诊 断

TIA 需要和以下常见疾病相鉴别：

1. 癫痫的部分发作　一般表现为局部肢体抽动，多起自一侧口角，然后扩展到面部或一侧肢体，或者表现为肢体麻木感和针刺感等，一般持续时间更短。脑电图（electroencephalogram，EEG）可发现脑波有异常。部分性癫痫大多由脑部局灶性病变引起，头部 CT 和 MRI 可能发现病灶。

2. 梅尼埃病（Meniere disease）　好发于中年人，表现为发作性眩晕伴恶心、呕吐，发作时间可长达数天，发作时常伴有耳鸣，多次发作后听力减退。除眼球震颤外，不伴其他脑干定位体征。冷热水试验可见前庭功能减退或消失。

3. 偏头痛　首次发病在青年或成人早期，多有家族史。头痛前可有视觉先兆，表现为亮点、闪光等，先兆消退后出现头痛。神经系统无阳性体征。麦角制剂止痛有效。

4. 其他　某些疾病偶尔也可出现发作性症状，应注意鉴别，如多发性硬化的发作性症状可表现有构音障碍、共济失调等，类似于 TIA；某些颅内接近皮层或皮层下的占位性病变，如脑膜瘤和脑转移瘤等，也会引起类似 TIA 的症状；低血糖或高血糖、低血压、贫血、慢性硬膜下血肿和小灶性脑出血也可以出现 TIA 的症状，对这些疾病要注意加以鉴别。

第八节　治　疗

TIA 是脑卒中重要的独立危险因素，属于神经内科常见的急症，应高度重视，积极治疗以防复发和发展为脑卒中。TIA 的治疗包括药物治疗、病因治疗、外科治疗及介入治疗等。

一、药物治疗

（一）抗血小板治疗

抗血小板聚集药物能阻止血小板活化、黏附和聚集，防止血栓形成，减少 TIA 复发。目前循证医学证据充分的抗血小板药物包括：阿司匹林、氯吡格雷、阿司匹林和双嘧达莫复方制剂、噻氯匹定等。我国临床应用较多的是阿司匹林和氯吡格雷。对于非心源性栓塞性 TIA 患者，应给予口服抗血小板药物治疗，阿司匹林（50~325mg/d）或氯吡格雷（75mg/d）单药治疗可作为首选。阿司匹林单药抗血小板治疗的最佳剂量为 75~150mg/d。阿司匹林（25mg）+缓释型双嘧达莫（200mg）2 次 / 天或西洛他唑（100mg）2 次 / 天均可以作为阿司匹林和氯吡格雷的替代治疗药物。对于发病在 24 小时内，具有脑卒中高危风险（ABCD2 评分≥4 分）的 TIA 患者，应尽早给予阿司匹林联合氯吡格雷治疗 21 天；而对于发病 30 天内伴有症状性颅内动脉严重狭窄（狭窄率 70%~99%）的 TIA 患者，应尽早给予阿司匹林联合氯吡格雷治疗 90 天，并严密观察出血风险。此后可单用阿司匹林或氯吡格雷作为缺血性脑卒中长期二级预防一线用药。非心源性栓塞性 TIA 患者，不推荐常规长期应用阿司匹林联合氯吡格雷抗血小板治疗。

（二）抗凝治疗

抗凝治疗不应作为 TIA 患者的常规治疗，但对于伴发心房颤动（包括阵发性）等心源性栓塞性 TIA 患者,建议使用抗凝治疗。推荐使用适当剂量的华法林口服抗凝治疗,华法林的目标剂量是维持 INR 在 2.0~3.0。对于非瓣膜性心房颤动患者,可以选择新型口服抗凝剂(包括达比加群、利伐沙班、阿哌沙班和依度沙班)作为华法林的替代药物,选择何种药物应考虑个体化因素。新型口服抗凝剂的疗效不劣于或优于华法林,安全性更高,继发出血,尤其是颅内出血的发生率明显更低。对于心源性栓塞性 TIA 患者,应尽早启动抗凝治疗,在TIA 发生的当天就可以使用。心源性栓塞性 TIA 患者若不能接受口服抗凝药物治疗时,推荐应用阿司匹林或氯吡格雷单药抗血小板治疗。

(三) 他汀类药物

动脉粥样硬化相关的 TIA 也属于动脉粥样硬化性心血管病(atherosclerotic cardiovascular disease,ASCVD)范畴。目前动脉粥样硬化性 TIA 患者他汀类药物治疗获益明确,且 LDL-C下降≥50% 或 LDL-C≤1.8mmol/L(70mg/dl)时,二级预防更为有效。因此,对于非心源性栓塞性 TIA 患者,无论是否伴有其他动脉粥样硬化证据,均应推荐他汀类药物治疗,当 LDL-C≥2.6mmol/L(100mg/dl)时,应选择强化剂量他汀类药物治疗以减少脑卒中和心血管事件的风险。由颅内或颅外大动脉粥样硬化性狭窄(狭窄率 70%~99%)导致的 TIA 患者,也应选择高强度他汀类药物长期治疗以减少脑卒中和心血管事件风险。长期使用他汀类药物总体上是安全的,但应定期复查肝功能和肌酶等生化指标变化,以防发生药物性肝损害或肌损害等副作用。

(四) 其他

可应用参芎葡萄糖注射液和丹参、注射用红花黄色素等中药制剂,以及丁基苯酞、人尿激肽酶原、己酮可可碱等药物改善脑血循环。对于低血流动力学所致 TIA 患者可考虑扩容治疗。如果患者血液纤维蛋白原含量明显增高,可以考虑应用降纤治疗。血管扩张药和神经保护剂对 TIA 患者的疗效和安全性尚需更多高质量临床试验进一步证实。

二、病因治疗

对于 TIA 患者应积极查找病因,针对可能存在的脑血管病的危险因素,如高血压病、糖尿病、血脂异常、心脏疾病等要进行积极有效的治疗。同时应建立健康的生活方式,合理运动,避免酗酒,适度降低体重等。病因治疗是预防 TIA 复发的关键。

三、外科或介入治疗

对于近期(通常指发病 2 周内)发生颈内动脉系统 TIA,且同侧颈动脉颅外段有中重度狭窄(狭窄率 50%~99%)的患者,如抗血小板药物治疗效果不佳,预计围手术期死亡和卒中发生率 <6%,推荐进行颈动脉内膜剥脱术(carotid endarterectomy,CEA)或颈动脉支架置入术(carotid artery stenting,CAS)。CEA 和 CAS 的选择应依据患者个体化情况。而当颈动脉颅外段狭窄程度 <50% 时,不推荐行 CEA 或 CAS 治疗。当 TIA 患者有行 CEA 或 CAS 治疗指征时,如果无早期再通禁忌证,手术时机应在发病后 2 周内进行。椎基底动脉系统 TIA 患者合并颅外椎动脉或锁骨下动脉粥样硬化狭窄,标准内科药物治疗无效,且无手术禁忌时,可选择支架置入术或外科手术治疗。对于 TIA 患者伴有颅内动脉粥样硬化性狭窄(狭窄率≥70%),在标准内科药物治疗无效的情况下,也可选择血管内介入治疗作为内科药物治疗的辅助技术手段。尽管颅外 - 颅内动脉搭桥手术对脑动脉狭窄 / 闭塞患者脑血流有所改善,

但对降低卒中复发率仍存在争议。2014年美国缺血性卒中二级预防指南对6个月内有TIA或缺血性卒中伴有同侧颈内动脉/大脑中动脉狭窄或闭塞患者,并不推荐颅外-颅内动脉搭桥术。对于TIA合并烟雾病患者,多项研究结果显示,直接或间接再血管化手术可以减少脑卒中的复发风险、提高生活能力、改善长期预后,故推荐可以行颅内外血管重建手术治疗。

四、机械装置

1. 体外反搏术　体外反搏(external counterpulsation,ECP)是一种类似于主动脉气囊泵的无创性方法,能促进下肢血流向主动脉转移,提高心输出量,增加体内重要器官如大脑、肾脏等血流,从而增加侧支循环改善脑灌注。小规模研究发现对于大血管狭窄的缺血性卒中患者进行ECP治疗,可升高血压及明显增加同侧和对侧大脑中动脉血流,从而改善缺血症状。ECP为患者提供了一种安全的增加脑血流的方法,但对TIA患者的疗效有待进一步研究。

2. NeuroFlo技术　NeuroFlo导管是有两个可充气气囊的导管系统,气囊放置在降主动脉,分别位于肾动脉上方和下方。充气的气囊部分阻断主动脉,增加脑血流。有研究证实NeuroFlo治疗在缺血性卒中急性期是安全的,并可以使部分患者(发病6小时内,中等程度神经系统功能损伤,NIHSS 8~14分,年龄高于70岁的人群)明显获益,但对TIA患者的疗效也有待进一步研究。

第九节　预后与管理

传统观点认为TIA是良性、可逆性脑缺血综合征,复发风险低于脑梗死。然而,近年来研究显示,TIA患者发生卒中的概率明显高于一般人群。TIA患者7天内的卒中风险为4%~10%,90天卒中风险为10%~20%(平均为11%),其中ABCD2评分≥4分的高危患者90天复发风险高达14%以上。而急性卒中90天内复发风险为2%~7%(平均为4%),明显低于TIA患者。此外,TIA患者不仅容易发生脑梗死,也容易发生心肌梗死和猝死。90天内TIA复发、心肌梗死和死亡事件总的风险高达25%。

TIA是严重的、需要紧急干预的卒中预警事件,属于神经内科重要的急症,同时也是脑卒中二级预防的最佳时机,必须高度重视,加强管理。TIA患者应按上述诊断与评估方法以ABCD评分系统进行紧急评估。对于发病72小时内的TIA患者,ABCD2评分≥3分或者ABCD2评分0~2分,但不能保证系统检查2天内能在门诊完成时应尽早入院治疗,治疗方案参照治疗部分。如果TIA患者观察期间复发,且症状持续时间≥30分钟时,应按脑梗死给予rt-PA静脉溶栓治疗,符合血管内治疗患者静脉溶栓后可桥接血管内治疗。

（张玉生　徐安定）

● 推荐阅读

1. 短暂性脑缺血发作中国专家共识组. 短暂性脑缺血发作的中国专家共识更新版(2011年). 中华内科杂志,2011,50(6):530-533.

2. Degan D,Ornello R,Tiseo C,et al.Epidemiology of transient ischemic attacks using time-or tissue-based definitions:a population-based study.Stroke,2017,48(3):530-536.

3. 王伊龙,赵性泉,刘新峰,等.高危非致残性缺血性脑血管事件诊疗指南.中国卒中杂志,2016,11(6):481-491.

4. Wang Y,Zhao X,Jiang Y,et al.Prevalence,knowledge,and treatment of transient ischemic attacks in China.Neurology,2015,84(23):2354-2361.

5. 国家卫生和计划生育委员会脑卒中医疗质量控制中心,中华预防医学会卒中预防与控制专业委员会.缺血性卒中/短暂性脑缺血发作患者合并心房颤动的筛查及抗栓治疗中国专家共识.中华内科学杂志,2014,53(8):665-671.

6. 中华医学会神经病学分会,中华医学会神经病学分会脑血管病学组.中国缺血性脑卒中和短暂性脑缺血发作二级预防指南2014.中华神经科杂志,2015,48(4):258-273.

7. Wang Y,Wang Y,Zhao X,et al.Clopidogrel with aspirin in acute minor stroke or transient ischemic attack.N Engl J Med,2013,369(1):11-19.

8. Kirchhof P,Benussi S,Kotecha D,et al.2016 ESC Guidelines for the management of atrial fibrillation developed in collaboration with EACTS.Eur Heart J,2016,37(38):2893-2962.

9. Powers WJ,Clarke WR,Grubb RL Jr,et al.Extracranial-intracranial bypass surgery for stroke prevention in hemodynamic cerebral ischemia:the Carotid Occlusion Surgery Study randomized trial.JAMA,2011,306(18):1983-1992.

第十六章　缺血性脑卒中

第一节　概念与流行病学

缺血性卒中，又称脑梗死，是各种原因导致脑动脉血流中断，局部脑组织缺氧缺血性坏死，而出现相应神经功能缺损，具有高发病、高致残及高致死性的特点。2017 年 1 月，中国脑卒中流行病学调查结果显示：30 年来我国城市居民的脑卒中年龄标化发病率下降了 18.1%；同时，脑卒中死亡率也呈现下降趋势，其中，农村地区年龄调整死亡率为 116.8/10 万，城市居民为 74.9/10 万，与 30 年前比较农村和城市地区分别下降了 11.4% 和 31.0%。

第二节　病因与危险因素

缺血性卒中的病因非常多，有些同时存在多种病因。临床上也有多种分型方法，帮助临床医生进行病因和机制的判断与分析，现国际上广泛使用 TOAST（trial of org 10172 in acute stroke treatment）病因分型，分为：大动脉粥样硬化性、小动脉闭塞、心源性栓塞、其他已知原因的卒中和病因不明的卒中。2009 年的 A-S-C-O 分型及在此基础上的 ASCOD 分型、中国缺血性卒中亚型（china ischemic stroke subclassification CISS）分型，均是以 TOAST 分型为基础。牛津社区卒中分型（Oxfordshire community stroke project，OCSP）则根据神经功能缺损的临床表现将缺血性脑卒中分为：完全前循环梗死、部分前循环梗死、后循环梗死和腔隙性梗死。

一、大动脉粥样硬化性脑卒中

大动脉粥样硬化性脑卒中为缺血性脑卒中最常见的病因之一，是供应脑部的动脉系统的粥样硬化和血栓形成导致动脉狭窄、阻塞，引起急性的局灶性脑缺血，临床表现为一组突然发生的局灶性神经功能缺失症候群。粥样硬化主要发生在供应脑部的大动脉和中等动脉，管径 500μm 以上，好发于颈动脉起始部、颈内动脉分叉处和虹吸段、大脑中动脉起始段、椎动脉、基底动脉和主动脉弓。动脉粥样硬化的主要改变是动脉内膜深层的脂肪变性和胆固醇沉积，形成粥样硬化斑块及各种继发病变，使管腔狭窄甚至闭塞，管腔狭窄达 80%~90% 时可影响脑血流量。通常硬化斑块本身很少引起症状，但若病变持续进展，则斑块延伸、内膜破裂、内膜下出血和溃疡，在此基础上血栓形成，使管腔进一步变狭或闭塞，斑块内容物或栓子碎屑可脱入血流形成栓子。大动脉粥样硬化性脑卒中的机制包括：斑块或血栓阻塞穿支或分支动脉、斑块或血栓脱落导致动脉 - 动脉的栓塞、以及血流低灌注和栓子的清除能力下降导致交界区梗死。在经典的 TOAST 分型中，这一类别要求颈动脉超声确认颈内动脉闭塞或狭窄率超过血管横截面面积的 50%，或通过血管造影发现颈动脉、大脑前、中、后动脉、椎基底动脉狭窄率超过正常管腔的 50%。改良型 TOAST 分型中,动脉粥样硬化的概念,不再单纯强调狭窄程度,也强调有无易损斑块,即所有形成血栓倾向较大及容易快速进展的斑块。

二、心源性栓塞

心源性栓塞约占缺血性卒中的 20% 左右,可以发生在脑内任何部位,由于左侧颈总动脉直接起源于主动脉弓,故发病部位以左侧大脑中动脉的供血区为多,其主干是最常见的发病部位。由于栓子多发易碎,具有移动性,故栓塞性脑梗死可为多灶性。栓塞造成该血管供应区的脑组织梗死,可呈红色充血性梗死、白色缺血性或混合性梗死。

心源性栓塞常见的原因:①心律失常:心房颤动、心房扑动或病窦综合症等,左心房的血流瘀滞与栓子的形成密切相关;②瓣膜病:风湿性二尖瓣、主动脉瓣疾病,生物瓣或机械瓣膜置换等疾病;③心内膜炎:包括感染性心内膜炎和非感染性心内膜炎。感染性心内膜炎是心脏内膜微生物感染,伴赘生物形成,瓣膜最常受累,也可发生在间隔缺损部位、腱索或心壁内膜。非感染性心内膜炎是指非病原体直接引起的心内膜炎,由于局部血液涡流、循环中免疫复合物、血管炎和高凝状态,使心瓣膜和邻近的心内膜上形成无菌性血栓性疣赘物,如恶性肿瘤、风湿性心内膜炎、系统性红斑狼疮等;④心肌疾病:充血性心力衰竭(EF<30%)、扩张型心肌病和新近的心肌梗死;⑤先天性心脏病:房间隔缺损、卵圆孔未闭等;⑥心肌梗死,左心室血栓应高度怀疑心肌梗死;⑦心房黏液瘤。心源性栓塞有高出血转化的风险,可能与自发的血栓溶解、动脉再通导致缺血缺氧组织高灌注有关。心源性栓塞需与非心脏来源的栓子相鉴别,如脂肪栓塞(骨折后)、羊水栓塞、空气栓塞、肿瘤栓塞等。

若推测卒中病因可能由心脏来源的栓子脱落所致,至少需提供一种很可能或可能的心源性栓子的证据,表 16-1 列举了可导致心源性栓塞的高危和中危栓塞来源。

表 16-1　可导致心源性栓塞的危险因素分层

危险分层	栓塞来源	危险分层	栓塞来源
高危风险	机械人工瓣膜	中危风险	二尖瓣脱垂
	二尖瓣狭窄伴心房颤动		二尖瓣环形钙化
	房颤(除外孤立性房颤)		二尖瓣狭窄不伴房颤
	左心室或左心耳附壁血栓		左心室湍流(smoke,即自发显影)
	病窦综合征		房间隔动脉瘤
	近期发生的心肌梗死(<4 周)		卵圆孔未闭
	左心室血栓		心房扑动
	扩张型心肌病		孤立性心房颤动
	节段性左心室运动功能消失		心脏生物性瓣膜
	心房黏液瘤		非细菌性血栓性心内膜炎
	感染性心内膜炎		充血性心力衰竭
			节段性左心室壁运动功能减退
			心肌梗死(4 周至 6 个月)

三、小动脉闭塞

小动脉闭塞约占缺血性脑卒中的 20%~25%。此亚型在其他分型方法中被称为腔隙性梗死,梗死灶直径常小于 1.5cm,常见于基底节、内囊、放射冠等。

病变血管多为 100~200μm 直径的深穿支,该类小动脉只有一层平滑肌细胞,缺乏真正的弹性层,在长期的高血压、高血糖、吸烟等危险因素作用下更易损伤,从而出现透明变性、玻璃样脂肪变、小动脉硬化等病变,导致缺血性微梗死,坏死和液化脑组织由吞噬细胞移走而形成腔隙。

临床表现为腔隙综合征,包括纯运动性卒中、纯感觉性卒中、感觉运动性卒中、共济失调轻偏瘫、构音障碍—手笨拙综合征等,无大脑皮质受累的表现,临床上也可无明显症状。

诊断依据包括:具有高血压、糖尿病等病史,临床无症状或典型的腔隙综合征,MRI 检查发现脑干、皮质下梗死灶直径 <1.5cm。小动脉闭塞卒中的预后相对较好,病死率、致残率低,但也易复发。

四、其他原因的卒中

少数缺血性脑卒中是由其他原因所致,如创伤、炎症性和非炎症性血管病变、血液疾病、高凝状态、感染等。

(一)颈部动脉夹层

颈部动脉夹层是指颈部动脉内膜撕裂导致血液流入其血管壁内形成壁内血肿,引起动脉狭窄、闭塞或动脉瘤样改变,继发大血管闭塞或动脉 - 动脉栓塞,导致脑卒中的发生。颈部动脉夹层约占所有缺血性脑卒中的 2%,但在青年脑卒中占 20%,发病率为(2.6~3.0)/10万人·年。

颈部动脉夹层可继发于创伤、感染等原因,也可自发出现,多与结缔组织发育异常有关,如马方综合征、成骨不全症、成纤维细胞发育不良等,在既往无结缔组织病的自发性颈部动脉夹层患者中,约 50% 存在真皮胶原纤维紊乱,此外,茎突综合征(Eagle Syndrome)也常致夹层形成。临床表现多样,头颈部外伤史,头颈疼痛最为常见,表现 Horner 综合征、颅神经麻痹等症状。

(二)免疫源性疾病

包括抗磷脂抗体综合征、Ⅱ型肝素源性的血小板减少症、血栓性血小板减少性紫癜等。抗磷脂抗体综合征包括原发性和继发性抗磷脂抗体综合征两种类型,前者无明显诱因,可能与遗传、感染等因素有关,后者继发于结缔组织疾病,如系统性红斑狼疮、类风湿关节炎等。神经系统主要表现为缺血性脑卒中或 TIA、静脉系统血栓形成等,也可出现认知功能障碍等其他表现。

本病的诊断至少要求有一种抗磷脂抗体(抗心磷脂抗体、狼疮抗凝物、抗 β_2 糖蛋白 Ⅰ 抗体)分别两次(间隔12周以上)均为阳性。因缺乏循证医学证据,目前治疗仍以抗血栓、激素、免疫抑制、抗凝等为主。

(三)非炎症性血管病

包括镰状细胞病、烟雾病、肌纤维发育不良、伴皮质下梗死和白质脑病的常染色体显性遗传性脑动脉病(CADASIL)、Sneddon 综合征、恶性萎缩性丘疹病等。

1. **镰状细胞病**（sickle cell disease，SCD） 临床表现为慢性溶血性贫血、突发的血管阻塞、红细胞镰形改变、易感染、再发性疼痛危象以及慢性局部缺血导致的器官组织损害。约25%患者有神经系统损害，如头痛、偏瘫、脑神经麻痹、抽搐或呈弥漫性脑病综合征表现。诊断主要依据红细胞镰形改变及异常血红蛋白。目前本病尚无特殊治疗，主要在于预防缺氧、脱水、感染。部分替代输血可降低镰状红细胞的浓度，改善症状，早期诊疗可降低死亡率。

2. **烟雾病**（moyamoyadisease） 是一种慢性血管闭塞性疾病，主要表现为双侧颈内动脉进行性闭塞并伴有脑底代偿增生的异常血管网形成。不同类型烟雾病的症状发生率有所差异，常见的有多发卒中、脑病、头痛等。不同年龄段烟雾病的发病类型亦不相同，儿童烟雾病以缺血型为主，当患者年龄>25岁时，通常以出血型为主。诊断仍以脑血管造影作为金标准。

3. **肌纤维发育不良**（fibromuscular dysplasia，FMD） 是一种原发的节段性、非炎症性、非动脉粥样硬化性的动脉血管病。可发生于任何年龄，以青、中年人多，好发年龄20~60岁，女性多见。临床表现无特异性，但缺血性梗死多见，病情严重程度变异大，可由完全无症状到脑供血不足、卒中发作。

4. **伴有皮质下梗死和白质脑病的常染色体显性遗传性脑动脉病**（cerebral autosomal dominant arteriopathy with subcortical infarcts and leukoencephalopathy，CADASIL） 是一种非动脉硬化、非淀粉样变的遗传性脑动脉病。病变基因定位于第19号染色体上的Notch3基因。患者有四大核心症状：反复性脑部小血管梗死或皮质下缺血事件、渐进性认知功能下降或痴呆、先兆性偏头痛和精神障碍。CADASIL患者的影像学异常随着疾病的进程而变化，其典型MRI改变是T_2WI或FLAIR可见广泛对称性脑白质高信号病灶，颞叶受累明显，伴有多发腔隙性脑梗死灶。NOTCH3基因突变检查是目前公认的诊断CADASIL的金标准。现阶段仍以对症治疗为主，尚无有效的病因治疗。

（四）炎症性血管病

炎症性血管病，大多为多系统炎症疾病，在青年卒中患者中约占3%~5%。病因包括：原发性中枢神经系统血管炎、血栓闭塞性脉管炎、巨细胞动脉炎、Takayasu动脉炎、Wegener's肉芽肿、Churg-Strauss syndrome、过敏性紫癜、白塞病、干燥综合征、系统性红斑狼疮、感染性血管炎等。

（五）病因不明的卒中

大约20%的缺血性卒中为病因不明。大部分这类型的卒中源于栓塞，但现有检查手段无法找到栓子的来源。经食道心脏超声提示卵圆孔未闭（PFO）或主动脉弓动脉粥样硬化斑块可能是此类卒中栓塞的来源。高凝状态，如抗磷脂抗体综合征和莱登第五凝血因子基因突变也有可能是此类卒中的病因。

第三节 病理生理机制

一、脑血流障碍

脑血流有储备机制，包括结构学储备和功能学储备。结构学储备主要指侧支循环的开放：1级侧支开放（脑底Willis环）和2级侧支开放（眼动脉、软脑膜侧支等）；功能学储备中重要的 Bayliss 效应是指当局部血管严重狭窄或闭塞致血流量下降时,血管床扩张使局部血容量增加以维持正常灌注压的血流储备机制。血管狭窄程度较轻时,脑血管的血流储备作用能够保证脑血流量维持在相对正常水平,当血管狭窄到一定程度或者由于突发的血管闭塞,血流储备作用失代偿或无法代偿时,脑血流量明显下降,导致症状的产生。

二、神经细胞缺血性损害

脑组织对缺血、缺氧损害非常敏感,完全阻断血流 30 秒脑代谢即或发生改变,1 分钟后神经元功能活动停止,脑动脉闭塞缺血超过 5 分钟可发生脑梗死。不同脑组织对缺血的敏感性不同,轻度缺血时仅有某些神经元丧失,完全持久缺血时各种神经元、胶质细胞及内皮细胞均坏死。

急性脑梗死病灶由中心坏死区及周围的缺血半暗带(ischemic penumbra)组成,坏死区的细胞发生了不可逆的损害,但缺血半暗带如果血流迅速恢复使脑代谢改变,损伤仍然可逆,神经细胞仍可存活并恢复功能。尽早恢复缺血半暗带的血液供应及挽救缺血半暗带的神经元是治疗急性脑梗死的关键。

脑动脉闭塞造成脑缺血后,如果血管再通,氧与葡萄糖等供应恢复,脑组织的缺血损伤理应得到恢复。但实际上不尽然,存在一个有效时间即再灌注时间窗(time window)问题。如再通超过再灌注时间窗,则脑损伤继续加剧,此现象称为再灌注损伤(reperfusion damage)。再灌注损伤的机制比较复杂,可能与下列因素有关:①启动新的自由基连锁反应,氧自由基的过度形成,导致神经细胞损伤。②细胞内游离钙增多,引起一系列病理生理过程。③兴奋性氨基酸的细胞毒性作用。

第四节　临床表现

一、缺血性脑卒中依据病情进展速度其表现可分为下列 2 种

1. **完全性脑卒中**(complete stroke)　发病突然,症状和体征迅速在 6 小时内达到高峰。
2. **进展性脑卒中**(progressive stroke)　发病后的症状呈阶梯样或持续性加重,在 6 小时~3 天左右发展至高峰。

二、根据血管闭塞的部位,缺血性卒中可有以下常见类型

(一)大脑前动脉闭塞综合征
大脑前动脉的脑卒中相对较少,这可能是由于来自颅外血管或心脏的栓子更易进行脑血流口径较大的大脑中动脉系统,而较少进入大脑前动脉系统。另外,通常单侧大脑前动脉闭塞,由于前交通动脉的侧支循环的代偿,症状表现常不完全。主干闭塞引起对侧下肢的偏瘫或感觉障碍,上肢较轻,一般无面瘫,可有小便难控制。偶见双侧大脑前动脉由一条主干发出,当其闭塞时可引起两侧大脑前动脉供血区梗死,表现为双下肢瘫,尿失禁,有强握等原始反射及精神症状。

(二)大脑中动脉闭塞综合征
大脑中动脉是缺血性卒中最易受累的血管。不同的血管受累引起临床表现不同。

1. **主干闭塞导致病灶** 对侧中枢性面舌瘫与偏瘫（基本均等性）、偏身感觉障碍及偏盲（三偏）；优势半球受累出现完全性失语症，非优势半球出现体象障碍。

2. **大脑中动脉上支脑卒中** 导致病灶对侧面部、手及上肢轻偏瘫和感觉缺失，下肢不受累，伴 Broca 失语（优势半球）或体象障碍（非优势半球），无同向性偏盲；

3. **大脑中动脉下支脑卒中** 较少单独出现，导致对侧同向性偏盲，下部视野受损严重；优势半球受累出现 Wernicke 失语，非优势半球出现绘画和抄写能力差等。

4. **深穿支闭塞** 患者偏瘫症状明显，感觉缺失通常较轻，因为内囊后肢没有累及或损伤较轻。

（三）颈内动脉完全闭塞综合征

颈内动脉闭塞约占缺血性卒中的 1/5。可以没有任何症状，或引起类似大脑中动脉主干闭塞的综合征。当眼动脉缺血时，可出现同侧眼一过性失明。

（四）脑后动脉闭塞综合征

一侧大脑后动脉闭塞引起对侧同向性偏盲，上部视野损伤较重，黄斑视力可不受累（黄斑视觉皮质代表区为大脑中、后动脉双重血液供应）。与大脑中动脉梗死引起的视力障碍不同，大脑后动脉闭塞时上象限视野受累更重。中脑水平大脑后动脉起始处闭塞，可见眼球活动障碍，如垂直性凝视麻痹、动眼神经瘫、核间性眼肌麻痹、眼球水平凝视。双侧大脑后动脉闭塞导致的皮质盲、记忆受损（累及颞叶），不能识别熟悉面孔（面容失认症），幻视和行为异常。

（五）基底动脉主干闭塞常引起广泛的脑干、小脑梗死

表现为四肢瘫，双侧眼球注视麻痹，昏迷，可迅速死亡。

其不同部位的旁中央支和长旋支闭塞，可导致脑干或小脑不同水平的梗死，表现为各种的综合征，共同特征是交叉性瘫痪；同侧颅神经周围性瘫；对侧中枢性偏瘫或偏身感觉障碍。

1. Weber 综合征，又称动眼神经交叉瘫综合征，病变部位在中脑基底部，表现为病灶侧动眼神经麻痹。对侧面下部、舌及肢体瘫痪。

2. Benedikt 综合征，又称动眼神经和锥体外系交叉综合征，病变部位在中脑被盖部，表现为病灶侧动眼神经麻痹，对侧半身不自主运动，如震颤、舞蹈、手足徐动等。

3. Parinaud 综合征，又称导水管综合征，病变部位在中脑背侧，表现为眼球垂直性凝视麻痹，双眼上视不能。

4. Foville 综合征，又称脑桥基底内侧综合征或脑桥旁正中综合征。病变部位在脑桥基底内侧，表现为病侧凝视麻痹、周围性面瘫，对侧肢体偏瘫。

5. Millard-Gubler 综合征，又称脑桥基底外侧综合征。病变部位在脑桥基底外侧，表现为病灶侧周围性面瘫及外直肌麻痹，可有两眼向病灶侧凝视不能，对侧舌及肢体瘫痪。

6. 闭锁综合征（locked-in syndrome），病变部位在双侧脑桥中下部腹侧基底部。表现为意识清楚，但四肢和面部瘫痪，不能张口说话和吞咽，可用睁闭眼和眼球上下运动表示"是"与"否"与周围人交流思想。

7. 基底动脉尖综合征（top of the basilar artery syndrome），表现为：眼球运动及瞳孔异常：一侧或双侧动眼神经部分或完全麻痹、眼球上视不能（上丘受累）及一个半综合征，瞳孔光反应迟钝而调节反应存在，类似 Argyll-Robertson 瞳孔（顶盖前区病损）；意识障碍：一过性或持续数天，或反复发作（中脑及/或丘脑网状激活系统受损）；严重记忆障碍（颞叶内侧受损）；

对侧偏盲或皮质盲(枕叶受损)。

8. Wallenberg 综合征,又称为延髓背外侧综合征。病变部位在延髓背外侧,表现为:病侧面部和对侧躯干和肢体(不包括面部)痛、温觉障碍、即交叉性感觉障碍(三叉神经脊髓束、三叉神经脊束核和脊髓丘脑束受损);病侧软腭麻痹、构音及吞咽障碍、咽反射减弱或丧失(疑核受损);眩晕、恶心、呕吐及眼球震颤(前庭神经下核受损);病灶侧不全型 Horner 征,主要表现为瞳孔小和(或)眼睑轻度下垂(网状结构交感下行纤维受损);同侧肢体和躯干共济失调(脊髓小脑束和绳状体受损)。

第五节 辅 助 检 查

随着医学新技术的不断进展,目前可应用于脑血管病的辅助检查种类很多,按照检查的目的可分为:

一、结构影像学检查

CT 在 6 小时内的影像学征象常不明显,在缺血性卒中 24~48 小时后,可显示梗死区域为边界不清的低密度灶(图 16-1)。CT 检查对明确病灶、脑水肿和有无出血性梗死有很大价值,但对于小脑或脑干的病灶,常不能显示。

MRI 一般在发病 6~12 小时后,可见在 T_1 加权像上低信号,T_2 加权像上高信号(图 16-2),出血性梗死显示其中混杂 T_1 高信号。与 CT 相比,MRI 可以发现脑干、小脑梗死。弥散加权成像对早期诊断缺血性卒中的诊断较常规序列更敏感,在发病 2 小时内显示缺血病变,灌注加权成像是静脉注射顺磁性造影剂后显示脑组织相对血流动力学改变的图像。灌注加权图像异常区域较弥散加权改变区域大,被认为是弥散 - 灌注不匹配区(mis-match)为半暗带(图 16-3),为早期治疗提供重要信息。

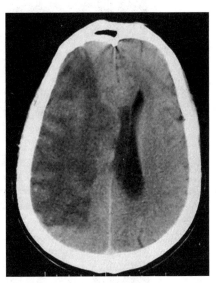

图 16-1 在 CT 上,缺血性卒中表现为低密度影

二、血管检查

主要包括目前常用的颈动脉双功能超声(dupplex)、经颅超声多普勒、CT 血管成像、磁共振血管成像、数字减影血管造影技术等,脑血管检查的目的是了解血管的畅通性(正常、狭窄、闭塞或再通),还包括对血管壁的了解(斑块的性质、大小、溃疡或微栓子脱落等)。

三、灌注影像检查

主要包括常用的 CT 灌注成像、磁共振灌注加权像、较少应用的单光子发射计算机断层成像(single photon emission computed tomography,SPECT)以及新的检查技术融合灌注成像技术(fusion CT image)。灌注影像检查在识别缺血半暗带以及溶栓治疗方面发挥了重要作用。

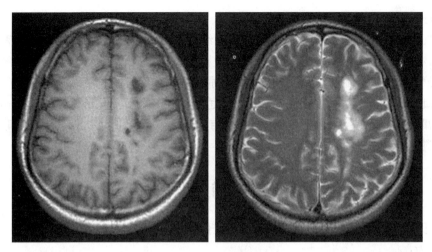

图 16-2 在磁共振上,缺血性卒中表现在 T$_1$ 加权像上低信号(左图),T$_2$ 加权像上高信号(右图)

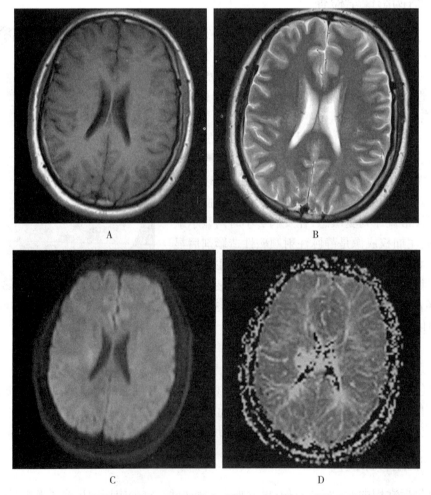

图 16-3 在磁共振上,缺血性卒中早期在 T$_1$ 加权像(A 图)、T$_2$ 加权像(B 图)无明显异信号影,弥散加权像上高信号(C 图),灌注加权像上有异常灌注区(D 图),灌注加权像异常区域较弥散加权像异常区域大,存在弥散 - 灌注不匹配

四、其他脑影像检查

其他脑影像检查包括磁共振纤维束成像、功能磁共振成像等,这些特殊的检查对于判断预测患者预后、帮助选择适宜的康复手段、对功能区作用以及解释临床现象等方面起到了重要作用。

五、其他检查

对于可疑心源性栓塞者可行超声心动图、经食道超声心动图检查来证实。对于可疑镰状细胞病、高同型半胱氨酸血症、高凝状态等,可行相应的血液检查。

第六节 诊断与鉴别诊断

缺血性卒中应视为一个综合征,而不是疾病来诊断。全面和详细地对缺血性卒中进行评估,有助于选择合适的治疗,提高治疗效果,减少并发症。缺血性卒中的诊断可分为下列7个步骤(图16-4):

一、初步诊断

首先要判断患者是真脑卒中或假性卒中,是缺血性卒中、出血性卒中、还是静脉系统血栓形成。通过上述典型的症状,结合CT或MRI检查并不困难。误诊为脑卒中的常见疾病有癫痫、中毒和代谢性疾病(包括低血糖)、脑肿瘤、硬膜下血肿等。

二、急性缺血性脑卒中的病理生理学

判断结构学储备和功能学储备的情况。结构学储备主要指侧支循环的开放:1级侧支开放(脑底Willis环)和2级侧支开放(眼动脉、软脑膜侧支等);功能学储备中重要的Bayliss效应是指当局部血管严重狭窄或闭塞致血流量下降时,血管床扩张使局部血容量增加以维持正常灌注压。

三、伴发心脏或血管病诊断

应判断病变的部位,如心脏、大动脉、主动脉弓、颈部血管、颅内血管;寻找血管损伤的原因:①心脏病变:附壁血栓、心房颤动、瓣膜病、卵圆孔未闭、心内膜炎等;②血管病变:动脉粥样硬化重度以上狭窄或轻中度狭窄、动脉粥样硬化斑块破裂、夹层动脉瘤、血管痉挛、纤维肌发育不良、动脉炎等。

四、评估全身危险因素

1. **传统危险因素** 如高血压、吸烟、糖尿病、血脂异常。
2. **易栓症** 抗磷脂抗体综合征、红细胞增多症、血小板增多症、高纤维蛋白原血症、蛋白C缺乏症、蛋白S缺乏症、抗凝血酶Ⅲ缺乏症、凝血酶变异。
3. **其他危险因素** 高同型半胱氨酸血症。

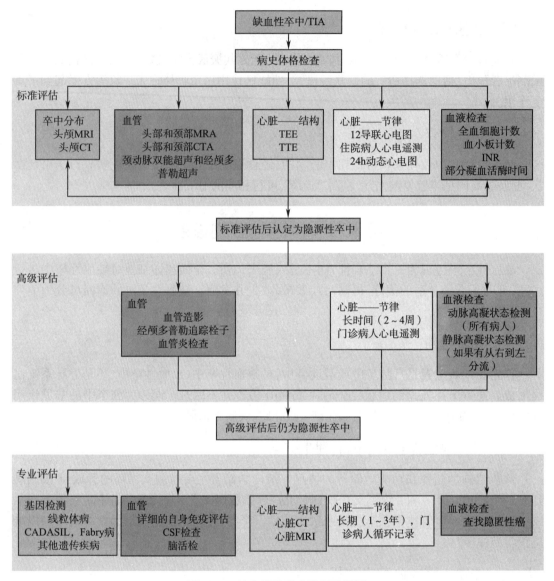

图 16-4　缺血性脑卒中诊断流程图

五、发病机制

准确判断脑卒中的不同发病机制。病灶分布在大脑前动脉、大脑中动脉及大脑后动脉的两个以上流域时,应依据病情考虑颈内动脉、主动脉弓甚至心源性栓子引起的脱落;当蛛网膜下腔出血、原发性或继发性出血、外伤后血管痉挛继发的脑梗死,考虑为血管痉挛。在由于血流动力学异常、低灌注压加上高度血管狭窄,且在 CT 或 MRI 上梗死灶分布于血管供血区交界区域时,考虑为血流动力学/分水岭梗死。

六、严重程度

1. 临床判断　主要依据美国国立卫生院脑卒中量表评分来判断脑卒中的严重程度。

2. 影像判断　依据梗死部位及梗死面积大小来判断。

七、患者个体因素

在脑卒中的诊断中,重视患者的自身因素对诊断和治疗决策也有十分重要的影响。包括:年龄、既往功能状态、并发症、伴发疾病、心理、社会、经济、价值取向等多方面。

第七节　治　疗

一、急性期治疗

脑梗死应看作是比急性心肌梗死更需要紧急抢救的危重疾病,发病后极早期恢复血流是治疗动脉血栓性脑梗死的关键。

(一)一般治疗

对严重神经功能缺损的患者,应间断性监测神经功能状态、脉搏、血压、体温以及氧饱和度72小时。最初24小时内应用生理盐水(0.9%)补液,如没有低血糖,不建议使用葡萄糖液,以防止乳酸在脑内的积聚。

1. 调整血压　不建议急性脑卒中后常规降压,当血压过高(>220/120mm Hg)或伴有严重心脏功能衰竭、主动脉夹层或高血压脑病的患者,适当降压,并反复测量,避免快速降压。

2. 控制血糖　血清葡萄糖 >400mg/dl(>22.2mmol/L)时点滴胰岛素治疗。出现严重低血糖[<50mg/dl(<2.8mmol/L)]时,应用静脉葡萄糖或 10%~20% 葡萄糖输注。

3. 控制体温　出现发热时,应积极寻找原因并对症处理。

4. 吸氧　对于血氧饱和度正常的患者,吸氧并不能改善预后。当氧饱和度低于95% 时给予吸氧,并积极寻找原因。

5. 预防并发症　建议早期活动以预防吸入性肺炎、深静脉血栓形成和褥疮等并发。如合并感染时,应用适当的抗生素治疗卒中后感染,但不建议预防性应用抗生素,左氧氟沙星可能对急性脑卒中患者有害。早期补液和分级加压弹力长袜等方法可减少静脉血栓栓塞的发生,对深静脉血栓形成或肺栓塞的高危患者,应当考虑给予低剂量皮下肝素或低分子肝素。如有癫痫发作者,可应用抗癫痫治疗。应该评估每位患者的跌倒风险,防止跌倒发生。有跌倒风险的脑卒中患者,建议补充钙 / 维生素 D。

6. 营养支持　应对每位患者在进行第一口饮水前进行吞咽评价,有吞咽障碍的脑卒中患者可根据吞咽评估结果给予不同性状食物,严重或昏迷患者应尽早给予鼻饲管进食。。

(二)静脉溶栓治疗

对于超早期的缺血性卒中患者,如果符合下列条件,可以考虑溶栓治疗:①神经系统体征在半小时内没有自行缓解;②神经系统体征不是轻微和孤立的;③慎用于明显意识障碍患者;④ CT 排除脑出血或蛛网膜下腔出血患者;⑤症状发生 <4.5 小时;⑥血糖浓度≥50mg/dl(2.7mmol/L);⑦神经功能缺损不是由于痫性发作遗留者;⑧ CT 不提示多脑叶梗死(低密度范围 >1/3 大脑半球);⑨年龄大于 18 岁;⑩患者或家属理解治疗的潜在风险和利益。溶栓治疗推荐采用静脉应用组织型纤溶酶原激活剂(tissue plasminogen activator,tPA)。溶栓治疗后首个 24 小时内,血压应 <185/110mmHg,t-PA 给药后 24 小时内禁用抗血小板药、抗凝剂等。

静脉应用尿激酶及一些新型溶栓药的效果目前尚缺乏有力的临床试验证据。

（三）血管内介入治疗

血管内介入治疗包括动脉溶栓、机械取栓或吸栓、血管内成形术等。与静脉溶栓相比，动脉溶栓将溶解血栓的药物直接作用于堵塞血管，可以减少溶栓药物剂量，出血并发症较少，但必须在 DSA 监测下进行。对于时间超过 4.5 小时而在 24 小时内的，或者静脉溶栓出血风险较高的（如近期手术），可以机械取栓或吸栓术。机械性取栓或吸栓术是指采用血管内介入方法进行机械性血栓摘除或吸出的手术方法来达到血管再通的目的，目前推荐使用的是 MERCI 装置支架取栓。血管内成形术是指采用神经介入技术通过球囊扩张与支架置入等来解除动脉狭窄从而治疗缺血性卒中。

（四）抗血小板聚集治疗

不符合溶栓适应证且无禁忌证的缺血性卒中患者应在发病后尽早给予口服阿司匹林（首剂 300mg）治疗，之后为每天 100mg。如果为小卒中患者，推荐给予双抗治疗 21 天（阿司匹林 + 氯吡格雷）后改为单抗治疗。溶栓治疗患者，应在溶栓后 24 小时给予抗血小板药物。对于不能耐受阿司匹林患者，可考虑选用氯吡格雷等抗血小板药物。

（五）抗凝治疗

抗凝治疗在缺血性卒中急性期治疗证据并不充分，但在某些类型患者，如进展性卒中、反复 TIA、后循环梗死等可给予静脉肝素滴注或阿加曲班治疗，一定注意根据目标 APTT 值调整用药滴速。

（六）降纤治疗

目前并没有证据支持卒中急性期降纤治疗。对于高纤维蛋白血症者可选用降纤治疗。

（七）扩容治疗

对于低血压或脑血流低灌注所致的急性脑梗死如分水岭脑梗死可考虑扩容治疗，但应注意可能加重脑水肿、心功能衰竭等并发症。

（八）脑保护治疗

神经保护剂可通过降低脑代谢或阻断由梗死引发的细胞毒机制来减轻梗死性脑损伤。目前可用的药物有：胞二磷胆碱、神经节苷脂、电压 - 门控式钙通道阻滞剂、兴奋性氨基酸受体拮抗剂、依达拉奉。然而，迄今尚缺乏经大型临床试验验证有效的药物。

（九）中医中药治疗

中医药常用于治疗缺血性卒中，可用的药物有丹参、红花、三七、葛根素、川芎等，针剂如参芎葡萄糖注射液、注射用红花黄色素等也常用于治疗。昏迷者还可以采用安宫牛黄丸开窍醒脑。然而这些药物的有效性和副作用尚待进一步研究。

（十）脑水肿和颅内压增高

空间占位性脑水肿是早期恶化和死亡的一个主要因素。危及生命的脑水肿通常在脑卒中发生后第 2~5 天出现。对于进展性恶性大脑中动脉梗死（梗死面积 >1/3 大脑半球），应在患者意识障碍加重前给予手术减压治疗，术前可应用甘露醇、高渗盐等渗透疗法治疗颅内压增高。大面积小脑梗死压迫脑干时，也可考虑行脑室引流或手术减压治疗。

二、进展性脑卒中的治疗

进展性脑卒中的死亡率及致残率均较高，预后差，治疗上相对复杂一些。进展性脑卒中可以由多种原因引起,应根据不同的原因进行治疗。①多数进展性脑卒中与大血管狭窄或闭塞有关,因此尽早完成血管评估是防止进展的重要环节。闭塞患者若发病小于24小时,并经过CTP,PW/DW或DW/FLAIR发现有较大不匹配考虑取栓治疗能获益时,应及时行取栓治疗。严重狭窄患者可酌情给予抗凝治疗。②全身并发症的出现,如合并了肺炎等,对应积极治疗全身并发症治疗。③梗死后继发水肿,可以选用甘露醇等脱水药。④再灌注损伤,可以使用神经保护剂;⑤医源性,例如,患者存在严重脑血管狭窄时,降压或脱水治疗不当引起的脑低灌注,应停用相关治疗,并加用羟乙基淀粉等扩容药物。

三、恢复期治疗

脑卒中急性期后,应采取措施预防脑卒中的复发,并采取系统、规范及个体化的康复治疗,促进神经功能的恢复。

1. 控制血管危险因素　见概述。

2. 抗栓治疗　应用抗栓治疗可以预防缺血性卒中的复发,常用抗血小板凝集治疗。但是有下列情况时,可以考虑抗凝治疗:由心房颤动引起的缺血性卒中、由非心房颤动性心源性栓塞引起的脑卒中但复发风险高、主动脉粥样硬化斑块、基底动脉梭形动脉瘤、颈动脉夹层、卵圆孔未闭伴深静脉血栓形成或房间隔动脉瘤。华法林抗凝治疗期间,应监测INR。对于新型口服抗凝药,如达比加群、利伐沙班目前缺乏有效的监测指标,并且仅用于非瓣膜性房颤病患者。

3. 他汀治疗　他汀主要用于缺血性卒中二级预防,无论患者有无血脂增高,在肝功能正常的前提下,应尽早给予他汀类药物。注意服用他汀期间,偶有出现肝脏转氨酶和肌酸激酶增高的可能,如发现及时停药并对症处理。

四、康复治疗

如果患者病情稳定,应及早开始康复,在脑卒中发病第一年内应持续进行康复治疗,并适当增加每次康复治疗的时程和强度。康复治疗包括有肢体康复、语言训练、心理康复等。

（罗　冬　楼　敏　刘春风）

● 推荐阅读

1. Wang W,Jiang B,Sun H,et al.Prevalence,Incidence and Mortality of Stroke in China:Results from a Nationwide Population-Based Survey of 480,687 Adults.Circulation,2017,135(8):759-771.

2. Amin HP,Schindler JL.Vascular Neurology Board Review.Springer International Publishing,2017.

3. Ferro J M,Massaro A R,Mas J-L.Aetiological diagnosis of ischaemic stroke in young adults.The Lancet Neurology,2010,9(11):1085-1096.

4. Maaijwee N A,Rutten-Jacobs L C,Schaapsmeerders P,et al.Ischaemic stroke in young adults:risk factors and long-term consequences.Nat Rev Neurol,2014,10(6):315-325.

5. Hashimoto N,Tominaga T,Miyamoto S,et al.Guidelines for diagnosis and treatment of moyamoya disease (spontaneous occlusion of the circle of Willis).Neurol Med Chir(Tokyo),2012,52(5):245-266.

6. 中华医学会神经病学分会,中华医学会神经病学分会脑血管病学组.中国颈部动脉夹层诊治指南.中华神经科杂志,2015,48(8):644-651.

7. Saver JL.CLINICAL PRACTICE.Cryptogenic Stroke.N Engl J Med,2016,374(21):2065-2074.

第十七章　脑出血

第一节　概念与流行病学

脑出血（intracerebral hemorrhage，ICH）指原发性非外伤性脑实质内出血，也称自发性脑出血，发病率为每年（60~80 人）/10 万人。在我国约占急性脑血管病总数的 20%~30%。急性期病死率为 30%~40%，是病死率最高的脑卒中类型。在脑出血中大脑半球出血约占80%，脑干和小脑出血约占 20%。

第二节　病因与危险因素

脑出血最常见的病因是高血压合并小动脉硬化，其他包括：脑淀粉样变性、凝血功能障碍、抗凝或抗血小板药物治疗后、溶栓治疗后、梗死后出血转化、血液病（白血病、再生障碍性贫血、血小板减少性紫癜、血友病和镰状细胞贫血病）、血管畸形、动脉瘤、烟雾病、原发性或转移性肿瘤、静脉窦血栓形成、血管炎、妊娠等病因。随着更多老年人群应用口服抗凝药，抗凝相关脑出血在逐渐增加。有研究显示新型口服抗凝剂即非维生素 K 拮抗剂（non-vitamin K antagonist oral anticoagulant，NOAC）的脑出血风险低于华法林，阿司匹林联合氯吡格雷的出血风险低于华法林。脑内微出血增加脑出血风险，也会增加抗血小板或抗凝相关脑出血的风险。高龄、亚裔、酗酒、滥用拟交感神经药物等都是脑出血的危险因素。

第三节　发 病 机 制

一、血肿形成

不同病因脑出血发病机制不同。最常见病因为高血压性脑出血，其发病机制并不完全清楚，目前认为长期高血压可导致颅内小动脉或深穿支动脉壁脂质透明变性或纤维素样坏死、小动脉瘤或微夹层动脉瘤，当血压骤然升高时，血液自血管壁渗出或微动脉瘤或纤维素样坏死的细小动脉直接破裂，血液进入脑组织形成血肿。

二、血肿扩大

血肿扩大（hematoma expansion，HE）指血肿体积较基线时显著增加。血肿扩大的机制尚不清楚，目前的观点是血肿扩大来自原血管已破裂部位的持续出血或再次出血，但有证据表明血肿扩大可以是出血灶周围坏死和水肿组织内的继发性出血。连续的全脑数字减影血管造影术（DSA）提示脑内微小动脉的持续性出血及多发出血与血肿进展相关。

三、血肿周围脑损伤

脑内动脉破裂及脑实质出血后,出现局灶性挤压、细胞毒性损伤、炎性反应及周围水肿等一系列变化,内皮损伤、血红蛋白溶解后的凝血瀑布反应,特别是凝血酶,也会带来脑损伤。血肿周围脑组织内存在复杂的病理生理过程。

(一)血肿周围脑组织缺血

脑出血后血肿周围脑组织局部血流量下降的原因有以下几种:

1. 血肿直接压迫周围脑组织使血管床缩小。

2. 血肿占位效应激活脑血流 - 容积自我调节系统,局部血流量下降。

3. 血肿或血肿周围组织释放的血管活性物质引起血管痉挛等。该区域内的病理改变在一定时间内是可逆性的,如果能在此时间窗内给予适当的治疗措施,可使受损组织恢复功能,因此该区域称血肿周边半影区或半暗带。

(二)血肿周围脑组织水肿

血肿周围脑组织水肿主要有间质性和细胞性两种。其产生原因包括缺血性、渗透性、代谢性和神经内分泌性。

缺血性水肿与机械压迫和血管活性物质异常升高有关。血肿形成后血浆中的各种蛋白质、细胞膜性成分降解由细胞内逸出的各种大分子物质引起细胞外间隙的胶体渗透压升高,造成渗透性水肿。血肿溶解可以释放细胞毒性物质引起细胞代谢紊乱,最终导致细胞死亡或细胞水肿,主要有血红蛋白、自由基、蛋白酶等。蛋白酶中以凝血酶和基质金属蛋白酶(MMPs)最重要。很多研究表明,在血肿形成和发展过程中,除同侧半球存在脑水肿外,其远隔部位如嗅脑、丘脑、对侧半球也存在脑水肿。有人认为高血压性脑出血后血管加压素与心房利钠肽的水平失衡及由此产生的脑细胞体积调节障碍,可能引起细胞或组织水肿。

(三)颅内压增高

脑出血后因血肿的占位效应使颅内压增高,而且继发性脑缺血、脑水肿,可进一步使颅内压升高。出血性卒中的血肿压迫或血液使蛛网膜颗粒受阻引起脑脊液循环通路受阻时,脑脊液吸收障碍;同时脑脊液不断分泌,造成颅内压增高。另一方面,血液可使脑脊液渗透压增高,引起脑脊液生成增多,造成颅内压升高。

四、血肿周围继发性损伤的相关因素

(一)血压

正常情况下,脑血流围绕平均动脉压和脑灌注压在一个较宽的范围内进行调节。脑自动调节曲线在慢性高血压患者中右移,急性脑损伤时可能会消失,脑血流和脑灌注压就会呈线性关系。血压降至低于脑自动调节阈值时就有可能引发脑缺血。颅内压升高会进一步降低脑出血患者的脑灌注压。脑出血后降压的程度,无论相对还是绝对的血压变化,都和 DWI 所示的损伤之间存在关联。

在血压调节过程中,舒张压控制不良可以增加血肿周围水肿风险。脑出血后舒张压控制不良,颅内小动脉压力升高,动脉壁受压后平滑肌受到机械损伤和化学因素影响,导致管壁回缩力减低甚至丧失,毛细血管内压力增高,血管通透性增加,进一步加重局部水肿。此

外,舒张压升高时,阻力血管痉挛,造成局部脑细胞缺血,引起细胞坏死,细胞内毒性物质释放,尤其凝血酶原激活产生凝血酶,是产生血肿周围水肿及继发性损害的原因之一。

(二)脑微血管病

磁共振梯度回波序列所示的微出血和 Flair 像提示的脑白质高信号等影像学改变作为慢性脑血管病的标志,这些征象可能有助于识别既往存在脑血管病的患者,他们在脑出血后更易受到缺血性损伤。缺血性卒中和脑出血有许多共同的危险因素和病理基础,血管危险因素包括高血压、糖尿病、脂代谢异常和吸烟,这些因素导致受累血管(尤其是穿支血管)的不同病理变化,包括纤维素样变、脂质沉积、坏死和微动脉瘤形成,能够导致血管闭塞和/或破裂。高血压性血管病变主要累及脑深部和皮质下的动脉,脑淀粉样血管病累及小的皮质动脉和软脑膜动脉,这些血管壁中 β 淀粉样蛋白沉积导致血管退行性变,从而是血管更加脆弱,容易破裂。

(三)其他因素

中或大量脑出血或累及脑室存在脑积水的患者,相对温和但快速降压时,颅内压升高会降低脑缺血的阈值。许多具有血管危险因素的脑出血患者发病前可能服用了抗栓药物,脑出血后停用,可能会加重缺血风险;或本身具有大动脉狭窄,在脑出血后降压治疗也会加重脑缺血风险。另外,血肿压迫致局部血管受压,少数患者接受开颅手术,手术期间低血压、麻醉药、对动脉的操作及由于手术而激活的凝血系统都可能促使脑缺血。若脑出血并发蛛网膜下腔出血,也可发生血管痉挛。

第四节 临床表现

脑出血常发生在 50~70 岁,男性略多见,冬春季发病较多。通常在活动和情绪激动时发生,大多数病例病前无预兆,少数可有头痛、头晕、肢体麻木等前驱症状。临床症状常在数分钟到数小时内达到高峰,可因出血部位及出血量不同而临床特点各异,重症者数分钟内可转入意识模糊或昏迷。

一、基底节区脑出血

(一)壳核出血

豆纹动脉尤其是其外侧支破裂所致。血肿常向内扩展波及内囊。临床表现与血肿部位和血肿量有关。损伤内囊引起病灶对侧偏瘫、偏身感觉障碍和同向性偏盲是中等和大量出血较常见的症状。还可表现双眼球向病灶侧凝视,优势半球受累可有失语;出血量大可有意识障碍,病情在数小时内迅速恶化;出血量小可仅表现纯运动、纯感觉障碍,不伴头痛、呕吐,仅凭临床表现无法与脑梗死区分(图 17-1A)。

(二)丘脑出血

由丘脑膝状体动脉和丘脑穿通动脉破裂所致,在脑出血中较常见,约占全部脑出血的 15%~24%,致残率、病死率均高。中等量或大量的丘脑出血常因压迫内囊而出现对侧偏瘫、偏身感觉障碍;感觉障碍较运动障碍突出;深浅感觉均有障碍,而深感觉障碍更突出;优势半球受累可有失语,非优势半球受累可有体相障碍及偏侧忽视等。丘脑出血可出现精神障碍,表现为情感淡漠、视幻觉及情绪低落等,还可出现丘脑语言和丘脑痴呆;丘脑出血波及下丘脑或中脑上部时,可有特征性眼征,如上视障碍或凝视鼻尖、眼球偏斜或分离性斜视、瞳孔对光反射迟钝、眼球汇聚障碍和无反应性小瞳孔;意识障碍多见且较重,出血波及下丘脑或破入第三脑室则出现昏迷加深、瞳孔缩小、去大脑强直等中线症状(图 17-1B)。

(三)尾状核头出血

较少,多经侧脑室前角破入脑室。临床表现与蛛网膜下腔出血非常相似,可仅有头痛、呕吐及轻度颈强直而无明显瘫痪,可有对侧中枢性面舌瘫;或仅有头痛而在 CT 检查时偶然发现。

二、脑叶出血

约占脑出血的 10%,常由脑动静脉畸形、Moyamoya 病、血管淀粉样病变、肿瘤等所致。出血以顶叶最常见,其次为颞叶、枕叶、额叶,也可有多发脑叶出血。常表现头痛、呕吐、脑膜刺激征及出血脑叶的局灶定位症状,如额叶出血可有偏瘫、Broca 失语、摸索等;颞叶可有 Wernicke 失语、精神症状;枕叶可有视野缺损;顶叶可有偏身感觉障碍、空间构象障碍。抽搐较其他部位出血常见,昏迷较少见;部分病例缺乏脑叶的定位症状(图 17-1C)。

三、小脑出血

约占脑出血的 10% 多,多由小脑上动脉分支破裂所致,病变多累及小脑齿状核。自发性小脑出血的常见病因是高血压动脉硬化、脑血管畸形、脑动脉瘤、血液病及应用抗凝剂,在成人高血压动脉硬化是小脑出血的最常见原因,占 50%~70%。

发病初期大多意识清楚或有轻度意识障碍,表现眩晕、频繁呕吐、枕部剧烈疼痛和平衡障碍等,但无肢体瘫痪是其常见的临床特点;轻症者表现出一侧肢体笨拙、行动不稳、共济失调和眼球震颤,无瘫痪;出血量增加时,可有脑干受压表现,面神经麻痹、两眼向病灶对侧凝视、吞咽及发音困难、四肢锥体束征、病侧或对侧瞳孔缩小、对光反应减弱、晚期瞳孔散大、中枢性呼吸障碍,最后枕大孔疝死亡;暴发型则常突然昏迷,在数小时内迅速死亡。

由于小脑的代偿能力较强,小脑出血的临床征象变化多样,缺乏特异性,早期临床诊断较为困难,故临床上遇下列情况应注意小脑出血的可能:①40 岁以上并有高血压病史;②以眩晕、呕吐、头痛起病;③有眼震、共济失调、脑膜刺激征阳性;④发病后迅速或渐进入昏迷,伴瞳孔缩小、凝视麻痹、双侧病理征、偏瘫或四肢瘫(图 17-1D)。

四、脑干出血

约占全部脑出血的 10%,绝大多数为脑桥出血。

脑桥出血:主要由基底动脉的脑桥支破裂出血引起,出血灶多位于脑桥基底与被盖部之间。大量出血(>5ml)累及双侧被盖部和基底部,常破入第四脑室,患者迅速进入昏迷,双侧针尖样瞳孔,呕吐咖啡样胃内容物,中枢性高热,特点为体温持续 39℃ 以上,躯干热而四肢不热,中枢性呼吸障碍、眼球浮动、四肢瘫痪和去大脑强直发作等,多在 48 小时内死亡。小量出血可无意识障碍,表现交叉性瘫痪和共济失调性偏瘫,双眼向病灶侧凝视麻痹或核间性眼肌麻痹(图 17-1E)。

中脑出血少见,轻症表现为突然出现复视、眼睑下垂、一侧或两侧瞳孔扩大、眼球不同轴、水平或垂直眼震、同侧肢体共济失调,也可表现 Weber 或 Benedikt 综合征。重症出现昏

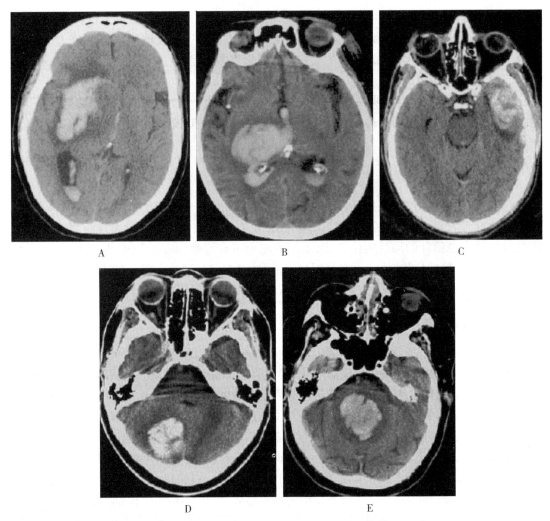

图 17-1　脑出血的典型部位。由慢性高血压引起的 ICH 通常是由于小的穿支动脉破裂,常见于基底节、丘脑、小脑及脑桥;脑淀粉样血管病及拟交感神经药物滥用引起的 ICH 多见于脑叶,如颞叶 A、B、C:幕上脑出血为幕上 ICH;D、E:幕下 ICH;A、B、E 还显示脑室出血

迷、四肢瘫痪、去大脑强直,常迅速死亡。

　　延髓出血更为少见,表现为突然猝倒,意识障碍,血压下降,呼吸节律不规则,心律紊乱,继而死亡。轻症表现为不典型的 Wallenberg 综合征。

五、脑室出血

　　约占脑出血的 3%~5%。原发性脑室出血是指由脑室内脉络丛动脉或室管膜下 1.5cm 内出血,血液直流入脑室内所致。原发性脑室出血最常见的部位是侧脑室,其次是第三脑室和第四脑室,在中间帆罕见。目前未见有文献报道透明隔腔(第五脑室)内原发出血。继发性脑室出血是指实质出血破入脑室者。

　　多数病例为少量脑室出血,常有头痛、呕吐、脑膜刺激征,一般无意识障碍及局灶性神经缺损症状,血性 CSF,酷似蛛网膜下腔出血,可完全恢复,预后良好。大量脑室出血造成脑室铸型或引起急性梗阻性脑积水未及时解除者,其临床过程符合传统描述的脑室出血表现:起病急骤,迅速出现昏迷、频繁呕吐、针尖样瞳孔、眼球分离斜视或浮动及去脑强直发作等,可出现丘脑下部受损的症状体征,如中枢性高热、尿崩症、应激性溃疡等,预后不良,多在 24 小时内死亡。而大多数原发性脑室出血不具备这些"典型"的表现。

由于原发性脑室出血没有脑实质的损害或损害较轻,若无脑积水或及时解除,其预后要比继发性脑室出血好。与继发性脑室出血相比,原发性脑室出血有以下临床特点:高发年龄分布两极化;意识障碍较轻或无;可亚急性或慢性起病;定位体征不明显,即运动障碍轻或缺如,颅神经经受累及瞳孔异常少见;多以认知功能障碍或精神症状为常见表现。

第五节　辅 助 检 查

一、头颅 CT(computerized tomography)

头颅 CT 是诊断脑出血的首选检查。早期表现为圆形或者椭圆形高密度影,边界清。可显示血肿部位、大小、形态,是否破入脑室,血肿周围有无低密度水肿带及占位效应、脑组织移位和梗阻性脑积水等,有助于确诊和指导治疗。脑室大量积血呈高密度铸型,脑室扩大。1 周后血肿周围有环形增强,血肿吸收后呈低密度或囊性变。急性脑出血的 CT 检查以平扫为主,一般不需强化检查(图 17-2)。

二、头颅磁共振(magnetic resonance imaging,MRI)

急性期对幕上及小脑出血价值不如 CT,对脑干出血优于 CT。血肿及周围脑组织 MRI 表现较为复杂,主要受血肿所含血红蛋白的变化影响。①超急

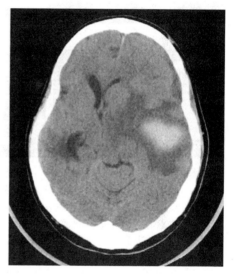

图 17-2　头部 CT 平扫,脑出血后血肿周围水肿(低密度区),伴中线移位

性期(<7 小时):血肿呈等 T_1、长 T_2 信号,与脑梗死、水肿不易鉴别;②急性期(7 小时至 3 天):血肿呈等 T_1、短 T_2 信号;③亚急性早期(3 至 7 天):短 T_1、短 T_2 信号;④亚急性晚期(7 天至 3 周):短 T_1、长 T_2 信号;⑤慢性期(>3 周):长 T_1、短 T_2 信号。此外 MRI 比 CT 更易发现脑血管畸形、肿瘤及血管瘤等病变。尤其 GRE 或 SWI 序列,可以像 CT 一样敏感的显示急性出血,并且能更敏感的识别陈旧出血和微出血。

三、脑血管造影及增强 CT

MRA、CTA、DSA 等可显示脑血管的位置、形态及分布等,并易于发现脑动脉瘤、脑血管畸形及 moyamoya 病等脑出血病因。尤其是血压正常的年轻患者应考虑查明病因,防止复发。

AHA/ASA 2015 版脑出血管理指南同时提出新的建议,即可考虑进行 CTA 及增强 CT 检查,根据造影剂外渗情况或 CTA 点征,有助于识别血肿扩大高风险的患者;CTA、CTV、增强

CT、增强 MRI、MRA 以及 MRV 可有效评价 ICH 临床或影像学提示的潜在病因,如血管畸形以及肿瘤。

各研究对血肿扩大的定义尚不统一,一般定义血肿体积增大超过首次 CT 血肿体积的 33% 为血肿扩大,也有定义为复查血肿体积增加 6ml 或 12.5ml(图 17-3)。

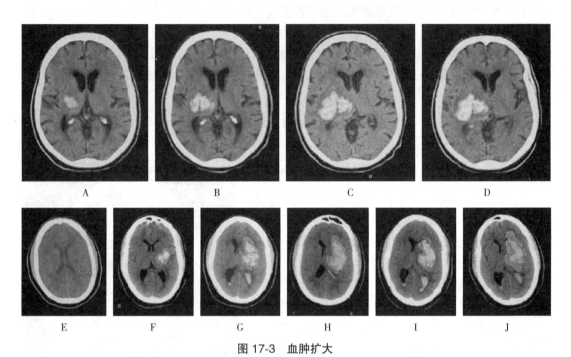

图 17-3 血肿扩大

A. 螺旋 CT 显示超急性期血肿,基底节区及丘脑小出血灶;B. 出血后 151 分钟;C. 又过了 82 分钟血肿扩大;D. 又过了 76 分钟,血肿稳定;E~J:螺旋 CT 显示血肿进行性扩大,血肿周围水肿出现(绿色显示血肿周围水肿);E. 出血之前;F. 症状出现后 4 小时在基底节区有一个小血肿;G. 14 小时,血肿破入侧脑室,出现新的占位效应及中线移位;H. 28 小时,脑积水加重,早期血肿旁水肿;I. 73 小时,占位效应继续增大,血肿周围显著水肿;J. 7 天,血肿有所吸收,周围水肿更加明显

引自:Qureshi AI,Mendelow AD,Hanley DF.Intracerebral haemorrhage.Lancet,2009,373(9675):1632-44.

CTA 造影剂外渗也称作点征(spot sign),即在 CTA 的原始或重建图像上表现为血肿内或边缘的增强点,与外部血管无沟通,可单个或多个。颅内血肿扩大是脑出血后一定时间内血液成分从病变血管不断渗漏的过程,造影剂外渗 / 点征可以某种程度代表这一持续性出血动态过程。颅内本已脆弱的血管由于血肿增加或早期炎症反应造成出血灶周围坏死组织内血管的二次损害,导致继发出血是血肿扩大的另一可能机制,此现象可见迟发性造影剂外渗,即在 CTA 扫描之后再次进行 CT 平扫出现的新发的造影剂外渗,即位于原始 CTA 外渗的远隔部位,或见于原始 CTA 无外渗患者。迟发性造影剂外渗也可能是因为在 CTA 团注时显影时间尚不够,延迟重建时才看到的持续性出血(图 17-4)。另外,有些研究还发现混杂征(blend sign)等影像学征象也能预测血肿扩大。

四、其他检查

同时进行血、尿常规、血糖、肝功、肾功、凝血功能、血离子及心电图等检查,有助于鉴别诊断和了解患者的全身状态。

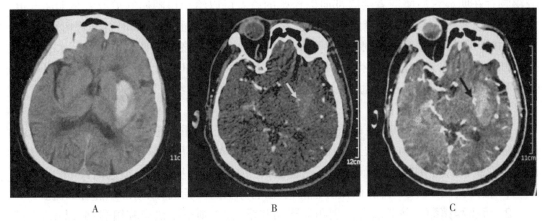

图 17-4 造影剂外渗:在 CTA 的原始或重建图像上表现为血肿内和/或边缘的增强点(B、C)

第六节 诊断与鉴别诊断

一、诊断

急性起病(多在活动或情绪激动时突然发病),病情迅速达到高峰,出现局灶性神经功能障碍如偏瘫、失语等,以及头痛、呕吐等颅高压症状,结合头颅 CT 或 MRI 检查,可以迅速明确诊断。

二、鉴别诊断

1. **脑梗死、蛛网膜下腔出血** 无条件做 CT 时应与脑梗死、蛛网膜下腔出血鉴别。

2. **全身性中毒**(乙醇、药物、一氧化碳等)**及代谢性疾病**(低血糖、肺性脑病、肝性脑病、尿毒症) 对发病突然、迅速昏迷且局灶体征不明显者,应与引起昏迷的全身性中(乙醇、药物、一氧化碳等)及代谢性疾病(低血糖、肺性脑病、肝性脑病、尿毒症)鉴别,应仔细询问病史,并进行相关的实验室检查,头 CT 能除外脑出血。

3. **外伤性颅内血肿** 对有头部外伤史者应与外伤性颅内血肿相鉴别。

第七节 治 疗

脑出血急性期治疗的关键是控制脑水肿、降低颅内压,调控血压,防止继续出血,保护血肿周围脑组织,防治并发症,以挽救生命,降低死亡率。恢复期应注意积极康复,降低残疾率,防止复发。

一、内科治疗

(一)一般治疗

①避免情绪激动及血压升高;连续或者规律监测神经功能状态和生命体征(血压、脉搏、血氧浓度和体温),有条件时对昏迷患者应进行监护;②保持呼吸道通畅:清除口腔呕吐物或

分泌物存在明显舌后坠或者会厌部肌肉松弛的患者可以给予口咽通气道或者鼻咽通气道。昏迷患者或者存在误吸以及窒息风险的患者,应该紧急气管插管,必要时行气管切开。③吸氧:合并肺部感染、意识障碍、肺水肿等,存在低氧血症时应该给予吸氧。④维持水、电解质平衡和营养;患者进食前应进行吞咽功能评价,存在吞咽困难或者昏迷的患者应给以鼻饲。⑤对症治疗:过度烦躁不安的患者给予适量镇静药物,便秘者给予导泻剂。

（二）颅内压监测与治疗

降低颅内压为治疗脑出血的重要任务。有条件情况下,重症患者(GCS 评分≤8、出现小脑幕疝的临床表现、严重脑室出血、脑积水患者)可以对颅内压和脑灌注压进行监测。结合患者脑血流自动调节能力,将脑灌注压控制在 50~70mmHg。基本的处理包括:

1. **抬高头位 30 度**　排除低血容量的情况,将床头适度抬高,以增加颈静脉回流。

2. **镇痛和镇静**　除非患者出现明显躁动和谵妄,否则不用镇痛和镇静剂,以免影响观察病情。需要气管插管或其他操作的患者,可静脉应用镇静剂。

3. **脱水降颅压**　治疗首先以高渗脱水药为主,如甘露醇或甘油果糖等。20% 甘露醇 125~250mL,快速静脉滴注,每 6~8 小时 1 次。应用脱水药物时注意水电解质平衡。注意尿量、血钾及心肾功能。可酌情使用呋塞米、白蛋白、高渗盐水。不应将糖皮质激素用于脑出血患者颅内压升高的治疗。

4. **脑室引流**　如脑出血患者出现严重脑积水(脑室扩大),药物脱水治疗无明显效果,出现意识水平下降,可行脑室引流。

（三）血压的管理

1. **2015 年《AHA/ASA 自发性脑出血管理指南》推荐**　脑出血急性期常见血压升高,尽管数日后血压会自发下降,但仍有相当一部分患者血压持续在高水平。目前脑出血患者血压的管理尚无统一的标准。ATACH、INTERACT 等大型的临床研究针对脑出血急性期降压治疗的安全性和有效性进行了探索。基于这些研究结果,脑出血诊治指南进行了更新。2015 年《AHA/ASA 自发性脑出血管理指南》推荐:①收缩压 150~220mmHg 无急性期降压治疗禁忌的患者,将收缩压快速降至 140mmHg 是安全的(Ⅰ类推荐,A 级证据),可有效改善功能结局(Ⅱa 类推荐,B 级证据)。②收缩压大于 220mmHg 的脑出血患者,持续静脉用药积极降压并频繁监测血压是合理的(Ⅱb 类推荐,C 级证据)。

2. **《中国脑出血诊治指南（2014）》推荐意见**

（1）应综合管理脑出血患者的血压,分析血压升高的原因,再根据血压情况决定是否进行降压治疗(Ⅰ级推荐,C 级证据)。

（2）当急性脑出血患者收缩压 >220mmHg 时,应积极使用静脉降压药物降低血压;当患者收缩压 >180mmHg 时,可使用静脉降压药物控制血压,根据患者临床表现调整降压速度,160/90mmHg 可作为参考的降压目标值(Ⅲ级推荐,C 级证据)。早期积极降压是安全的,其改善患者预后的有效性还有待进一步验证(Ⅲ级推荐,B 级证据)。

（3）在降压治疗期间应严密观察血压水平的变化,每隔 5~15 分钟进行 1 次血压监测(Ⅰ级推荐,C 级证据)。如果患者出现以下情况应积极降血压:高血压脑病;主动脉夹层;急性肾衰;急性肺水肿;急性心肌缺血;心功能不全;对于血压的调控还要参考患者病前的基础血压,病前不同的血压水平对脑出血患者的神经功能的预后有着不同的影响。另外,脑出血后出现低血压也很危险,应及时处理,以保持脑灌注压。

3. 用药方法 静脉用药常首选半衰期短的,急重症常选择静脉使用 β 受体阻滞剂和钙通道阻滞剂,密切监测血压。包括拉贝洛尔、尼卡地平、氯维地平。

脑出血急性期理想的血压控制水平仍在探索中,临床中应注意消除导致脑出血后血压升高的原因,采用个体化原则,根据患者年龄、高血压病史长短、脑出血病因、发病后血压情况、颅内压水平和距离发病的时间间隔等,进行血压调控。

（四）纠正凝血异常

使用抗栓药物发生脑出血时,应立即停药。脑出血一般不用止血药物,合并严重凝血因子缺陷或严重血小板减少的患者,应适当补充相应的凝血因子或输注血小板。INR 升高的口服抗凝药物(华法林)相关的脑出血患者,停用华法林,补充维生素 K 依赖的凝血因子并静脉应用维生素 K 纠正 INR,或根据情况选用新鲜冻干血浆或浓缩型凝血酶原复合物(PCC)。新型口服抗凝剂(NOAC)如达比加群、利伐沙班或阿哌沙班等相关脑出血的治疗还在研究中,目前认为达比加群相关脑出血可应用拮抗剂依达赛珠单抗(idarucizumab),直接 Xa 因子抑制剂或直接凝血酶抑制剂相关脑出血还可以考虑应用 PCC 或 aPCC。服用达比加群的患者还可考虑血液透析。若 2 小时前服用过以上药物并发生出血时,可使用活性炭。因应用普通肝素引起的脑出血,应立即停用肝素,给予鱼精蛋白。对溶栓药物相关脑出血,可选择输注凝血因子和血小板治疗,目前尚无有效药物治疗抗血小板相关的脑出血。对于使用抗栓药物发生脑出血的患者,何时、如何恢复抗栓治疗需评估血栓及出血风险,依具体情况决定。

（五）亚低温治疗

亚低温治疗是脑出血的一种辅助治疗方法,能够减轻脑水肿,减少自由基产生,促进神经功能恢复。初步的基础与临床研究认为亚低温治疗可能是一项有前途的治疗措施。

二、手术治疗

手术的治疗目的是尽快清除血肿,降低颅内压,挽救生命,其次是尽可能早期减少血肿对周围脑组织的压迫,降低致残率。以及针对出血病因的手术治疗,如处理动静脉畸形、动脉瘤。主要的手术方式有:去骨瓣减压术、小骨窗开颅血肿清除术、钻孔穿刺血肿碎吸术、内镜血肿清除术、微创血肿清除术和脑室穿刺引流术等。

对于大多数脑出血患者而言,外科手术治疗的有效性尚不能充分确定,不主张无选择地常规使用外科或微创手术。关于手术指征、手术方式及手术时机目前尚无统一标准,基于 STICH、MISTIE、CLEAR-IVH 等大型临床研究的结果,通常下列情况需要考虑手术:

（一）脑实质出血

①小脑出血患者出现神经功能恶化或脑干受压,无论有无脑室梗阻致脑积水的表现,都应尽快手术清除血肿,不推荐此类患者仅采用脑室外引流。②脑叶出血超过 30ml 且血肿距皮层表面 1cm 以内者,可考虑标准开颅术清除幕上血肿,或微创手术清除血肿。③发病 72 小时内、血肿体积 20~40ml、GCS≥9 分的幕上高血压脑出血患者,在有条件的医院,经严格选择后可应用微创手术联合或不联合溶栓药物液化引流清除血肿。④去骨瓣减压术联合 / 不联合血肿清除可能降低昏迷、存在明显的中线移位、大量血肿或高颅压药物治疗无效的幕上脑出血患者的病死率。40ml 以上重症脑出血患者由于血肿占位效应导致意识障碍恶化者,可考虑微创手术清除血肿。⑤病因未明确的脑出血患者行微创手术前应行血管相关检

查（CTA/MRA/DSA）排除血管病变,规避和降低再出血风险。对于幕上脑出血患者,早期血肿清除并不由于病情恶化后再进行血肿清除。幕上脑出血患者病情发生恶化时,可考虑将血肿清除术作为一种挽救生命的方法。微侵袭血肿清除术（如立体定向或内镜下抽吸,联合/不联合溶栓药物）的作用尚不明确。

（二）脑室出血

目前缺乏足够询证医学证据推荐治疗脑室内出血的手术治疗方法。脑室内注射 rt-PA 治疗、以及内镜治疗脑室出血的安全性和有效性尚不明确,尚有待于进一步临床研究。

（三）脑积水

对因脑出血后急性梗阻性脑积水导致的意识障碍,可行脑室引流以缓解颅内压增高

三、康复治疗

脑出血患者除非有颅内压升高的表现,对于有神经功能损伤的患者应早期康复治疗。早期将患者置于功能位,如病情允许,患者的生命体征平稳、病情不再进展,应及早进行肢体功能、言语障碍及心理的康复治疗。

第八节　并发症与合并症的预防及处理

并发症的防治:①血糖管理:监测血糖,避免发生高血糖和低血糖,维持血糖在正常水平。②抽搐和抗癫痫药物:有癫痫发作者应给予抗癫痫药物治疗;疑似癫痫发作者,应考虑持续脑电图监测,如监测到痫样放电,应给予抗癫痫药物治疗;不建议预防性应用抗癫痫药物。③预防深静脉血栓形成:卧床患者应注意预防深静脉血栓形成,如疑似患者,可进行 D-二聚体检测和多普勒超声检查。鼓励患者尽早活动,腿抬高,尽可能避免下肢静脉输液,特别是瘫痪侧肢体。尽早予以间歇性空气压缩装置预防深静脉血栓及相关栓塞事件。对易发生深静脉血栓的高危患者（排除凝血功能障碍所致的脑出血患者）,证实出血停止后,可应用小剂量低分子量肝素或普通肝素皮下注射以预防静脉血栓形成,但应注意出血风险。存在抗凝禁忌者,可考虑放置下腔静脉滤器。④感染:加强口腔护理,保持呼吸道通畅;留置导尿时应做膀胱冲洗,昏迷患者可酌情使用抗生素预防感染,一旦感染发生,可根据经痰培养、尿培养及药物敏感试验结果选用抗生素。⑤中枢性高热:当出现"中枢性高热"时,应想到其他引起发热的原因并进行病因治疗。对症治疗多采用物理降温,有学者提出可用多巴胺能受体激动剂如溴隐亭进行治疗。⑥应激性溃疡:预防可用 H_2 受体阻滞剂,一旦出血应按上消化道出血的治疗常规进行处理。

第九节　预后与管理

脑出血后血肿扩大及后期水肿的形成是影响神经功能和预后的两个非常重要的因素。出血部位、血肿体积、相对水肿体积、占位效应、是否合并脑室出血、GCS 评分以及患者年龄、有无并发症等因素均会影响预后。脑出血功能结局评分已被广泛用于脑出血预后的判断,主要将年龄、NIHSS 评分、GCS 评分、血糖、脑出血部位（幕上/幕下）、血肿体积、是否破入脑室纳入模型,通过计算总分来预判患者功能结局,具有很高的敏感性和特异性。另外,研究

显示抗凝相关脑出血通常预后更差,随着 NOAC 应用的增多,NOAC 相关脑出血也在增多,有研究显示 NOAC 相关脑出血较华法林相关脑出血血肿体积更小、临床结局更好。随着 NOAC 特异性拮抗剂的出现,NOAC 相关脑出血的结局仍待进一步探讨。

基于人群的研究显示,首次脑出血后年复发率为 2.1%~3.7%,显著高于缺血性卒中。应对脑出血患者进行复发风险评估,并针对病因控制危险因素。对患者脑出血复发风险进行分层,应考虑下列复发危险因素:初次出血位于脑叶、高龄、继续接受抗凝治疗、携带载脂蛋白 Eε2 和 ε4 等位基因及核磁显示大量微出血灶。①对所有脑出血患者均应进行血压控制,自脑出血发病后立即开始控制血压,将血压控制在目标值 <130/80mmHg 作为长期目标是合理的。②改变生活方式,包括避免 >2 次 / 天的酒精摄入、戒烟和避免使用违禁药物以及治疗阻塞性睡眠呼吸暂停,可能是有益的。③对于非瓣膜性心房颤动患者,考虑到较高的复发风险,在发生华法林相关的自发性脑叶出血后,可能需要避免长期使用华法林进行抗凝治疗。④非脑叶出血后的抗凝治疗和任何类型脑出血后单一抗血小板聚集药物治疗是可以酌情考虑的,尤其是当这些药物有较强的使用指征的情况下。⑤抗凝相关脑出血后再次使用口服抗凝药的最佳时机尚不明确。对于非机械心脏瓣膜患者,避免在脑出血发生 4 周内使用抗凝药可能降低脑出血复发风险。尽管时机不明确,但如果有指征,单一阿司匹林抗血小板聚集治疗可以在脑出血后重新进行。⑥尚无足够证据限制他汀类药物在脑出血患者中使用。

（张　倩　冀瑞俊　廖晓凌　赵性泉）

● 推荐阅读

1. 吴江,贾建平,崔丽英 . 神经病学 . 第 3 版 . 北京:人民卫生出版社,2015.

2. 王拥军 . 血管神经病学 . 北京:科学出版社,2015.

3. Anish B,Marek A.Handbook of Neurocritical Care.New York:Springer-Verlag Inc,2010.

4. 中华医学会神经病学分会,中华医学会神经病学分会脑血管病学组 . 中国脑出血诊治指南 . 中华神经科杂志,2015,48(6):435-444.

5. Hemphill JC 3rd,Greenberg SM,Anderson CS,et al.Guidelines for the Management of Spontaneous Intracerebral Hemorrhage:A Guideline for Healthcare Professionals From the American Heart Association/American Stroke Association.Stroke,2015,46(7):2032-2360.

6. Frontera JA,Lewin JJ 3rd,Rabinstein AA,et al.Guideline for Reversal of Antithrombotics in Intracranial Hemorrhage:A Statement for Healthcare Professionals from the Neurocritical Care Society and Society of Critical Care Medicine.Neurocrit Care,2016,24(1):6-46.

第十八章 蛛网膜下腔出血

第一节 概念与流行病学

蛛网膜下腔出血（subarachnoid hemorrhage，SAH）是指各种原因导致脑表面或者脑底部血管破裂，血液流入蛛网膜下腔而引起相应临床症状的一种出血性脑卒中。临床上通常分为自发性和外伤性两类，自发性又可分为原发性和继发性两种。原发性 SAH，大约占所有脑卒中的 5%。继发性蛛网膜下腔出血则指脑实质出血、脑室出血、硬膜外或硬膜下出血流入蛛网膜下腔，不在本章节讨论范围之内。

自然人群的 SAH 发病率和患病率尚不明确。WHO MONICA 研究显示原发性 SAH 发病率为 9.1/10 万人 / 年，具有一定的地区差异，其中芬兰高达每年 22.5/10 万人），中国仅为 2.0/10 万。大多数原发性 SAH 出血由颅内动脉瘤破裂所致，但也有大约 15%~20% 的患者脑血管造影并未发现明确的动脉瘤，后者被称为非动脉瘤性蛛网膜下腔出血（nonaneurysmal SAH，NASAH）。SAH 的好发年龄在 40~60 岁，但儿童和老年人也可发病。动静脉畸形导致的 SAH 发病年龄较动脉瘤性 SAH 年轻。女男比例为 1.6：1。

第二节 病　　因

流行病学研究发现蛛网膜下腔出血与某些因素密切相关，可大致分为可干预的和无法干预的危险因素两大类。前者包括高血压、吸烟、大量饮酒以及低体重指数；后者主要包括年龄、性别、家族史、日裔或芬兰裔、蛛网膜下腔出血史、动脉瘤体积较大、多发性动脉瘤以及某些遗传综合征，如常染色体显性遗传多囊肾、IV 型 Ehlers-Danlos 综合征等。与普通人群相比，蛛网膜下腔出血患者一级亲属发生蛛网膜下腔出血的风险增加 2~5 倍。

蛛网膜下腔出血的病因有多种，常见的如下述：

一、颅内动脉瘤

50%~85% 的蛛网膜下腔出血是由于脑基底部囊状动脉瘤破裂所致。据尸检和造影结果分析发现颅内囊性动脉瘤的患病率为 5%，女性发病率略高于男性，患病率随年龄增加而增高。大多数动脉瘤并不破裂，随着动脉瘤的增加，其破裂出血的风险增大。

囊状动脉瘤好发于 Willis 环大动脉分叉处，通常位于脑底面。大约 90% 的动脉瘤位于前循环，常见部位包括：双侧大脑前动脉与前交通动脉连接处，大脑中动脉分叉处，颈内动脉与眼动脉、后交通动脉、脉络膜前动脉及大脑中动脉连接处。后循环动脉瘤常见于基底动脉尖和椎动脉颅内段（尤其是小脑后下动脉起始处）。多发动脉瘤见于 20%~30% 的患者。

关于动脉瘤的形成，目前尚不能完全解释。与颅外动脉相比，颅内动脉弹性差、管腔细、缺乏外弹力层,且位于蛛网膜下腔中缺乏支撑组织,因此在各种病因作用下更容易形成动脉瘤。目前公认的关于动脉壁破坏的理论主要由下述几种:先天性或基因异常导致动脉中层发育缺陷;高血压和动脉粥样硬化导致血管壁退行性变;各种原因导致的动脉炎性增生;局部内弹力层退变。囊状动脉瘤更常见于多囊肾、Ⅳ型 Ehlers-Danlos 综合征、纤维肌发育不良、Marfan 综合征等。动脉瘤的发生一定程度上有遗传倾向和家族聚集性。在蛛网膜下腔出血患者的一级亲属中,约 4% 患有动脉瘤。

二、脑内动静脉畸形(AVM)

动静脉畸形常位于大脑中动脉和大脑前动脉供血区的大脑凸面,其血管壁发育不良,厚薄不一,其内血流量大,对动脉壁冲击力较大,因此 10%~20%AVM 的供血动脉会发生囊状动脉瘤。这部分患者往往由于 AVM 供血动脉的囊状动脉瘤破裂而导致出血,少数由于畸形血管本身所致。既往认为动静脉畸形是非外伤性蛛网膜下腔出血第二常见原因,但近年来认识到这类患者破裂动脉瘤并不在经典的囊状动脉瘤的位置,且出血更多表现为破入脑实质。

三、非动脉瘤性中脑周围出血

大约 15%~20% 的 SAH 患者脑血管造影并未发现明确的动脉瘤,其中最常见的为非动脉瘤性中脑周围出血(perimesencephalic nonaneurysmal SAH,PM-NASAH)。PM-NASAH 占蛛网膜下腔出血的 10% 左右。其临床危害性远远低于动脉瘤性蛛网膜下腔出血。这部分患者在 CT 上表现为特征性的局限性的出血灶,而血管造影正常,病程相对良性,再出血率低,临床预后与动脉瘤性蛛网膜下腔出血明显不同。

高血压和吸烟被认为是 PM-NASAH 的危险因素,尚未有家族聚集倾向的报道。目前 PM-NASAH 出血的原因尚不十分清楚,多数学者认为与中脑周围小静脉(脑桥前或者脚间池的静脉)破裂有关。因此 PM-NASAH 出血范围局限、再出血率低。PM-NASAH 出血一般集中在中脑周围的脑池中,很少累及外侧裂或前纵裂。值得注意的是,中脑周围出血并非全部都属于 PM-NASAH,大约 2%~9% 的中脑周围出血是由于后循环囊状动脉瘤破裂所致。因此尽管血管造影未发现动脉瘤,但只要头 CT 显示出血范围超过上述范围时都需要高度警惕动脉瘤的可能。

四、动脉夹层

颅内动脉夹层在所有蛛网膜下腔出血病因中所占比例尚不清楚。颅内动脉夹层撕裂外膜时可导致蛛网膜下腔出血,多见于椎动脉夹层。颈内动脉颅内段或其分支的夹层导致蛛网膜下腔出血临床少见,主要累及颈内动脉末端、大脑中动脉及大脑前动脉。动脉夹层导致蛛网膜下腔出血一般出血量大,临床症状危重,再出血率高。

五、感染性、脓毒性动脉瘤

各种感染可通过血液进入脑动脉壁,引起动脉瘤性扩张。细菌性心内膜炎是最常见的导致感染性动脉瘤的原因,其动脉瘤大多位于大脑中动脉远端。

六、脑静脉血栓形成

在极少情况下,脑静脉血栓形成可以表现为皮层蛛网膜下腔出血,起病通常不如动脉瘤破裂那么突然,出血表浅且局限。数字减影血管造影静脉期和/或 MRI 可显示脑静脉血栓形成。

七、脑淀粉样血管病

脑淀粉样血管病可导致蛛网膜下腔出血,但出血一般局限,多局限于单一脑沟;MRI 常可见微出血和/或大脑表面含铁血黄素沉着。

八、镰状细胞病

镰状细胞病可并发蛛网膜下腔出血及脑内血,多见于儿童患者,通常存在一个或以上的动脉瘤;也有学者认为出血与脆弱的侧支循环有关。近期输血史和皮质类固醇治疗史可能是本病患者发生蛛网膜下腔出血的危险因素。

九、药物滥用

已证实苯丙胺类和可卡因滥用与蛛网膜下腔出血有关,推测可能与血压升高或中毒性血管病变有关。

十、其他少见病因

其他导致蛛网膜下腔出血的少见病因包括:垂体卒中、肿瘤破坏血管、出血性疾病或抗凝治疗并发症、烟雾病、可逆性血管收缩综合征以及颈动脉内膜切除术后脑过度灌注综合征等。

第三节 发病机制

无论是动脉瘤破裂、动静脉畸形病变血管破裂、还是其他原因引起血管破裂,最终均导致血流入脑蛛网膜下腔,通过脑脊液迅速扩散,刺激脑膜,从而出现头痛和脑膜刺激征。血液进入蛛网膜下腔后不仅导致颅压增高,还直接或间接刺激血管,继发局限或广泛的脑血管痉挛,严重时导致脑梗死。大量积血或凝血块沉积于颅底,部分凝集的红细胞还可堵塞蛛网膜颗粒,影响脑脊液吸收,从而导致急性交通性脑积水或蛛网膜粘连,使颅压进一步升高,减少脑血流量,导致脑水肿加重、甚至脑疝。出血刺激下丘脑,可引起血糖升高、发热等内分泌和自主神经功能紊乱。后交通动脉瘤的扩张、出血可压迫邻近动眼神经,产生不同程度的动眼神经麻痹(表现为眼球活动障碍)。

第四节 临床表现

蛛网膜下腔出血可见于各个年龄段,以 40~60 岁多见,50 岁以后女性发病率是男性的1.6 倍。情绪激动、剧烈运动,如用力、咳嗽、排便等是常见的诱因。

一、临床表现

突发的剧烈头痛是SAH最常见的临床症状,其特点是骤然发生,迅速达峰。70%的患者出现头痛,其中50%为突发的霹雳样头痛,通常被描述为"难以形容的""一生中最严重的"头痛。头痛可为局限性或全头性,严重者伴有上颈段疼痛。30%的患者为单侧头痛,主要发生在动脉瘤这一侧。头痛时往往伴有恶心、呕吐,甚至有一过性或持续性意识水平降低。约30%~50%动脉瘤在破裂出血之前,常常出现危险性渗漏而在临床上表现为"前哨头痛",其头痛程度较轻,可持续数天至1周,影响日常工作活动。这种危险性渗漏大多发生在蛛网膜下腔出血前2~8周。与动脉瘤性蛛网膜下腔出血头痛快速达峰相比,PM-NASAH的突发头痛往往呈逐渐加重趋势。

发病数小时后可见脑膜刺激征阳性,部分患者眼底可见玻璃体膜下出血、视乳头水肿或视网膜出血。动脉瘤或者动静脉畸形可导致邻近神经组织受压,从而出现局灶神经系统症状和体征。巨大动脉瘤或者动静脉畸形可导致痫性发作、偏瘫、感觉障碍或失语。一侧动眼神经麻痹,提示该侧后交通动脉瘤或小脑上动脉瘤破裂所致蛛网膜下腔出血。海绵窦内动脉瘤可压迫动眼、滑车及外展神经而出现眼肌麻痹。基底动脉分叉处前向生长动脉瘤可导致视野缺损。下肢无力、谵妄及双侧病理征阳性,则提示前交通动脉瘤。

部分老年患者临床症状不典型,无剧烈头痛、缺乏脑膜刺激征,反而表现为较明显的精神症状,在临床上需要引起重视,以免漏诊。

二、常见并发症

(一)再出血

患者病情稳定或好转后,再次突发剧烈头痛,伴有恶心、呕吐、意识障碍、抽搐,原有症状体征再现或加重,提示发生再出血。CT显示原有出血增加或腰穿脑脊液含血量增加可确诊。病后4周内均存在较高的再出血风险,以病后24小时最高,再出血的病死率高。

(二)血管痉挛和迟发性脑缺血

脑血管痉挛见于20%~30%的蛛网膜下腔出血患者,多在出血后3~5天开始出现,5~14天为高峰期,2~4周后逐渐减少。血管痉挛可引起迟发性脑缺血、脑梗死,表现为新发局灶神经功能缺失,可伴有意识障碍。研究表明脑缺血的发生与CT早期显示出血量有关。

(三)脑积水

蛛网膜下腔或脑室内血凝块影响脑脊液循环通路,可引起急性梗阻性脑积水,见于15%~20%的蛛网膜下腔出血患者,多在出血后1周发生。轻者出现嗜睡、近记忆下降及精神运动迟缓,重者出现头痛、呕吐、意识障碍等。随着出血吸收,多数患者临床症状改善,但有大约3%~5%的患者发生正常颅压脑积水,其典型临床表现为步态障碍、认知障碍及尿失禁三联征。正常颅压脑积水患者脑脊液压力正常,影像学可见脑室扩大。

(四)癫痫发作

大约20%的动脉瘤性蛛网膜下腔出血患者发生癫痫,多见于病初24小时内,在合并脑出血、高血压以及大脑中动脉和前交通动脉动脉瘤的患者中更为常见。

(五)其他并发症

SAH后,5%~30%的患者出现低钠血症,主要是由抗利尿激素不适当分泌综合征所致,罕见情况下由脑性耗盐综合征所致。低钠血症可以导致血容量降低,增加继发脑缺血的风险。大约 4% 的患者出现下肢深静脉血栓形成。

第五节　检　　查

一、影像学检查

(一) 头颅 CT

怀疑蛛网膜下腔出血时首选头 CT 检查。CT 敏感性取决于出血量、检查距离发病的时间、仪器分辨率以及影像医师的水平。发病 72 小时内 CT 的敏感性可高达 97%,此后逐渐下降,发病 5 天后降至 50%。因此 CT 正常并不能完全排除蛛网膜下腔出血,尤其出血量少、检查时间滞后者。脑沟、脑池或外侧裂高密度影是蛛网膜下腔出血的典型 CT 表现。动脉瘤破裂出血可能不仅仅局限于蛛网膜下腔,还可表现为脑实质或脑沟中血肿形成,或脑室出血。出血部位常常可以提示动脉瘤的位置。前交通动脉瘤破裂常导致脑底部额叶区域出血,可扩散到前纵裂和胼胝体周围,常伴额叶血肿。大脑中动脉动脉瘤破裂导致的出血则大多聚集于外侧裂,可伴同侧颞叶血肿。PM-NASAH 的典型 CT 表现为:出血局限于脑干前方中脑周围池;其可能延伸至环池或侧裂的基底部,但不会延伸至侧裂外侧、纵裂前部或侧脑室。PM-NASAH 患者,如果出血超过上述范围,需要高度警惕动脉瘤可能。

(二) MRI 检查

常规头 MR 在显示急性蛛网膜下腔出血方面没有 CT 敏感,但 MR 对于血管畸形,尤其是海绵状血管瘤优于 CT,表现为边界清楚的混杂信号。随着颅脑 MR 技术的发展,特别是 FLAIR 序列、质子密度成像、梯度回波序列、T_2^* 以及磁敏感成像技术的应用,使得临床疑诊而 CT 阴性的蛛网膜下腔出血患者能够确诊,避免腰穿。蛛网膜下腔出血的 MR 表现随发病时间而变化。发病数小时,T_1WI 为等或低信号,T_2WI 为等信号或高信号;发病 24 小时后,出血处 T_1WI 高信号、T_2WI 低或高信号、FLAIR、DWI 均为高信号,而梯度回波或磁敏感加权成像为低信号。

(三) CT 血管造影 (CTA)

随着影像技术的发展,CTA 越来越多用于蛛网膜下腔出血的临床评价。CTA 甚至被认为可以代替 DSA 检查,为后续钳夹或弹簧圈栓塞治疗提供决策依据。Meta 分析显示 CTA 的敏感性高达 97%~98%,特异性为 79%~100%。CTA 检查的敏感性受动脉瘤大小、部位影响。直径≥5mm 的动脉瘤,CTA 的敏感性可高达 95%~100%,但当动脉瘤直径 <5mm 时敏感性降至 64%~83%。血管管腔过于迂曲是影响 CTA 特异性的重要因素。在动脉瘤囊壁钙化、动脉瘤腔内血栓、动脉瘤导致脑实质出血的倾向以及动脉瘤与骨性结构的关系的评估方面,CTA 明显优于 DSA。但使用造影剂、骨性或金属伪影干扰成像质量以及不能良好显示远端小血管是 CTA 的主要缺点。

(四) MR 血管造影 (MRA)

MRA 诊断颅内动脉瘤的敏感性低于 CTA,同样受动脉瘤大小影响。当动脉瘤直径≥5mm 时,敏感性达 85%~100%,反之仅为 50% 左右。MRA 的优点在于不需要使用造影剂,无辐射,因此可用于妊娠期或者肾功能不良的蛛网膜下腔出血的病因筛查。

（五）脑血管造影（DSA）

DSA 是明确蛛网膜下腔出血病因、确诊动脉瘤的金标准，不但可以显示动脉瘤位置、大小及其与载瘤动脉的关系，还可直观显示有无血管痉挛。如果病情允许，应尽早进行全脑血管造影，尤其是对于高度怀疑动脉瘤性蛛网膜下腔出血者，尽快明确出血原因、制定治疗方案以及预后判断。大约 20%~25% 的患者首次 DSA 检查阴性，1 周后再行 DSA，约有 1%~2% 的患者发现之前未发现的动脉瘤。虽然 DSA 是确诊动脉瘤的金标准，但由于其价格较贵，且为有创检查，一定程度上限制了临床应用。DSA 并发症发生率在 1.8%~3.2%，包括持续神经功能缺少、动脉瘤再破裂出血，是否行二次 DSA 检查需要根据临床具体情况综合考虑。

二、实验室和其他检查

（一）实验室检查

血常规、血糖、电解质、肝肾功能、血气、心肌酶谱、出凝血功能及心电图等常规检验、检查有助于判断病情及预后。

（二）腰穿

对于临床病史高度怀疑蛛网膜下腔出血，而影像学检查阴性的患者，腰穿仍然是必不可少的。腰穿的最佳时机是发病后 12 小时（至少发病后 6 小时）。脑脊液阳性结果可持续至少 2 周。蛛网膜下腔出血后脑脊液的典型表现是：①脑脊液压力增高；②外观呈均匀一致血性脑脊液；③病初脑脊液红白细胞比例与血液相仿，病后数小时出现非炎症性白细胞，2~3 天达峰，1 周左右中性粒细胞消失。1 周后由于红细胞破坏小时，脑脊液黄变，显微镜下可见大量皱缩红细胞伴吞噬了血红蛋白或含铁血黄素的巨噬细胞。④脑脊液蛋白含量增高，糖正常。

（三）经颅多普勒（TCD）

对蛛网膜下腔出血患者，可以通过 TCD 监测动脉流速，从而尽早发现脑血管痉挛，并判断痉挛严重程度，是临床上评估病情和治疗反应的重要辅助检查方法。

第六节 诊断与评价

突发剧烈头痛，伴恶心、呕吐、惊厥发作或意识障碍脑膜刺激征阳性的患者，应高度怀疑本病；CT 示脑沟、脑池或外侧裂高密度影，即可确诊。如果 CT 阴性或无条件进行 CT 检查，临床症状高度怀疑本病者，腰穿发现颅压增高，脑脊液呈均匀一致血性也可诊断 SAH。在确诊 SAH 的同时，需要对其严重程度进行评价，目前常用 Hunt-Hess 量表（表 18-1）。SAH 需要与其他的脑卒中、各种脑膜炎、脑炎、以及偏头痛等鉴别；对于确诊的 SAH，应尽快完善 DSA、CTA、MRI 等检查进一步明确病因。

表 18-1 Hunt-Hess 量表

评分	临床表现
1	无症状或轻微头痛、颈强
2	中到重度头痛，颈强，除了颅神经麻痹外无神经功能缺失

评分	临床表现
3	嗜睡、谵妄或轻度的局灶神经功能缺失
4	昏睡、中重度偏瘫,早期去大脑强直和自主神经紊乱
5	深昏迷、去大脑强直;濒死状态

注:对于严重的全身性疾病(例如高血压肾病、糖尿病、严重动脉硬化、慢性阻塞性肺病)或 DSA 显示重度血管痉挛者,评分加 1

第七节 处 理 流 程

SAH 是神经科急症,需要迅速、准确的诊断和处理,避免延误和误诊,导致严重并发症和不良预后(图 18-1)。

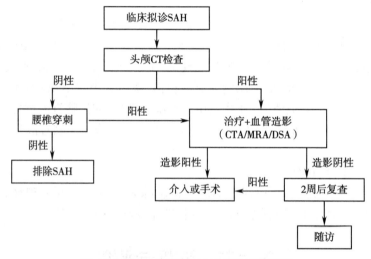

图 18-1 蛛网膜下腔出血诊断和处理流程

引自中华医学会神经病学分会,中华医学会神经病学分会脑血管病学组 . 中国蛛网膜下腔出血诊治指南 2015. 中华神经科杂志,2016,49(3):182-191.

第八节 治 疗

治疗目的是防止再出血,预防脑血管痉挛和脑缺血,去除出血原因并预防复发。

一、一般对症治疗

SAH 患者应收入监护室监测生命体征和神经系统症状体征变化。保持气道通畅,维持水电解质和出入量平衡。绝对卧床休息,避免情绪激动或用力,保持大便通畅。酌情使用镇静、止痛药物。

(一)气道管理

保持呼吸道通畅,必要时给予吸氧,如果出现严重呼吸功能障碍,可行气管插管,呼吸机辅助呼吸,以保持正常血氧饱和度。

(二) 血压管理

对于蛛网膜下腔出血的患者应该进行血流动力学监测。为了克服增高的颅内压、保持脑血流的正常调节机制,患者通常在发病后早期都有血压升高。除非血压明显升高,一般不用给予降压治疗。降压治疗时机需要综合考虑患者年龄、病前基础血压水平以及心功能等情况进行个体化选择,同时在降压治疗之前尽可能去除其他能引起血压升高的因素,比如头痛是否充分控制。研究显示,收缩压超过 160mmHg,再出血风险明显增加,血压过低,易导致脑灌注不足,加重缺血损伤。目前推荐保持收缩压 <160mmHg 和平均动脉压 >90mmHg。当必须控制血压时,应该避免使用硝普钠或硝酸甘油等血管扩张剂,因为它们可增加脑血容量,从而增加颅内压。可优先选择钙离子通道阻滞剂、β 受体阻滞剂或 ACEI 类药物。

(三) 体温管理

病后早期由于蛛网膜下腔出血炎症反应、出血吸收,患者可有低热,一般不超过 38.5°,多不伴有心率增高。如果体温 >38.5° 或心率增高,需要考虑感染,应积极寻找感染灶,在获得病原学证据之前可先经验性给予抗生素治疗。

(四) 容量管理和维持电解质平衡

尽早建立静脉通路,心功能、肾功能允许的情况下,每天补充等渗生理盐水 2.5~3.5L,发热患者可再酌情增加补液量。低钠血症是蛛网膜下腔出血后最常见的电解质紊乱。临床上需要根据病因纠正低钠血症。

(五) 血糖管理

血糖的增高也是 SAH 患者预后不良的相关因素,一般建议空腹血糖控制在 10mmol/L 以下。

(六) 降低颅压

有颅内压增高的患者,临床上可酌情使用甘露醇、甘油果糖或呋塞米等脱水降颅压。伴有颅内较大血肿时,可手术清除,以降低颅压、避免脑疝。

二、特殊药物治疗

1. 抗纤维蛋白溶解药物。

2. 钙通道阻滞剂　早期使用钙通道阻滞剂(尼莫地平或尼莫同)可预防血管痉挛,理想给药时间是在 SAH 发病 4 日内。用药后必须监测血压,以避免低血压和脑灌注压下降。

三、外科治疗和介入治疗

(一) 动脉瘤

动脉瘤外科手术夹闭或弹簧圈栓塞均可降低再出血的风险,具体治疗方案应由经验丰富的神经外科与介入医师根据患者年龄、临床表现(包括是否存在急需去除的颅内大血肿)、合并基础疾病以及动脉瘤情况(大小、形状、位置,以及是否存在其他未破裂动脉瘤)等共同商讨后决定。对于同时适用于介入栓塞及外科手术的动脉瘤患者,应首先考虑介入栓塞。下列情况下可供选择治疗方案时参考:倾向外科手术的因素:年轻、合并血肿且有占位效应以及动脉瘤的因素(位置:大脑中动脉和胼胝体周围血管的动脉瘤;宽颈动脉瘤;动脉分支直接从动脉瘤囊发出)。倾向弹簧圈栓塞的因素包括年龄 >70 岁,无具有占位效应的血肿,动脉瘤因素(后循环、窄颈动脉瘤、单叶型动脉瘤),临床量表评分提示病情危重的患者。

（二）其他

根据患者 SAH 病因（如动脉夹层和脑动静脉畸形）个体化决定治疗方案。动脉夹层导致蛛网膜下腔出血的夹层多位于椎基底动脉系统，一般采用手术或血管内介入治疗，根据动脉夹层的位置及其他解剖特征制定个体化治疗方案。

第九节　并发症与合并症的预防及处理

一、再出血的防治

1. **一般治疗**　卧床休息，直到病因解除（如动脉瘤治疗）。其他情况卧床时间个体化处理，避免情绪激动或用力，保持大便通畅。酌情使用镇静、止痛、止咳等药物。

2. **控制血压**　根据患者具体情况，一般保持收缩压 <160mmHg 和平均动脉压 >90mmHg。

3. **短期使用抗纤维蛋白溶解药物**　可以酌情选用抗纤维蛋白溶解药物（如氨甲环酸、氨基己酸），但是该类药物有引起脑缺血的风险。因此目前推荐病后早期、短程使用，不超过72 小时，且保持血流灌注的基础上使用，一般与尼莫地平联合使用。

4. **明确病因，去除病因。**

二、脑血管痉挛和脑缺血的防治

1. **脑血管痉挛的监测**　临床表现可间接提示血管痉挛，如头痛剧烈加重，出现新发的局灶性神经功能缺损等。TCD 是临床常用的无创脑血管痉挛监测方法。简单易行。TCD 平均流速超过 120cm/s 或 2 次检查流速增加 20cm/s，提示血管痉挛。DSA 检查也有助于发现血管痉挛，但临床不常用。

2. **药物治疗**　药物治疗目的是控制颅内压、增加脑血流量，减轻脑缺血损伤。维持血容量和血压具有重要的临床作用，既往使用"3H"方法（即血液稀释、高血压、高血容量）治疗脑血管痉挛，但目前认为等容量、高血压方法似乎更为有效。早期使用钙通道阻滞剂可降低病死率、改善患者预后。常规口服或静脉滴注尼莫地平可有效防止脑动脉痉挛。

3. **脑血管介入治疗**　如果上述方法效果不能有效缓解脑血管痉挛，可酌情选择脑血管成形术和（或）动脉内注射血管扩张剂治疗。

三、脑积水的防治

1. **药物治疗**　轻度的脑积水可使用乙酰唑胺、甘露醇、呋塞米等药物治疗。

2. **脑室穿刺 CSF 外引流术**　适用于脑室积血扩大或形成铸型的急性脑积水，内科药物治疗后临床症状仍进行加重，或者因为高龄、严重的心、肝、肾功能障碍不能耐受开颅手术的患者。部分慢性脑积水患者可行临时或永久脑脊液分流术。

3. **CSF 分流术**　药物治疗无效的慢性脑积水、影像学提示脑室明显扩大者，可考虑脑室 - 腹腔分流术。

四、控制痫性发作

病后出现癫痫发作的患者，可短期使用抗癫痫药物，通常需要持续 6 个月；但并不推荐预防性使用抗癫痫药物。动脉瘤处理前且皮层大量出血的患者可考虑预防性使用抗癫痫药物；当动脉瘤得到妥善处理后，大部分患者不需要继续抗癫痫治疗，但既往有癫痫病史、脑出血等高风险患者，可考虑长期使用抗癫痫药物。

五、预防深静脉血栓

深静脉血栓形成是卧床尤其有意识障碍的危重患者的常见并发症。应该鼓励适当活动肢体；可穿戴弹力袜，高危患者可使用气囊间歇加压装置以预防下肢深静脉血栓形成。如需要使用低分子肝素，应控制在动脉瘤手术或栓塞12小时以后进行。

第十节　预　后

蛛网膜下腔出血患者并发症发生率和死亡率高，动脉瘤性蛛网膜下腔出血较非动脉瘤性更差。动脉瘤性蛛网膜下腔出血患者再破裂危险性高，8~23%的患者在出血后72小时内发生再出血，其中50%见于病初6小时内。一般而言，病后第1个月内每日再出血风险为1%~2%，之后降低，但每年仍有3%~4%的再出血风险。大约10%蛛网膜下腔出血患者在接受医疗诊治前死亡，30天内病死率达25%，再出血患者的病死率更高。第1次出血病死率大约为30%，第2次出血病死率则高达70%。幸存者中50%遗留功能残疾，生活质量下降见于大约60%的动脉瘤治疗后出院回家的患者。

蛛网膜下腔出血短期预后的预测因素包括：入院时患者的意识水平和神经功能分级、年龄、收缩压超过170mmHg、首次头颅CT检查的出血量、高血糖、发热、病前已经存在的严重疾病、贫血以及其他系统性并发症。血管痉挛、继发脑梗死也是导致预后不良的因素。动脉瘤大小、位置以及形态，可影响围术期并发症的风险进而影响整体预后。

（姚　明　彭　斌）

● 推荐阅读

1. Budohoski KP, Guilfoyle M, Helmy A, et al. The pathophysiology and treatment of delayed cerebral ischaemia following subarachnoid haemorrhage. J Neurol Neurosurg Psychiatry. 2014, 85 (12): 1343-1353.

2. Connolly ES Jr, Rabinstein AA, Carhuapoma JR, et al. Guidelines for the management of aneurysmal subarachnoid hemorrhage: a guideline for healthcare professionals from the American Heart Association/american Stroke Association. Stroke, 2012, 43 (6): 1711-1737.

3. Ducros A, Bousser MG. Thunderclap headache. BMJ, 2013, 346: e8557.

4. de Rooij NK, Linn FH, van der Plas JA, et al. Incidence of subarachnoid haemorrhage: a systematic review with emphasis on region, age, gender and time trends. J Neurol Neurosurg Psychiatry, 2007, 78: 1365-1372.

5. Macdonald RL, Schweizer TA. Spontaneous subarachnoid haemorrhage. Lancet, 2017, 389 (10069): 655-666.

6. Steiner T, Juvela S, Unterberg A, et al. European Stroke Organization guidelines for the management of intracranial aneurysms and subarachnoid haemorrhage. Cerebrovasc Dis, 2013, 35 (2): 93-112.

7. 中华医学会神经病学分会, 中华医学会神经病学分会脑血管病学组. 中国蛛网膜下腔出血诊治指南 2015. 中华神经科杂志, 2016, 49 (3): 182-191.

第十九章　脑静脉系统疾病

脑静脉系统疾病较为少见,可以分为:血栓类疾病,炎性疾病,狭窄(发育异常或炎症发绀),动静脉瘘等,其中最常见的疾病仍然是血栓类疾病,如脑静脉和静脉窦血栓形成(cerebral vein and sinus thrombosis,CVST)。下面主要介绍 CVST 的相关知识。

第一节　概念与流行病学

CVST 是指颅内静脉窦和 / 或浅、深静脉因为各种原因形成血栓,导致静脉回流障碍,当超过分支血管的代偿能力后,出现颅内压增高、静脉瘀血性组织水肿、梗死甚至出血,从而引发相关临床症状。CVST 仅占脑血管病的 0.5%~1%。女性产褥期 CVST 发生率较高,可达 10/10 万人年。欧美报道,患者以女性为主,男∶女约为 1∶3。但是国内的报道,男女比例相近。CVST 发病年龄中位数为 37 岁,以中青年为主。成年人发病高峰年龄多在 20~30 岁。住院期间的死亡率为 2%。CVST 的临床表现缺乏特异性,往往容易漏诊和误诊,据统计,误诊率可高达 50%。40% 的患者平均诊断时间在 10 天以上。而延迟诊断对预后有着不良的影响,会增加死亡和视力受损的风险。

第二节　病因与危险因素

静脉系统血栓形成的原因和危险因素众多,大致可以分为感染性和非感染性。如果从指导治疗的角度,大致分为可去除性的病因和不可去除性病因。约 85% 以上的患者存在一种或多种危险因素,其他患者原因不明。不同年龄段患者的危险因素不尽相同,婴幼儿以脱水和围产期并发症多见,儿童以头面部急、慢性感染多见,而成年女性则以口服避孕药物和围产期并发症多见。CVST 的具体病因和危险因素见表 19-1。

表 19-1　静脉和静脉窦血栓形成的病因

可去除性因素	不可去除性因素
1. 血管壁因素	**1. 血管壁因素**
(1)感染性因素:包括	(1)非特异性炎性疾病:包括
中枢神经系统感染	白塞氏病、系统性红斑狼疮、干燥综合征、颞动脉炎、血栓闭塞
硬脑膜邻近组织感染	性脉管炎、炎症性肠病、结节病等
全身感染	(2)硬脑膜动静脉瘘:即使得到瘘口封闭治疗,一部分患者仍
(2)物理损伤:包括	然需要长期抗凝
头部外伤	**2. 血液成分因素**(高凝状态)
腰穿、脊髓造影术、腰麻	(1)遗传性:蛋白 C、蛋白 S 缺乏、活化蛋白 C 抵抗、抗凝

续表

可去除性因素	不可去除性因素
颈部扩大手术 颅脑手术 颈部或锁骨下静脉导管置入 **2. 血液成分因素**（高凝状态） （1）妊娠/产褥期 （2）药物：包括 口服避孕药、激素替代疗法、雄激素药物、甾体类药物、西地那非、锂、维生素 A 等 （3）其他：包括 任何原因导致的严重脱水 糖尿病酮症酸中毒 **3. 自发性低颅压综合征**	血酶Ⅲ缺乏、V 因子 Leiden 变异、凝血酶原突变、高同型半胱氨酸血症 （2）获得性：抗磷脂抗体综合征、肾病综合征、紫绀型先天性心脏病 （3）恶性肿瘤相关高凝状态：颅外实质肿瘤、血液系统肿瘤（白血病、淋巴瘤） （4）血液系统疾病：缺铁性贫血、巨幼细胞性贫血、镰状细胞病、阵发性睡眠性血红蛋白尿、原发和继发性红细胞增多症、原发和继发性血小板增多症等

第三节　发病机制

硬脑膜静脉窦是位于硬膜的骨膜层和脑膜层之间的静脉管道，内部是复杂的小梁状结构。静脉（窦）血栓既可直接导致小静脉和毛细血管压力增高，也可通过减少脑脊液吸收而促使颅内压增高，最终引起脑灌注减少和血脑屏障破坏，甚至可因血管壁破裂而出现脑实质出血。由于脑膜受累和颅内压增高，患者出现头痛、呕吐等症状。又由于静脉窦位于脑表面，容易导致皮层损伤而出现痫性发作和局灶性神经功能缺损。弥漫性皮层受损或深部静脉血栓导致丘脑和脑干网状上行激活系统损害，可出现意识障碍、认知损害等。

第四节　临床表现

80%~90%CVST 患者具有头痛、呕吐等颅内压增高症状，常伴有痫性发作，有时伴有发热，这些都是动脉系统血栓不常见的症状。单纯的皮层静脉血栓形成，则病情较轻，可表现为单瘫、偏瘫、单纯的感觉障碍、认知障碍、语言障碍或痫性发作。

颅内静脉系统可以分为浅静脉、深静脉和静脉窦三部分。单纯的浅静脉血栓主要导致局灶性神经功能障碍，可伴有痫性发作。深静脉和静脉窦病变常常导致意识障碍。单纯的横窦和乙状窦（合称侧窦）病变仅有头痛、呕吐症状。

颅内深静脉中最大最重要的静脉是大脑内静脉（internal cerebral vein，ICVs），两侧的大脑内静脉联合并与两侧的基底静脉（Rosenthal 静脉）联合，形成大脑大静脉（Galen 静脉）。基底静脉在侧裂内深部近颞叶的钩部起始，大脑前、中深静脉以及引流脑岛和大脑脚的静脉汇合成基底静脉。大脑内静脉与基底静脉在胼胝体压部之下联合形成大脑大静脉，与下矢状窦汇合形成直窦（图 19-1）。

1. 上矢状窦血栓形成　上矢状窦是最常见的非感染性静脉窦血栓形成的部位。主要原因有易栓症，口服避孕药，妊娠和分娩后的 1~3 周等。感染性上矢状窦血栓形成较少见，可来自相邻部位感染的扩散。

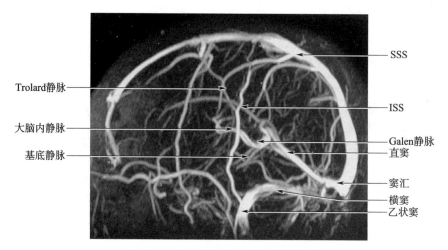

SSS

Trolard静脉

ISS

大脑内静脉

Galen静脉
直窦

基底静脉

窦汇
横窦
乙状窦

图 19-1　颅内静脉窦和静脉 MRV 图像

SSS：上矢状窦（superior sagittal sinus，SSS）；ISS：下矢状窦（inferior sagittal sinus，ISS）

临床特点是急性起病，早期即可出现颅内压增高的症状，以头痛、呕吐、视乳头水肿为主要表现，可伴有淡漠、精神异常或意识障碍甚至昏迷。常伴有痫性发作，可偏瘫或下肢为主的四肢瘫。部分患者可以失语、凝视障碍、偏盲、皮层感觉障碍及尿便障碍。脑脊液压力高，可见红细胞或黄变，感染者可见炎症反应。MRI 增强扫描及 MRV 可显示静脉窦内的血栓。DSA 可明确诊断。

2. 横窦、乙状窦血栓形成　横窦、乙状窦紧密相连，发生血栓时多同时受累。主要由临近部位的感染迁延而来，如乳突炎、中耳炎或副鼻窦炎。一侧横窦血栓可无症状，当对侧横窦或窦汇先天异常，或血栓蔓延到上矢状窦、直窦时，可出现颅内压增高的症状和体征，如果延及颈内静脉，可导致静脉增粗、局部有压痛。因为以感染病因为主，患者可有发热、血白细胞增高、脑脊液炎性改变。腰椎穿刺做压颈试验，压患侧颈静脉时脑脊液压力不升高，压健侧时压力迅速上升，为 Ayer 征阳性。

3. 海绵窦血栓形成　海绵窦血栓形成通常起源于鼻窦、眼眶或面部危险三角区的化脓性感染。非化脓性海绵窦血栓形成较少见。此外，海绵窦也可被肿瘤、外伤或动静脉血管瘤部分或全部堵塞。

患者呈急性病容，败血症样发热。眼睛疼痛，眼眶压痛。眼睑、眼结膜、额部头皮肿胀。眼球突出，球结膜水肿及眼睑下垂。由于海绵窦内的动眼神经、滑车神经、展神经及三叉神经眼支受到不同程度的影响，可出现复视、眼球活动受限，甚至眼球固定。瞳孔可大可小，对光反应可消失。通常先出现一侧海绵窦症状，在数日内很快扩展到对侧，呈现双侧眼球突出、充血及固定，这具有很高的诊断价值。外周血白细胞增高，脑脊液炎性改变，细菌培养可能阳性。

4. 单纯皮层静脉血栓　很少见，约占所有 CVST 的 6%。以 Labbé 和 Trolard 等吻合静脉受累较多，可无临床表现。当局部皮质或皮质下水肿、梗死或出血时，常出现亚急性头痛和局灶性神经功能障碍（如痫性发作、偏瘫、偏侧感觉障碍、偏盲等），多无明显颅内高压。临床易误诊为肿瘤、血管畸形、血管炎等病变。容易漏诊和误诊。

5. 直窦血栓　直窦、大脑大静脉等深部静脉血栓，导致丘脑、基底节、脑干等深部结构受损,临床较少见但病情危重。多为急性起病,主要表现为无感染征象的高热、意识障碍、颅内高压、痫性发作、脑疝等,常很快进入深昏迷、去大脑强直、去皮质状态甚至死亡,部分可以突发幻觉、精神行为异常为首发症状。如果诊治不及时,可导致死亡或遗留严重的后遗症。

临床中,血栓往往累及多个静脉或静脉窦,综合起来病情轻重不一,临床表现多样,Bousser MG 根据常见的临床表现组合,将 CVST 分为四种类型:

(1)单纯颅内压增高型:仅表现为头痛、呕吐、视乳头水肿及第 6 对颅神经的对称性麻痹,与良性颅内压升高相似。

(2)局灶性损伤综合征:可出现失语、偏瘫、偏身感觉障碍、偏盲及痫性发作等。

(3)亚急性脑病型:表现为意识水平的下降或精神异常,有时伴有癫痫,无明确的定位体征或可识别的颅内压升高的特点,易误诊。

(4)海绵窦综合征:以眼部症状为主,表现为眼眶疼痛、结膜水肿、眼球突出、动眼神经麻痹等。

6. 合并硬脑膜动静脉瘘 约 30% 以上的 CVST 合并硬脑膜动静脉瘘(duralarteriovenousfistula,DAVF)。患者会发生与脉搏一致的头部跳痛、搏动性耳鸣等症状。

第五节　辅　助　检　查

辅助检查的目的是确立诊断和查找疾病的原因。实验室检查包括三大常规、凝血功能、生化、免疫方面的检查、肿瘤标记物、基因检测等。急性期患者血 D- 二聚体常增高,慢性期 D- 二聚体多正常。

腰穿检查常发现脑脊液压力明显增高,甚至可达 500mmH$_2$O。非感染性 CVST 脑脊液外观轻微混浊,白细胞轻度增高,蛋白轻度增高,糖和氯化物含量正常。可有血性脑脊液改变。低颅压综合征可继发静脉窦血栓形成,这种情况下,颅内压低于 80mmH$_2$O。

影像学检查包括头部 CT、MRI 和数字减影血管造影(DSA)等。

1. 头部 CT 和 CTV CT 仍是首选检查。20%~30% 的 CVST 患者头颅 CT 扫描正常。

(1)血栓形成后:CT 平扫在横窦、乙状窦或直窦走行部位可发现条带状高密度血栓影,容易误诊为蛛网膜下腔出血。

(2)单纯皮层静脉血栓:患者 CT 扫描的直接征象为位于脑表面蛛网膜下腔的条索状或三角形密度增高影。

(3)CT 平扫间接征象包括:弥漫的脑组织肿胀、静脉性梗死和特征性的脑出血(位于皮层和皮层下脑组织之间、常累及双侧)。静脉性梗死如果合并出血,可在水肿的中心出现高密度的小出血(大水肿小出血),有的称为"腰果征"。

(4)增强 CT:呈现典型的 δ 征(中间低密度,周边高密度),也叫空三角征或充盈缺损征。

CTV 具有良好的空间分辨力,且无血流相关伪影,可同时显示静脉窦闭塞和窦内血栓。CT 结合 CTV 对静脉窦血栓可作为 CVST 疑似患者的首选影像学方法,其敏感度可达 75%~100%,特异度可达 81%~100%。

2. 头颅 MRI 和 MRV 头颅 MRI 平扫可以清楚显示颅内实质病灶的位置和范围。但血栓表现随发病时间不同而变化,亚急性期的血栓高信号对 CVST 诊断较为可靠。静脉系统内的血栓信号具有与颅内血肿相似的影像分期及表现。

以下几点有助于 CVST 的诊断：

（1）多方位扫描：显示正常静脉窦血液流空信号消失，而呈 T_1WI 等信号或 T_2WI 高信号。

（2）延长磁共振扫描的重复时间（repetition time，TR）：静脉窦内仍有高信号。

（3）静脉窦内显示 T_2WI 低信号，而窦壁却呈高信号：也是急性期静脉窦血栓的重要征象。

头颅 MRV 可发现相应的静脉窦主干闭塞或显影不良（变细、不连续、管壁不光滑），侧裂静脉等侧支静脉扩张，板障静脉和头皮静脉显像、代偿性皮层静脉增多、增粗等征象。而 MRI 增强可以在各个窦的径路上发现血栓信号，对皮层静脉血栓也可以显示。且可以同时明确颅内病灶情况。增强 MRV（CE-MRV）可排除血管内湍流，使颅内静脉和静脉窦显示更为清晰，对静脉和静脉窦内血栓的显影更为明确，有助于鉴别静脉系统发育不良和血栓形成。推荐 CE-MRV 作为 MRV 的首选成像方法。综上所述，头颅 MRI 和 CE-MRV 联合可诊断绝大多数的 CVST，但对是否合并 DAVF 无法识别。

核磁黑血血栓成像技术可以早期识别和定量分析 CVST。小规模的研究显示，SWI 对皮质静脉血栓的诊断符合率可达到 97%。SWI 上受累静脉出现较为特征性的低信号改变，特别是在血栓形成的早期。

3. 头颅 DSA　DSA 检查作为诊断的金标准，正常情况下分为脑动脉期、毛细血管期和静脉期，每一个时期持续为 2~2.5 秒，总共 6~7.5 秒。

CVST 的 DSA 特征可概括为：

（1）脑动脉期至静脉期的循环时间绝对延长，可长达 8 秒甚至 15 秒以上；

（2）脑动静脉循环时间主要停滞在静脉期，常见静脉期自第 5 秒开始显影，直至 8~10 秒以上仍未消失；

（3）单一或多处静脉窦充盈缺损或不显影，脑静脉回流主要经由迂曲和扩张的皮层静脉或蝶顶窦向海绵窦方向引流；

（4）小静脉可见迂曲增粗、滞留时间延长；

（5）闭塞的静脉窦附近，可能形成 DAVF，如脑膜中动脉 - 乙状窦间的 DAVF、脑膜中动脉 - 上矢状窦间的 DAVF。

第六节　诊断与鉴别诊断

CVST 的诊断需要临床表现和影像学结合，方能确诊。

1. 临床诊断依据　包括：头痛、呕吐、视乳头水肿，伴有痫性发作和 / 或局灶性神经功能缺损、意识障碍等情况下，需考虑 CVST 可能。不明原因的单纯颅内压增高、突发不明原因的头痛均需考虑 CVST。

2. 确诊　需要经过 CTV、MRV、DSA 等影像学检查证实静脉系统内血栓形成。其中 DSA 虽然是金标准，但是需要有经验的医生认真识别，否则容易漏诊。

3. 鉴别诊断　有脑膜炎、脑膜脑炎、血管炎、单纯硬脑膜动静脉瘘、静脉窦狭窄、静脉和静脉窦发育不良、其他原因的良性颅内压增高、动脉系统血栓形成、脑叶出血、动静脉畸形、胼胝体脂肪瘤等。

海绵窦血栓形成需与球后蜂窝织炎、眼眶内肿瘤、视神经孔胶质瘤、脑膜瘤和其他蝶骨区域的肿瘤鉴别，还需要与甲状腺功能亢进导致的恶性突眼及海绵窦内动脉瘤或动静脉瘘等相鉴别。

第七节　治　疗

（一）治疗原则

1. CVST 急性期治疗的原则是　控制颅内压,防止脑疝的发生;抗栓治疗,尽快缓解静脉回流障碍;控制痫性发作。一旦明确诊断,避免使用止血药物,国内外的 CVST 指南均推荐,患者即便存在颅内出血,仍需要抗栓治疗。抗栓治疗首选抗凝,对危重患者,可以考虑静脉溶栓、静脉窦内(多为 SSS)置管接触溶栓、静脉内取栓、横窦内支架治疗等。一旦发现DAVF,小的瘘口可先药物治疗加随访观察,大的瘘口可以行封堵术。

2. **缓解期的治疗原则是**　积极查找 CVST 病因和危险因素,如果是可去除性病因,如口服避孕药,一般在急性期症状缓解后,改成口服抗凝剂治疗 3-6 个月。随后可以停药。如果是不可去除性因素,一般需要终生抗凝。不明原因的患者,抗凝治疗 6 个月后,可以考虑停药,但一旦复发,需要终生服药。

（二）药物治疗与介入治疗

1. 药物治疗

（1）抗感染治疗:感染性血栓首先需要使用抗生素治疗。如果找不到病原菌,可根据经验使用大剂量青霉素、头孢曲松等容易通过血脑屏障的抗生素,鼻旁窦来源的感染常伴发厌氧菌感染,可同时使用甲硝唑。在抗感染的同时,需加用抗凝治疗。

（2）抗凝治疗:非感染性血栓主要是抗凝治疗。可用普通肝素或低分子肝素抗凝治疗。外周静脉血栓的荟萃分析显示,低分子肝素因为其可控、稳定,疗效优于普通肝素。且一般不需要进行凝血功能监测。其用法需根据体重计算:低分子肝素用法:活化 X 因子 180 单位 $\cdot$ kg^{-1} $\cdot$ 24h^{-1}（即 180XaIU $\cdot$ kg^{-1} $\cdot$ 24h^{-1}）,每日两次,皮下注射。普通肝素用法为:普通肝素 80U $\cdot$ kg^{-1} 一次团注后,持续予 18U $\cdot$ kg^{-1} $\cdot$ h 静脉输注,2 小时后开始监测凝血功能,使 APTT 延长 1.5~2.5 倍。一般需要使用 2~3 周,病情稳定后改为口服抗凝剂治疗。

口服抗凝剂目前首选华法林。起始量为 5mg,每晚一次,睡前服用。监测凝血功能,需要维持国际标准化率（INR）在 2.0~3.0 之间,每次增减一般为 1/4 片（2.5mg/ 片）。

新型口服抗凝剂在 CVST 方面还没有大型随机对照试验研究证实它的效果,仅有小病例数的对照研究显示,利伐沙班和依度沙班对 CVST 有效。

（3）抗血小板治疗:CVST 一般不需要抗血小板治疗,如果患者存在原发或继发性血小板增多症,在血小板明显增高的情况下,可以合并使用抗血小板治疗。但要注意出血风险的监测。

2. 介入治疗

（1）局部溶栓治疗:由于缺乏随机对照试验研究结果,并不积极建议在 CVST 患者中使用全身或局部的溶栓治疗。对于少数经足量抗凝治疗无效且无颅内出血的重症患者,昏迷和深静脉系统血栓形成时,可谨慎地在有监护条件下实施溶栓,一般是在 SSS 内置管局部接触溶栓一周左右,最佳的药物种类、剂量和给药方式仍在探索中。

（2）经导管机械取栓术:实验及临床研究结果显示,CVST 行血管内治疗的时间窗在发病 30d 内（急性和亚急性患者）为宜。对于已有颅内出血或其他方法治疗无效的急性或亚急性 CVST 患者,在有神经介入治疗条件的医院,经导管机械取栓术可以作为一种可供选择的治疗方法。

（3）静脉窦内支架术:对于伴有一侧或双侧横窦狭窄的良性颅内高压患者,血管内支架术显示了良好的治疗效果。上矢状窦血栓形成导致狭窄也有支架治疗成功的病例报告。

第八节　并发症与合并症的预防及处理

1. 降低增高的颅内压　通常选择甘露醇或甘油果糖等渗透性脱水剂,辅以呋塞米等控制颅内压。慢性高颅压的患者使用乙酰唑胺或醋甲唑胺减少脑脊液分泌。如果有脑疝风险,可以行 V-P 分流或紧急去骨瓣减压手术挽救患者生命。

2. 控制痫性发作　大约40%的 CVST 患者有痫性发作。CVST 患者一旦发生痫性发作,需要给予抗痫治疗,不主张预防性用药。复旦大学华山医院神经内科的研究发现,86.5% 的痫性发作是大发作或者是部分性发作演变为大发作。因此,用药首选丙戊酸钠 0.5g,每日两次,绝大多数患者的痫性发作会得到控制。存在实质性病灶的 CVST 患者,可能需要延长抗癫痫治疗至 1 年左右。

3. 视力下降　除尽快降低颅内压以外,可给予改善微循环、营养神经等治疗。如果视力持续下降,可尽早施行微创视神经鞘减压术。术前停用肝素 12 小时,术后即可恢复抗凝治疗。也可以行脑脊液 V-P 分流手术,防止失明的发生。

4. 预后

CVST 一般预后较好,其急性期死亡率为 4.3%,从发病到死亡的中位数时间为 13 天,从确诊到死亡的中位数时间是 5 天。死亡原因主要是脑疝。

（丁宏岩　董　强）

● **推荐阅读**

1. Saposnik G,Barinagarrementeria F,Brown R D,et al.Diagnosis and Management of Cerebral Venous Thrombosis:A Statement for Healthcare Professionals From the American Heart Association/American Stroke Association.Stroke,2011,42（4）:1158-1192.

2. Einhaupl K,Stam J,Bousser M G,et al.EFNS guideline on the treatment of cerebral venous and sinus thrombosis in adult　patients.Eur J Neurol,2010,17（10）:1229-1235.

3. Ferro J M,Canhao P,Stam J,et al.Prognosis of cerebral vein and dural sinus thrombosis:results of the International Study on Cerebral Vein and Dural Sinus Thrombosis（ISCVT）.Stroke,2004,35（3）:664-670.

4. Canhao P,Ferro J M,Lindgren A G,et al.Causes and predictors of death in cerebral venous thrombosis. Stroke,2005,36（8）:1720-1725.

5. 中华医学会神经病学分会,中华医学会神经病学分会脑血管病学组 . 中国颅内静脉系统血栓形成诊断和治疗指南 2015. 中华神经科杂志,2015,48（10）:819-829.

6. Bousser MG,Ferro JM.Cerebral venous thrombosis:an update.Lancet Neurol,2007,6（2）:162-170.

第二十章　血管性认知障碍

血管性认知障碍（vascular cognitive impairment,VCI）是认知障碍中最常见的类型之一，是脑血管病临床诊治和研究的重要课题。本文根据国内外大量研究资料，提出 VCI 的诊治策略。

第一节　概　　念

既往对 VCI 相关概念的理解不清晰，学者们将其简单理解为脑卒中及其危险因素所致的认知功能障碍，对其涵盖的范围及患者群十分模糊。对其相关概念的称谓也存在混乱现象，如：VMCI、MVCI 或 VCIND 等概念名称不统一。

VCI 是指由血管因素导致或与血管因素相关的认知功能障碍引起的从轻度认知损伤到痴呆的认知障碍综合征。血管因素指脑血管病危险因素（如高血压、糖尿病和高脂血症等）及脑血管病（如脑梗死、白质疏松、慢性脑缺血和脑出血等）。VCI 是脑血管损伤所致的认知功能障碍。涵盖了从轻度认知功能障碍到痴呆的全过程，VCI 轻度阶段称血管性轻度认知功能障碍（vascular mild cognitive impairment,VMCI），其严重阶段称血管性痴呆（vascular dementia,VaD）。脑血管损伤不单纯指卒中的血管损害，还包括外伤、血管炎、血管淀粉样变等诸多原因导致的脑血管损害，包括动脉和静脉。VCI 为神经血管单元失能及脑血流调节障碍所致，神经血管单元失能是指血管壁的内皮细胞及血管壁外的胶质细胞氧化应激及免疫炎性反应致神经元损害是神经血管单元失能的关键因素。

第二节　流行病学与分类

一、VCI 的危险因素

脑血管病的危险因素即是 VCI 的危险因素，包括高血压、糖尿病、心脏病、高龄等。国际研究证实脑血管病危险因素增加了 VaD 发病风险。

脑淀粉样血管病（cerebral amyloid angiopathy,CAA）是 VCI 还是阿尔茨海默病（Alzheimer's disease,AD）的标志，一直是专家们争论的问题。实际上，CAA 是许多疾病的危险因素。新近的研究显示，CAA 是 AD、微梗死、微出血、脑叶出血及 VCI 的危险因素及重要标志。

二、VCI 的发病率和患病率

加拿大 10 263 名随机选择的社区居民和住院患者的 CSHA 研究调查发现，VCI 发病率随年龄的增长而增高，65 岁以上人群 VCI 的发病率每年（2.5~3.8）/1000 人，非痴呆性血管认知障碍(vascular cognitive impairment not dementia,VCI-ND)的比例为 2.6%,VaD 为 1.5%, VCI-ND 所占比例最高。VCI 可能是老年人认知障碍中最常见类型。

三、VCI 的分类

VCI 分类方式有多种,根据病程、病因、病理、临床症状、影像学特征等可进行不同分类, 目前主要根据病程和病因分类。

(一)根据病程分类

VCI 涵盖了血管源性认知损害从轻到重的整个发病过程,包括 VMCI 及 VaD。VMCI 指 血管性认知障碍未影响日常生活工作能力,VaD 指血管性认知障碍已累及日常生活工作能 力。病程分类强调对血管因素导致的认知障碍进行早期识别和干预。

(二)根据病因分类

VCI 可由血管危险因素、缺血性或出血性卒中、其他脑血管病如脑静脉窦血栓形成和脑 血管病合并 AD 等导致,根据病因提出新的分类方法(表 20-1)。

表 20-1　VCI 的病因分类

分类	包括疾病
1. 危险因素相关性	高血压,糖尿病,高脂血症等
2. 缺血性	
(1)大血管性	多发性脑梗死,关键部位梗死等
(2)小血管性	Bingswanger 病,伴有皮质下梗死和白质脑病的常染色体显性遗传脑动脉病(CADASIL),腔隙性脑梗死等
(3)低灌注性	血容量不足,心脏射血障碍或其他原因导致血压偏低等
3. 出血性	脑出血,蛛网膜下腔出血,脑淀粉样血管病,慢性硬膜下血肿等
4. 其他脑血管病性	脑静脉窦血栓形成,脑动静脉畸形等
5. 脑血管病合并 AD	脑血管病伴 AD,AD 伴脑血管病

<h2 align="center">第三节　诊　　断</h2>

VCI 及其病因诊断需要从临床评估、神经心理检查、实验室检查和影像学检查等方面进 行,以寻找支持 VCI 的证据并排除其他疾病。

一、临床评估

临床评估包括病史采集、体格检查和辅助性检查,并注意收集患者的年龄、性别、文化程 度、职业及其他疾病等基本信息。

(一)病史采集

详细采集认知障碍的起病时间、起病形式、具体表现(需全面了解各认知域的受损情 况)、进展方式、诊治经过及转归;认知障碍是否对日常生活工作能力和社会功能产生影响。 同时要了解是否有脑血管病危险因素及干预情况;是否有脑卒中病史,卒中与认知障碍的关系。还要详细了解是否有其他导致认知障碍的疾病或病史,以除外血管性疾病以外的因素。

(二)体格检查

进行详细的神经系统查体,支持脑血管病的局灶体征,如构音障碍、中枢性面舌瘫、偏瘫、感觉障碍、病理征等;小血管病导致的皮质下白质脑病和腔隙状态常有步态异常、假性球麻痹,早期局灶体征也可不明显。某些部位卒中可只引起认知损害,没有局灶体征,如丘脑背内侧核、额叶背外侧、颞叶内侧等,临床上极易漏诊。

要进行详细的一般查体,如血压、心脏、外周血管等检查,以明确是否有脑血管病的危险因素。同时要注意可能导致认知障碍的其他疾病相关体征。

二、神经心理评估

神经心理量表评估是识别和诊断 VCI 的重要手段,也是监测疗效和病情转归的重要工具。VCI 神经心理学特征为额叶 - 皮质下功能损害,患者的抽象思维、概念形成和转换、信息处理速度等执行功能损害突出,而记忆力相对保留。VCI 患者存在多认知域损害也可包括记忆障碍在内,VCI 认知域损害的异质性很大,不能单以执行功能障碍作为 VCI 的特征性诊断指标。VCI 应进行全面的神经心理评估。

美国神经病学和卒中协会 / 加拿大卒中网络(national institute of neurological disorders and stroke-Canadian stroke network,NINDS/CSN)提出了三套 VCI 神经心理评估草案:60 分钟草案、30 分钟草案和 5 分钟草案。三套草案都包括执行能力和记忆力的评估,选用了耗时短、容易操作的测验,力求评估简短易行。

由于 VCI 的异质性及文化和地域的差异,可应用不同的检测量表,如交替连线测验、语音流畅性测验、语义分类流畅性测验(动物)、数字符号测验均可作为执行功能相关测验;检测视空间功能的量表包括积木测验、Rey-Osterrieth 复杂图形临摹等。联合听觉词语学习测验、语义分类流畅性测验(动物)、数字符号测验和积木测验对识别 VCI 患者有很好的敏感度和特异度,且对认知损害极轻的患者(MMSE ≥ 28)仍有很好的判别能力。

三、神经影像

VCI 的影像学改变包括认知功能领域血管因素损害导致的脑血管病及血管因素损坏所致的脑萎缩。其中与认知功能领域相关的脑血管病主要有大血管及小血管损害(表 20-2)。

表 20-2　VaD 相关的神经影像学

与 VaD 相关影像包括下列任一项或合并存在		
1. 大血管卒中:优势半球的大血管病变 / 双侧半球的大血管病变	双侧大脑前动脉(ACA)	额叶
	大脑后动脉(PCA)	丘脑旁中央梗死、内侧颞叶梗死
	大脑中动脉(MCA)	颞顶、颞枕和 / 或角回
	分水岭	前(额颞)、后(顶枕)和 / 或深部 MCA 皮层支
2. 小血管病	基底节 / 额皮层下白质多发梗死	基底节 ≥ 2 和额皮层下白质 ≥ 2 个腔梗,腔隙性脑梗死的定义目前还不统一,多为直径 3~15mm。

与 VaD 相关影像包括下列任一项或合并存在		
2. 小血管病	广泛脑室周围白质病变	脑白质高信号位于侧脑室角、脑室旁和深部脑白质;a 和 / 或 b, 和 c, 和 d
		a. 侧脑室脚的"帽状"白质病变距离侧脑室边缘 >10mm;或
		b. 侧脑室旁"晕圈"样的脑白质病变应为:不规则的、宽度 >10mm。
		c. 脑白质高信号"HIS"为:弥漫融合成片的脑白质病变(形状不规则的脑白质病变宽度 >25mm)或广泛脑白质病变(没有局部病灶的弥漫脑白质病变)。
		d. 同时存在一个及以上的腔隙性脑梗死。
	双侧丘脑小梗死	

四、实验室检查

实验室检查有助于 VCI 的病因诊断和鉴别诊断。

VCI 患者血液检测的目的包括:① VCI 的危险因素,如糖尿病、高脂血症、高同型半胱氨酸血症、抗心磷脂抗体综合征等。②排除其他导致认知障碍的原因,如甲状腺素功能低下、维生素 B_{12} 缺乏、结缔组织病、梅毒性血管炎、肝肾功能不全等。

脑脊液中总 tau 蛋白和异常磷酸化 tau 蛋白增高、Aβ42 降低有助于区别 AD 和 VaD。

五、诊断标准

2011 年美国心脏协会和美国卒中协会(AHA/ASA)、2013 年美国精神障碍诊断统计手册第五版(DSM-V)、2014 年国际血管性行为与认知障碍学会(Vas-Cog)及我国 2011 年均发布了 VCI 或血管性认知疾病(vascular cognitive disease,VCD)的诊断标准。目前最常用的是 2011 年 AHA/ASA 的 VCI(表 20-3)或 2014 年 Vas-Cog 制定的 VCD 的诊断标准(表 20-4)。

表 20-3 2011 年美国心脏协会和美国卒中协会(AHA/ASA)的 VCI 诊断标准

1. VCI 是血管源性所致从轻度认知功能损害到痴呆的认知功能缺损全过程
2. 需排除酒精及药物滥用所致认知障碍,酒精及药物戒断至少 3 个月
3. 排除谵妄状态

痴呆
1. ≥2 个认知功能领域缺损渐进性下降致日常生活功能障碍
2. 痴呆诊断必须基于至少 4 个领域的认知功能检测,4 个领域的认知功能包括:执行 / 注意、记忆、言语及视空间功能
3. 日常生活功能缺损非运动 / 感觉障碍所致

很可能 VaD
1. 有认知功能障碍和脑血管疾病影像学依据,和
a. 血管事件(如:临床卒中发作)与认知障碍暂存明确的相关性,或
b. 认知功能障碍的严重程度及模式与弥漫性皮层下脑血管病存在明确相关性(如:CADASIL)
2. 卒中发作前后无认知功能缺损渐进性发展,即排除非血管性神经退行性疾病所致认知功能障碍

可能 VaD

有认知功能障碍和脑血管疾病影像学依据,但是

1. 血管疾病(如:静息性梗死、皮层下小血管疾病)与认知障碍无明确的相关性(暂存、程度或认知模式)

2. 不足以诊断 VaD(如:有脑血管病临床症状,无 CT/MRI 资料)

3. 失语妨碍认知评估。临床事件发生失语前认知功能正常

4. 有其他其他神经退行性疾病或脑血管病以外影响认知功能疾病的依据,如:

a. 神经退行性疾病史(如:帕金森病、进行性核上性麻痹、路易小体痴呆)

b. 有阿尔茨海默病生物标志物阳性依据(如:PET、CSF、淀粉样配体)或基因学依据(如:PS1 基因突变)

c. 活动性肿瘤或精神疾病或代谢性疾病影响认知功能。

VaMCI

1. VaMCI 推荐分为 4 个亚型:遗忘、遗忘加及其他其他领域、非遗忘单领域及非遗忘多领域

2. VaMCI 诊断必须基于至少 4 个领域的认知功能检测,4 个领域的认知功能包括:执行/注意、记忆、言语及视空间功能。至少有 1 个认知领域下降

3. 日常基本工具操作能力保留或轻度损害,非运动/感觉障碍所致

很可能 VaMCI

1. 有认知功能障碍和脑血管疾病影像学依据,和

a. 血管事件(如:临床卒中发作)与认知缺损暂存明确的相关性,或

b. 认知功能障碍的严重程度及模式与弥漫性皮层下脑血管病存在明确相关性(如:CADASIL)

2. 卒中发作前后无认知功能缺损渐进性发展,即排除非血管性神经退行性疾病所致认知功能障碍

可能 VaMCI

有认知功能缺损和脑血管疾病影像学依据,但是

1. 血管疾病(如:静息性梗死、皮层下小血管疾病)与认知缺损无明确的相关性(暂存、程度或认知模式)

2. 不足以诊断 VaMCI(如:有脑血管病临床症状,无 CT/MRI 资料)

3. 失语妨碍认知评估,临床事件发生失语前认知功能正常

4. 有其他其他神经退行性疾病或脑血管病以外影响认知功能疾病的依据,如:

a. 神经退行性疾病史(如:帕金森病、进行性核上性麻痹、路易小体痴呆)

b. 有阿尔茨海默病生物标志物阳性依据(如:PET、CSF,淀粉样配体)或基因学依据(如:PS1 基因突变)

c. 活动性肿瘤或精神疾病或代谢性疾病影响认知功能

非稳定性 VaMCI

诊断为很可能及可能 VaMCI 患者恢复正常

表 20-4　Vas-Cog 的 VCD 诊断标准

VCD 的临床证据

1. 认知障碍的发生至少与一次脑血管事件相关(认知障碍与多次脑血管事件相关的突然的、阶梯样或波动性加重,且认知障碍在卒中后发生并持续 3 个月以上;但皮层下慢性缺血所导致的认知障碍为逐渐出现且缓慢加重的病程)。脑血管事件的定义为以下标准:

(1)伴有短暂的认知功能减退的一次脑血管病史

(2)持续存在的神经系统阳性体征,如偏瘫、中枢性面瘫、Babinski 征、感觉缺失、视野缺失、假性球麻痹等

2. 有证据支持认知障碍在信息处理速度、注意力、额叶执行功能方面较突出。同时伴有以下一条:

(1)早期出现步态异常(小碎步、失用性共济失调)、步态不稳或频繁的、无诱因的摔倒

(2)早期出现不能用泌尿外科疾病所解释的尿频、尿急等症状

(3)性格和情绪改变:意志消沉、抑郁、情绪不稳

续表

VCD 的影像学证据

1. 一个大血管性脑梗死即可引起轻度 VCD,而 VaD 或重度 VCD 则需要两个及以上大血管性脑梗死

2. 一次严重的或关键部位的脑梗死,尤其是丘脑或基底节梗死,即可引起 VaD 或重度 VCD

3. 脑干外 >2 的多发腔隙性脑梗死;或关键部位的 1~2 个腔隙性脑梗死;或伴有广泛脑白质病变的 1~2 个腔隙性脑梗死

4. 广泛的融合成片的脑白质病变

5. 关键部位的颅内出血或 2 次以上的颅内出血

6. 以上影像学特征的混合存在

VCD 的诊断分层

1. 很可能 VCD

(1) VCD 符合临床诊断证据,并有影像学证据支持

(2) 有脑血管病的临床和遗传学证据,包括伴皮质下梗死及白质脑病的常染色体显性遗传性脑动脉病(CADASIL)、伴皮质下梗死和白质脑病的常染色体隐性遗传性脑动脉病(CARASIL)、遗传性内皮细胞病伴视网膜病变、肾病和卒中(HERNS)、伴白质脑病的脑桥常染色体显性遗传性微动脉病(PADMAL)、脑白质营养不良相关性视网膜病变(RVCL)、Ⅳ型胶原 α 链相关性血管病等。(AD 的生物标记物,如有 tau 蛋白和异常磷酸化 tau 蛋白增高,Aβ42 降低则应排除很可能 VCD 的诊断)

2. 可能 VCD

VCD 符合临床证据,但没有获得影像学检查(如果有影像学检查,但不符合 VCD 影像学证据,则不能诊断可能 VCD)

VCD 的亚型

1. 出血性或缺血性 VCD

2. 皮层 - 皮层下缺血性或皮层下缺血性 VCD

多原因的 VCD

1. 伴 AD(轻度或重度)的 VCD,即混合型痴呆,既符合 VCD 诊断标准,也符合可能 AD 的诊断标准,但应说明痴呆的哪种原因更占主导,血管性还是 AD

2. 伴有其他病理类型痴呆的 VCD,如路易体痴呆

3. 有抑郁成分参与的 VCD:应伴有精神行为症状、抑郁、激越、淡漠等

第四节　预防与治疗

一、VCI 预防

　　脑血管病的危险因素和脑血管病本身都是 VCI 的主要病因。因此,通过控制脑血管病的危险因素(例如高血压、糖尿病、高脂血症等),减少脑血管病的发生,是 VCI 预防的根本途径。另外,改善生活方式、饮食习惯可以降低认知功能下降的风险;同型半胱氨酸水平可能影响认知功能,但尚无证据证明降低同型半胱氨酸水平有益于认知功能的改善;脑、体锻炼可以有效防止痴呆。

二、VCI 预防治疗

(一) VCI 认知功能障碍治疗

　　VCI 的治疗应在管理血管疾病的同时给予痴呆一线治疗药物,不同的治疗药物推荐的

级别亦不同。

VaD 患者存在乙酰胆碱通路的破坏,致使脑内乙酰胆碱含量减少,提供了 VaD 治疗的理论基础。一项关于胆碱酯酶抑制剂和美金刚治疗 VaD 的荟萃分析,共纳入了 3 项多奈哌齐、2 项加兰他敏,1 项卡巴拉汀和 2 项美金刚的双盲、随机、安慰剂对照临床试验。该荟萃分析结果显示,所有药物对 VaD 患者的认知功能均有改善作用,荟萃分析显示,胆碱酯酶抑制剂和美金刚对于轻度到中度 VaD 患者的认知功能有轻度改善作用。但胆碱酯酶抑制剂和美金刚对 VCI-ND 的治疗作用有待进一步的大规模临床试验证实。根据 2011 年 AHA/ASA 的 VCI 诊治指南,多奈哌齐治疗 VCI(Ⅱa 级推荐,A 类证据)。

(二)VCI 的血管性因素及脑血管病的预防治疗

VCI 的预防治疗是控制危险因素,如:戒烟(Ⅱa 类证据;A 级推荐)、适量饮酒(Ⅱb 类证据;B 级推荐)、控制体重(Ⅱb 类证据;B 级推荐)、治疗高血压(Ⅰ 类证据;A 级推荐)、降低高血糖(Ⅱb 类证据;C 级推荐)、降脂(Ⅱb 类证据;B 级推荐),抗氧化剂、维生素 B 无预防作用(Ⅲ 类证据;A 级推荐),抑制免疫炎性治疗尚无预防的依据(Ⅱb 类证据;C 级推荐)。

(三)VCI 的免疫治疗

根据 2011 年 AHA/ASA 的 VCI 诊治指南,CAA 及 CADASIL 患者需治疗心脑血管危险因素(Ⅱa 类证据;C 级证据),这类患者考虑有免疫炎性致认知功能亚急性下降时,应予免疫抑制剂如皮质类固醇或环孢素治疗(Ⅰ 类证据;B 级推荐)。

(彭丹涛)

● 推荐阅读

1. Bowler JV.The concept of vascular cognitive impairment.Neurological Sciences,2002,203-204:11-15.

2. Réjean Hébert,Joan Lindsay,René Verreault,et al.Vascular Dementia:Incidence and Risk Factors in the Canadian Study of Health and Aging.Stroke.2000,31:1487-1493.

3. Hayden,K.M.,P.P.Zandi,et al.Vascular risk factors for incident Alzheimer disease and vascular dementia:the Cache County study.Alzheimer Dis Assoc Disord,2006,20(2):93-100.

4. Li Sheng Liu,Eduardo S.Caguioa,Chang-Gyu Park,et al.Reducing stroke risk in hypertensive patients:Asian Consensus Conference recommendations.International Journal of Stroke.2006,1:150-157.

5. O'Brien JT,Erkinjuntti T,Reisberg B,et al.Vascular cognitive impairment.Lancet Neurol,2003,2(2):89-98.

6. Elias MF,Sullivan LM,D'Agostino RB,et al.Framingham stroke risk profile and lowered cognitive performance.Stroke,2004,35(2):404-409.

7. Seshadri S,Wolf PA,Beiser A,et al.Stroke risk profile,brain volume,and cognitive function:the Framingham Offspring Study.Neurology,2004,63(9):1591-9.

8. Zekry D,Hauw JJ,Gold G.Mixed Dementia:Epidemiology,Diagnosis,and Treatment.J Am Geriatr Soc,2002,50:1431-1438.

9. Snowdon DA,Greiner LH,Mortimer JA et al.Brain infarction and the clinical expression of Alzheimer disease.The Nun Study.JAMA,1997,277:813-817.

10. Esiri MM,Nagy Z,Smith MZ et al.Cerebrovascular disease and threshold for dementia in the early stages of Alzheimer's disease.Lancet,1999,364:32.

11. Sachdev PS,Brodaty H,Valenzuela MJ,et al.The neuropsychological profile of vascular cognitive impairment in stroke and TIA patients.Neurology,2004,62:912-919.

12. Kramer JH, Reed BR, Mungas D, et al.Executive dysfunction in subcortical ischaemic vascular disease.J Neurol Neurosurg Psychiatry, 2002, 72:217-220.

13. Reed BR, Mungas DM, Kramer JH, et al.Profiles of neuropsychological impairment in autopsy-defined Alzheimer's disease and cerebrovascular disease.Brain, 2007, 130 (Pt 3):731-9.

14. Zhou A, Jia J.Different cognitive profiles between mild cognitive impairment due to cerebral small vessel disease and mild cognitive impairment of Alzheimer's disease origin.J Int Neuropsychol Soc, 2009, 15 (6):898-905

15. Hachinski V, Iadecola C, Petersen RC, et al.National Institute of Neurological Disorders and Stroke-Canadian Stroke Network Vascular Cognitive Impairment Harmonization Standards.Stroke, 2006, 37:2220-2241.

16. Zhou Aihong, Jia Jianping.A screen for cognitive assessments for patients with vascular cognitive impairment no dementia.Int J Geriatr Psychiatr 2009, 24:1352-1357.

17. 血管性认知功能损害专家共识组 . 血管性认知功能损害的专家共识 . 中华内科杂志, 2007, 46 (12): 1052-1055.

18. Jia JP, Meng R, Sun YX, et al.Cerebrospinal fluid tau, Abeta1-42 and inflammatory cytokines in patients with Alzheimer's disease and vascular dementia.Neurosci Lett, 2005, 383 (1-2):12-16.

19. Stefani A, Bernardini S, Panella M, et al.AD with subcortical white matter lesions and vascular dementia: CSF markers for differential diagnosis.J Neurol Sci, 2005, 237 (1-2):83-8.

20. 3.Philip BG, Angelo S, Sandra EB, et al.Vascular Contributions to Cognitive Impairmentand Dementia. Stroke.2011, 42:2672-2713.

21. International Society for Vascular Behavioral and Cognitive Disorders (Vas-Cog).Diagnosis criteria of vascular cognitive disorder.Alzheimer Dis Assoc Disod, 2014, 28:206-2018.

22. Roman GC.Vascular dementia prevention:A risk factor analysis.Cerebrovasc Dis, 2005, 20 Suppl 2:91-100.

23. Erkinjuntti T, Roman G, Gauthier S, et al.Emerging therapies for vascular dementia and vascular cognitive impairment.Stroke, 2004, 35:1010-1017.

24. Kavirajan H, Schneider LS.Efficacy and adverse effects of cholinesterase inhibitors and memantine in vascular dementia:A meta-analysis of randomised controlled trials.Lancet Neurol, 2007, 6:782-792.

第二十一章　周围血管病概论

周围血管病是指除心脑血管之外的血管疾病的总称,包括动脉系统和静脉系统的各类疾病。

第一节　流行病学

相较于心脑血管疾病而言,周围血管病知识的人群普及率,相对较低。然而随着生活水平的提高,动脉粥样硬化的发生率逐步上升,周围血管病的发生率也迅速上升,该疾病也越来越受到重视。以主动脉疾病为例,自 1990 年至 2010 年,全球主动脉瘤死亡率由 2.49/100 000 升高至 2.78/100 000,男性高于女性,且疾病医疗负担随年龄增长而上升。外周动脉疾病的人群发病率亦不可小觑,有统计显示,在 2010 年,全球共计约 2 亿人患有外周动脉疾病,十年中患者数量升高近 25%。在 21 世纪,周围血管病与心脑血管疾病一样,已经成为一个全球性的问题。

第二节　周围血管解剖

周围血管囊括了除心血管及脑血管系统以外的所有血管,内容繁多,在此,仅做简单介绍。周围血管系统首先分为动脉系统和静脉系统,其中动脉系统又可分为主动脉和外周动脉。

一、动脉系统

1. **主动脉**　主动脉由左心室发出,起始段为升主动脉,向右前上方移行为主动脉弓,再弯向左后方移行为胸主动脉,沿脊柱左侧下行至其前方,达第 12 胸椎高度,穿过主动脉裂孔,移行为腹主动脉,在腹腔内沿脊柱左前方下降至第 4 腰椎下缘,分为左、右髂总动脉。

2. **外周动脉**

（1）颈总动脉:颈总动脉是头颈部的主要动脉干。左侧发自主动脉弓,右侧起于头臂干。至甲状软骨上缘高度,分为颈内动脉和颈外动脉。颈总动脉上段位置表浅,在体表上可触及搏动。颈外动脉,起初位于颈内动脉前内侧,后经其前方转至外侧上行。颈内动脉由颈总动脉发出后,垂直上升至颅底,经颈动脉管入颅腔,分支分布于眼和脑。

（2）锁骨下动脉:从胸锁关节后方斜向外至颈根部,呈弓状经过胸膜顶前方,至第 1 肋外缘延续为腋动脉,为上肢提供血液。左侧起于主动脉弓,右侧起自头臂干。椎动脉起自于锁骨下动脉,是锁骨下动脉的第一分支。

（3）腹腔干:为粗短动脉干,在主动脉裂孔稍下方起自腹主动脉前壁,迅即分为胃左动脉、肝总动脉和脾动脉。其中脾动脉沿胰腺上缘蜿蜒左行至脾门,分为数条脾支入脾。

（4）肠系膜上动脉:在腹腔干稍下方,约平第1腰椎高度起自腹主动脉前壁,经胰头与胰体交界处后方下行,越过十二指肠水平部前面进入小肠系膜根,向右髂窝方向走行,为全部小肠、部分结肠提供血液。

（5）肾动脉:约平第1~2腰椎椎间盘高度起于腹主动脉,横行向外,到肾门附近分为前、后两干,经肾门入肾,在肾内再分为肾段动脉,营养各肾段组织。

（6）髂外动脉:沿腰大肌内侧缘下降,经腹股沟韧带中点深面至股前部,移行为股动脉。

（7）股动脉:是下肢动脉的主干,在股三角内下行,经收肌管,出收肌腱裂孔至腘窝,移行为腘动脉。在腹股沟韧带稍下方,股动脉位置表浅,活体上可摸及其搏动。股动脉的主要分支为股深动脉、腹壁浅动脉和旋髂浅动脉。

（8）腘动脉:在腘窝深部下行,至腘肌下缘,分为胫前动脉和胫后动脉。腘动脉在腘窝内发出数条分支,分布于膝关节及邻近肌肉,并参与膝关节网的构成。

（9）胫后动脉:沿小腿后面深、浅屈肌之间下行至足底,分为足底内侧动脉和足底外侧动脉,与腓动脉终末支吻合,形成足底弓。

（10）腓动脉:起于胫后动脉上部,沿腓骨内侧下行,最终分为足底内侧动脉与足底外侧动脉,与胫后动脉终末支吻合,形成足底弓。

（11）胫前动脉:由腘动脉发出,穿小腿骨间膜至小腿前面,在小腿前肌群之间下行,至踝关节前方移行为足背动脉。

（12）足背动脉:是胫前动脉的延续,经大长伸肌腱和趾长伸肌腱之间前行。足背动脉位置浅,在踝关节前方可触及搏动。

二、静脉系统

在此主要介绍腹腔静脉及下肢静脉。

1. 浅静脉 包括大隐静脉和小隐静脉。

（1）大隐静脉:是全身最长的静脉。在足内侧缘起自足背静脉弓,经内踝前方,沿小腿内侧面、膝关节内后方、大腿内侧面上行,至耻骨结节外下方穿隐静脉裂孔,注入股静脉。大隐静脉在注入股静脉前,接受股内侧浅静脉、股外侧浅静脉、阴部外静脉、腹壁浅静脉和旋髂浅静脉等5条属支。大隐静脉收集足、小腿和大腿的内侧部,以及大腿前部浅层结构的静脉血。

（2）小隐静脉:在足外侧缘起自足背静脉弓,经外踝后方,沿小腿后面上行,至腘窝下角处穿深筋膜,再经腓肠肌两头之间上行,注入腘静脉。小隐静脉收集足外侧部和小腿后部浅层结构的静脉血。

2. 深静脉 包括下肢深静脉和下腔静脉。

（1）下肢深静脉:足和小腿的深静脉与同名动脉伴行,均为两条。胫前静脉和胫后静脉汇合成腘静脉。腘静脉穿收肌腱裂孔移行为股静脉,股静脉伴股动脉上行,经腹股沟韧带后方续为髂外静脉。髂外静脉是股静脉的直接延续。左髂外静脉沿髂外动脉的内侧上行,右髂外静脉先沿髂外动脉的内侧,后沿动脉的后方上行,至骶髂关节前方与髂内静脉汇合成髂总静脉。两侧髂总静脉伴髂总动脉上行至第5腰椎体右侧汇合成下腔静脉。

（2）下腔静脉:由左、右髂总静脉在第4或第5腰椎体右前方汇合而成,沿腹主动脉右侧和脊柱右前方上行,经肝的腔静脉沟,穿膈的腔静脉孔进胸腔,再穿心包注入右心房。

第三节 分　类

按照动脉系统与静脉系统,首先分为两大类。

一、动脉系统疾病

按照疾病本身的性质,可分为扩张性疾病,与闭塞性疾病两大类。

1. 扩张性疾病　由动脉壁病变或损伤,导致动脉壁局限性或弥漫性扩张或膨出的一类疾病,常见类别如下:

(1)主动脉夹层:可发生于升主动脉至腹主动脉的任何一部分。

(2)胸主动脉瘤及胸腹主动脉瘤:指发生于降主动脉胸段的动脉扩张,同时累及腹主动脉及累及内脏动脉的腹主动脉瘤,称为胸腹主动脉瘤。

(3)腹主动脉瘤:腹主动脉局部或弥漫性扩张、膨出,多累及肾下腹主动脉及髂动脉。

(4)内脏动脉瘤及夹层:以脾动脉瘤最多见,肠系膜上动脉瘤、肠系膜上动脉夹层、腹腔干动脉瘤次之。

2. 闭塞性疾病　多由动脉粥样硬化引起,主要发生于外周动脉。

(1)颈动脉狭窄:主要指发生于颈总动脉及颈内动脉颅外段的动脉狭窄或闭塞,是脑卒中及短暂性脑缺血发作的重要原因。

(2)下肢动脉硬化闭塞症:主要表现为动脉内膜增厚、钙化、继发血栓等,导致动脉狭窄、闭塞,引起下肢缺血,可发生于腹主动脉分叉至膝下动脉的各个部位。

二、静脉系统疾病

以下肢静脉疾病较为多见,主要分为下肢静脉逆流性疾病和下肢静脉回流障碍性疾病。

1. 下肢静脉逆流性疾病　主要指由静脉张力异常、静脉瓣膜功能不全、泵功能不全等因素,引起下肢静脉高压,导致的下肢静脉功能不全;

2. 下肢静脉回流障碍性疾病　主要为各种原因引起的下肢深静脉血栓形成。

第四节 危 险 因 素

一、动脉系统疾病

动脉系统疾病的危险因素,有其共性,按照可干预因素与不可干预因素,在此归纳如下:

1. 不可干预因素

(1)年龄:随着年龄的增长,动脉壁的退行性变不断进展,诸如动脉夹层、动脉瘤等动脉扩张性疾病的发生率也随之升高。

(2)性别:就动脉系统疾病的发病率而言,男性普遍高于女性。

(3)遗传因素:动脉扩张性疾病,如主动脉夹层、主动脉瘤等,与某些特殊的遗传疾病有关,如 Marfan 综合征、Ehlers-Danlos 综合征等,多由基因异常,引起纤维组织分子结构异常,导致动脉扩张性疾病的发生。

2. 可干预因素

（1）高血压：几乎每一种周围动脉系统疾病的发生都与高血压相关，高血压除可导致动脉粥样硬化的发生之外，异常的高速血流冲刷，可导致主动脉壁撕裂，从而引起主动脉夹层的发生。

（2）高脂血症：血脂代谢异常，胆固醇水平升高，可导致血管内膜胆固醇沉积，引起动脉粥样硬化，并最终导致动脉疾病的发生。

（3）糖尿病：长期高血糖导致糖基化蛋白的水平升高，高水平的糖基化蛋白可引起胶原纤维、弹性纤维等细胞间质相关蛋白的机能改变，导致内皮损伤，引起动脉粥样硬化，最终引发动脉疾病。

（4）吸烟：烟草燃烧吸入人体后，其中的尼古丁可导致脂代谢异常、血液高凝、血管剧烈收缩等多种有害变化，与周围动脉疾病的发生密切相关，且疾病严重程度，往往与吸烟量呈正相关。

二、静脉系统疾病

静脉系统疾病中常见的两大类疾病—静脉功能不全与静脉血栓形成，其危险因素有较大差异，在此分开讨论。

1. 静脉功能不全 包括静脉瓣膜功能不全、静脉血管壁炎症、静脉高压、泵功能不全等。

2. 深静脉血栓形成 其危险因素可分为遗传性和获得性两大类。

（1）遗传性因素：主要指由抗凝血酶缺陷等遗传性因素，引起抗凝血因子或纤溶活性缺陷，从而导致血栓形成的疾病，亦称之为易栓症。

（2）获得性因素：临床上引起深静脉血栓形成的获得性因素非常庞杂，有的由某种疾病或病理状态引起，如抗磷脂抗体综合征、高同型半胱氨酸血症、炎症、感染、外伤、肿瘤等；有的由医源性因素引起，如手术、口服避孕药、激素替代疗法等；有的由特殊生理状态或生活习惯引起，如妊娠、肥胖、久坐等，针对各种因素，在后续相应章节，进一步详述。

第五节　诊　　断

与其他疾病一样，周围血管病的诊断，应建立在完善全面的临床资料采集与充分的辅助检查的基础之上，然而与其他疾病相比，周围血管病的诊断，又有其特殊性。

一、常见临床表现

周围血管病种类繁多，但病变无外乎狭窄闭塞、扩张、破裂以及静脉功能不全，其表现各有不同，常见的临床表现如下所述。

1. 疼痛 是周围血管病最常见的症状之一，通常分为间歇性疼痛和持续性疼痛两类。

（1）间歇性疼痛

1）在慢性动脉狭窄/闭塞以及静脉功能不全时，步行至一定时间后，可出现疼痛，患者不得不因此停下，休息一段时间后缓解，该疼痛症状称为"间歇性跛行"。从开始步行，到出现疼痛的时间，称为跛行时间，步行的路程称为跛行距离。在步行速度不变的情况下，跛行时间和距离越短,往往提示血管阻塞的程度越重。

2）病变血管所处的位置与心脏平面的关系,可对血供造成显著影响。发生肢体动脉阻塞性疾病时,若抬高患肢,则会因血供减少而加重疼痛;反之,不少患者会使患肢下垂,通过增加血供,从而缓解疼痛。在静脉病变时,患肢的抬高,有利于静脉回流而减轻症状;患肢下垂,则会因加重淤血而诱发或加重胀痛。

3）疼痛常与温度相关。对于动脉阻塞性疾病,热环境能舒张血管,同时促进组织代谢。若代谢增加造成的血供需求量,超过了血管舒张所能提供的血供增加量,则疼痛反而加重。

（2）持续性疼痛:严重的血管病变,在静息状态下仍有疼痛,又称为静息痛。

发生急性或慢性动脉闭塞时,可因组织缺血及缺血性神经炎,引起持续性疼痛。急性病变,如动脉栓塞可引起突发而极其严重的持续性疼痛。由慢性动脉阻塞性疾病引起的疼痛,常常夜间加重,病人不能入睡,多抱膝端坐,以减轻症状。

当发生急性主干静脉阻塞时,肢体远端因突发的严重淤血,而出现持续性胀痛。其特点是同时伴有回流障碍的其他表现,如肢体肿胀及静脉曲张等,抬高患肢可从一定程度上减轻症状。

当出现动脉、静脉或淋巴管的急性炎症时,局部亦有持续性疼痛。由动脉阻塞造成组织缺血坏死,发生溃疡或坏疽,或由静脉性溃疡引起周围组织炎症,激惹邻近的感觉神经,引起持续性疼痛。由缺血性神炎引起的疼痛,不仅症状持续,且经常伴有间歇性疼痛加重及局部感觉异常。

2. 肿胀　静脉或淋巴回流障碍时,组织液瘀滞于组织间隙,引发肢体肿胀。当发生下肢深静脉回流障碍或逆流病变时,下肢静脉压力明显升高,该情况下发生的肿胀呈凹陷性,以足踝部及胫前区最为明显,除浅静脉曲张之外,还多伴有色素沉着或足靴区溃疡。若发生动静脉瘘,也会造成静脉压增高,而引起肢体肿胀,但范围相对比较局限,程度较轻,局部温度稍升高,同时伴有震颤及血管杂音等症状。当淋巴管发生阻塞时,富含蛋白质的淋巴液,聚集在组织间隙内,形成的肿胀较为硬实,多自足趾起,向上发展,皮肤增厚粗糙,病变后期形成典型的“象皮肿”。

3. 感觉异常　多为肢体沉重、浅感觉异常或感觉丧失等表现。发生肢体沉重时,若步行较长时间距离后,方出现肢体沉重,而休息片刻,即可消失,多提示缺血相对较轻。当动脉缺血,影响神经干时,可发生麻木、麻痹、针刺感或蚁行感等异样感觉。有时,麻木可以成为主要症状。慢性静脉功能不全而同时发生肿胀且病程较长者,皮肤感觉往往明显减退。在严重的动脉缺血性病变,如急性动脉栓塞,可以出现缺血肢体远端浅感觉丧失。若病情进一步进展,则深感觉随之消失,并常常伴有足（腕）下垂及运动障碍。

4. 皮肤温度改变　皮肤温度与局部组织的血流量密切相关。发生动脉阻塞性病变时,血流量减少,则皮温相应降低;发生静脉阻塞性病变时,由于血液淤积,皮温稍高于正常;发生动静脉瘘时,局部血流量显著增加,皮温升高。皮肤温度的改变,病人有时可自我察觉。医生检查时,应当用指背,比较两侧对称部位,可以发现皮温差别,或在同一肢体的不同部位,可以发现皮温改变的平面。

5. 皮肤颜色改变　皮肤的颜色,能够反映肢体的血供状况。

（1）正常和异常色泽:正常皮肤温暖,呈淡红色。若皮色苍白或发绀,同时皮温降低,则多提示动脉供血不足。皮色暗红,皮温升高,则多为静脉淤血的表现。

（2）指压色泽改变：如以手指压迫皮肤数秒后迅速放开，正常人受压时，因局部组织受压，血液进入周围组织和深部组织而呈苍白色，解除压迫后多可即刻复原。发生动脉血流减少或静脉回流障碍时，复原时间明显增加。当组织局部发绀时，若指压后局部组织并不出现苍白，则提示局部组织已发生不可逆转的组织坏死。

（3）运动性色泽改变：在某些程度较轻的动脉狭窄性病变，患肢常于静息时正常，但在运动后，肢体远端皮肤才出现苍白，此现象亦提示动脉供血不足。这一现象，是由于皮肤血供，受到动脉在运动状态下发生选择性分流的影响，进入运动的肌肉所造成。

（4）体位色泽改变：又被称为 Buerger 试验：首先抬高患者下肢 70~80°，发生于上肢时，高举上肢过头，持续 60 秒，正常人趾（指）、跖（掌）皮肤仍保持淡红色或稍微发白，若呈苍白色，则往往提示动脉供血不足；之后再将下肢垂于床边或上肢垂于身旁，正常人皮肤色泽可迅速恢复，如恢复时间较长，且色泽不均呈花斑状，则进一步提示动脉血供障碍。肢体长时间下垂，正常人多仅发生轻度潮红，若出现明显潮红甚或发绀，则往往提示静脉逆流或静脉回流障碍性疾病。

6. 血管形态改变　无论动脉和静脉，都可以出现扩张或狭窄性形态改变，并引起相对应的临床症状。

（1）动脉形态改变：可有下列三方面表现：①动脉搏动减弱或消失：提示管腔狭窄或闭塞；②杂音：提示动脉管腔狭窄、局部扩张或动静脉瘘，可在体表听到杂音，扪及震颤；③形态和质地：正常动脉富有弹性，发生动脉粥样硬化或炎症性病变后，触及病变动脉，可触及坚硬、扭曲、甚至结节样变等变化。

（2）静脉形态改变：主要指静脉曲张。肢体出现浅静脉曲张时，多提示发生静脉瓣膜破坏或静脉回流障碍。如果静脉曲张由动静脉瘘引起，则常伴有皮温升高，同时伴有局部杂音及震颤。曲张静脉在发生静脉炎，可在局部出现硬结，并与皮肤粘连。

7. 肿块　因周围血管病引起的肿块，可分为搏动性肿块和无搏动性肿块两类。

（1）搏动性肿块：多为单发、界清、光滑的膨胀性搏动性肿块，多提示发生动脉瘤或假性动脉瘤，可伴震颤和血管杂音。肿块边界不清，或范围较大，则可能为蔓状血管瘤。沿动脉走行发生，可触及波动范围较广的长条状搏动性肿块，多由动脉扭曲所致，最常见于颈动脉。

（2）无搏动性肿块：浅表静脉局部扩张，可见皮下浅表处的蓝色肿块，多发于颈外静脉、肢体浅静脉，亦见于浅表的海绵状血管瘤。若为深部海绵状血管瘤及颈内静脉扩张，则肿块部位相对较深。静脉性肿块相较于动脉性肿块，其质地更柔软，多易于压迫且压迫后可缩小。

8. 营养状态改变　是病变慢性化的特征表现，主要包括皮肤营养状态改变、溃疡或坏疽。

（1）皮肤营养状态改变：多由动脉缺血造成，主要表现为皮肤松弛，手足角质增厚，汗毛脱落，趾（指）甲生长变慢，同时易变形断裂。较长时间的严重的动脉缺血，可引起病变血管对应的肌肉萎缩。由静脉淤血引起的皮肤改变，多见于小腿足靴区，表现为皮肤光亮变薄，色素沉着，同时可伴有皮炎湿疹。淋巴回流障碍时，皮肤与皮下组织纤维化，汗腺、皮脂腺均遭到损害，皮肤干燥粗糙，出现疣状增生物。

（2）溃疡或坏疽：动脉缺血或静脉淤血，都可引发溃疡。动脉性溃疡多见于肢体远侧、趾（指）端或足跟。溃疡边缘多不规则，其底部为灰白肉芽组织，血供较差，因此挤压溃疡多不出血。由于病变局部周围神经纤维缺血，因而多伴有剧烈疼痛。静脉性溃疡则多见于小腿足靴区,内侧较外侧更多见。病变早期溃疡较浅,类圆形,而后进一步进展,可逐渐变大。底部常覆有湿润的肉芽组织,易出血,且病变周围伴有有皮炎湿疹、水肿和色素沉着等,愈合缓慢且极易复发。肢体出现坏疽,则往往提示动脉供血严重不足,不能满足静息时组织代谢需求,以致发生不可逆转的变化。多为干性坏疽,若继发感染,则可转变为湿性坏疽。

二、常用辅助检查

1. 周围血管节段性测压 是诊断动脉闭塞性疾病的常用方法,通过测定肢体不同平面的血压,从而节段性判断动脉通畅程度,并进一步推断动脉狭窄或闭塞的病变位置。通过使用多普勒听诊器,可准确测定肢体各血管水平的收缩压。一般情况下,正常下肢血压较上肢高 20~30mmHg,两侧肢体对称位置血压相仿,如果对称位置压差 <20mmHg,则往往提示血压较低的一侧血管近心端,有狭窄或闭塞。下肢节段性测压,所使用的评估指标,是踝肱指数,即踝部动脉收缩压与肱动脉收缩压的比值。正常人踝肱指数≥1.0,当踝肱指数 <0.8 时,病人可出现间歇性跛行,踝肱指数 <0.4 时,病人可出现静息痛。踝部动脉收缩压在 30mmHg以下,病人将很快出现静息痛、溃疡或者坏疽。

2. 平板运动试验 正常人下肢运动后,踝部血压不降低或略降低,1 分钟 ~5 分钟后即恢复正常。轻度间歇性跛行病人在静息状态时,下肢血压可以无异常,但在运动后,患肢血压方出现明显降低,且需在 20 分钟以上才能恢复至静息水平,因此,有时要做平板运动试验,才能检查出血管的潜在病变。一般将平板车坡度设定为 12°,速度 3km/h。运动前,测病人平卧位踝部血压。病人在平板车上行走,直到下肢出现间歇性跛行症状或行走 5 分钟为止。病人迅速平卧,测定即时、2 分钟和 10 分钟时的踝部血压,视运动后踝部动脉收缩压降低程度及血压恢复时间,从而判断病变的程度。

3. 彩色多普勒超声 将 B 超实时成像与多普勒血流测定结合,可提供血管的形态、血流方向、血管阻力、血流波形、频谱宽度以及最大峰值血流流速等指标。适用于大多数周围血管疾病的检测,如探查和定位肾动脉、肠系膜上动脉、腹主动脉、髂动脉、股动脉、腘动脉以及颅外颈动脉的闭塞性或扩张性病变,也可判断深静脉瓣膜功能或血栓形成情况等。

4. 放射性核素血管扫描 利用同位素在血流中浓度的增加,通过扫描而得到放射性核素显像,对多种周围血管疾病的诊断,及对大血管手术前,肾功能的评估,具有很高的价值。

5. 血管 CT 目前 CT 对主动脉、中心静脉等大血管病变的诊断,具有极其重要的价值,是血管腔内治疗术前评估的依据。通过图像的三维重建,能够清晰显示病变位置、病变形态,并可在图像上进行测量。CTA 也广泛用于颈动脉狭窄和下肢动脉硬化性闭塞症的影像学诊断中。

6. 血管 MRI 对颈动脉、腹主动脉及其大分支、髂 - 股动脉和下肢动脉狭窄或闭塞都具有一定价值。与顺磁质造影剂联合使用,还可以增强血管内信号,提高图像质量。对于深静脉血栓形成,还可以不使用造影剂,通过相位对比或时间飞跃技术,来完成对深静脉血栓形成的诊断,因此 MRI 是诊断深静脉血栓形成的一种特殊而可靠的方法。

7. 数字减影血管造影 数字减影血管造影可使血管显影的分辨度更高,是血管疾病最有价值的诊断方法。通过向血管内注入造影剂,使血管与周围组织产生不同的密度对比,在 X 线照射下显影。血管造影术是一种有损伤的检查,可能伴发造影剂引起的过敏、肾功能损害以及医源性的血管损伤、栓塞或血栓等,临床上应予重视。尽管无损伤检查可部分代替损伤性检查,但很多周围血管疾病的诊断,仍然需要血管造影,来获得最终确诊。动脉造影主要用于诊断血管畸形、血管损伤、动脉瘤、动脉狭窄或闭塞和动静脉瘘等。最常见的静脉造影术是下肢静脉造影术。造影时,在踝部阻断浅静脉,则观察深静脉通畅度和深浅静脉之间的穿通支瓣膜功能。造影时不阻断浅静脉,则同时观察深浅静脉通畅度和大隐静脉进入股静脉部位的属支情况。

第六节　治疗原则

周围血管疾病的治疗原则,主要是指通过各种治疗手段,纠正由各种病变引起的血管结构异常和血流动力学异常。按照周围血管疾病的分类,大致总结如下:

一、动脉系统疾病

1. 扩张性疾病　无论是动脉瘤还是动脉夹层,无论急性还是慢性状态,归根结底,其治疗的主要目的,是纠正扩张的动脉结构,从而防止其进一步扩张,甚或破裂。通过手术切除动脉瘤、人工血管移植重建或腔内治疗手段,可以去除异常的动脉结构,并恢复动脉远端的血流,维持远端组织的血供。

2. 闭塞性疾病　动脉发生狭窄闭塞,其最大危害是影响远端重要脏器组织的血液供应,因此针对动脉闭塞性疾病,其治疗的主要目的,是减少动脉进一步狭窄的可能,使闭塞的动脉再通,从而达到恢复或改善远端血供的目的。

二、静脉系统疾病

1. 静脉逆流性疾病　该类疾病的主要问题是下肢静脉压升高导致的静脉血液逆流,因此,治疗的主要目的是降低静脉压力、减少或消除静脉血液逆流。

2. 静脉回流障碍性疾病　该类疾病的主要问题是深静脉血栓形成引起的静脉血液回流障碍,因此,治疗的主要目的是抑制血栓进一步发展、消除血栓以及预防血栓复发。

第七节　预　防

周围血管病的预防包括一级预防、二级预防和三级预防。

一、一级预防

众所周知,疾病的一级预防,即预防疾病的发生,是指通过纠正不良生活方式,采取各种措施纠正或抑制各种危险因素对个体健康的影响,以达到防患于未然,抑制周围血管病的发生,或者推迟正常个体发病年龄的目的。因此,强调一级预防,并实施行之有效的预防措施,可有效降低发病率,从根本上提升人群的健康水平,并降低医疗卫生的成本。

二、二级预防

二级预防,即"早发现、早诊断、早治疗",以尽可能改善患者的预后。与心血管疾病、脑血管疾病相比,周围血管病在人群中的普及率,相对较低,因此,加强科普工作变得尤为重要。提高人群对周围血管病常见症状的识别和警惕性,推广廉价易得、实际可行的人群筛查手段,方可提高就诊率,从而达到早发现、早诊断、早治疗的目的。

三、三级预防

三级预防,即针对疾病的对症治疗,防止疾病进一步恶化、减少并发症与后遗症的发生、减少疾病的复发。有关周围血管疾病的针对性治疗,是临床工作的重点,在此不再赘述。而如何做好患者的康复治疗,以及减少疾病的复发,则是我国周围血管病工作中,相对欠缺的一部分。由于周围血管病的特殊性,其致病因素往往难以纠正,因此疾病的复发,非常常见,而复发后的二次治疗,与初次治疗相比,会更加棘手。应加强在疾病针对性治疗后的康复指导,以及如何减少疾病复发的健康宣教,从而做好周围血管病的三级预防工作。

（方　圆　董智慧　符伟国）

● **推荐阅读**

1. Cronenwett JL,Johnston KW.卢瑟福血管外科学.第 7 版.郭伟,符伟国,陈忠,译.北京:北京大学医学出版社,2012.

2. 王深明,血管外科学.北京:人民卫生出版社,2011.

3. 王玉琦,叶建荣.血管外科治疗学.上海:上海科学技术出版社,2003.

第二十二章 下肢缺血

下肢缺血是指由于包括动脉硬化在内的各种原因导致的下肢动脉狭窄或闭塞,下肢动脉血流灌注不足,而导致下肢出现间歇性跛行、溃疡、坏疽等缺血表现的一类疾病,致残、致死率高,严重威胁人类的健康,对社会和家庭造成严重负担。根据发病时间,下肢缺血分为慢性下肢缺血和急性下肢缺血。本章主要就下肢缺血的病因、临床表现、诊断和治疗进行了相关探讨。

第一节 慢性下肢缺血

一、概念

慢性下肢缺血主要是下肢动脉硬化闭塞症(lower extremities arteriosclerosis obliterans,LEAO)所致。LEAO 指由于动脉硬化造成的下肢供血动脉内膜增厚、管腔狭窄或闭塞,病变肢体血供不足,引起下肢间歇性跛行(intermittent claudication,IC)、皮温降低、疼痛乃至发生溃疡或坏死等临床表现的慢性进展性疾病,常为全身性动脉硬化血管病变在下肢动脉的表现。受累血管包括肾下腹主动脉、髂动脉、股动脉、腘动脉及膝下动脉,病变可以累及多节段。

二、病因和危险因素

引起慢性下肢缺血的最常见的原因是下肢动脉粥样硬化,常见的动脉硬化危险因素包括:高龄、高血压病、糖尿病、高脂血症、慢性肾功能不全、吸烟、高同型半胱氨酸血症等。另外,C 反应蛋白也是心脑血管疾病危险度的预测因子。

另一类非动脉粥样硬化性原因也可以导致慢性下肢缺血,在临床上并不少见,包括:腘动脉陷迫综合征、腘动脉外膜囊性变、血栓闭塞性脉管炎、腘动脉瘤、主动脉缩窄、动脉肌纤维发育不良、大动脉炎、结节性多动脉炎、永存坐骨动脉、原发性血管肿瘤、髂动脉内纤维化(竞技自行车运动员),另外还有因各种原因的高凝状态导致的动脉内血栓形成等。

三、发病机制

动脉粥样硬化(atherosclerosis,AS)是代谢综合征的典型表现,病理过程包括动脉壁上胆固醇的积聚,平滑肌细胞及纤维成分增生,斑块内部组织崩解与沉积的脂质结合,形成并促进 AS 斑块进展。当 AS 斑块继续增大,动脉直径减少到正常管径的一半,或横截面积减少到 75% 时,所供应四肢及器官供血不足而导致相关性疾病(冠状动脉粥样硬化性心脏病、缺血性脑卒中、LEAO 等),是心血管疾病致残致死的主要原因。关于 AS 发病机制的研究,主要有四种学说:脂质浸润学说、血栓形成学说、损伤反应学说和慢性炎症学说。

四、临床表现

根据 Fontaine 分期,病程分为以下四个临床时期:Fontaine I 期:缺乏症状但可客观上诊断的周围动脉疾病即轻微症状期;II 期:间歇性跛行期;III 期:静息痛期;IV 期:溃疡和坏疽期。主要临床表现为:

(一) 轻微症状

发病早期,多数病人无症状,或者仅有轻微症状,例如患肢怕冷,肢端感觉异常,行走易疲劳等,症状往往在活动后加重。体格检查可触及下肢动脉搏动减弱。

(二) 间歇性跛行

是下肢动脉硬化性闭塞症的特征性表现。通常表现为行走一段距离后小腿疼痛,休息数分钟后疼痛缓解。随着疾病进展,跛行时间(从开始行走到出现疼痛的时间)和跛行距离均缩短。根据动脉病变部位不同,跛行表现不同。肾下腹主动脉、髂总动脉等病变可表现为下腰部、臀肌间跛,在男性患者,病变累及髂动脉分叉处或髂内动脉开口病变,可能合并勃起功能障碍。髂外动脉病变可出现大腿间跛,股腘动脉病变常出现小腿间跛症状。查体可发现下肢动脉搏动减弱或消失,下肢出现皮温下降、颜色苍白、皮肤菲薄、毛发脱落等营养障碍性改变。

(三) 静息痛

当动脉狭窄闭塞进一步发展,不能维持下肢静息状态下血供,因组织缺血或缺血性神经炎引起肢体持续性疼痛,即静息痛。静息痛是患肢趋于坏疽的前兆。疼痛部位多在患肢前半足或足趾,夜间及平卧时疼痛明显。患者往往采取屈膝位或者将患足垂于床边来改善疼痛症状。患肢常有营养性改变,表现为皮肤菲薄呈蜡纸样,指甲生长缓慢且变形增厚,患足下地时潮红,但上抬时又呈苍白色,小腿毛发稀少,小腿肌肉萎缩等。

(四) 溃疡和坏疽

患肢缺血持续加重可出现肢端溃疡,严重者发生干或湿性肢体坏疽。缺血性溃疡多见于足趾或肢端受压部位,伴严重疼痛。但是当组织完全缺血坏死后,疼痛可能反而减轻或消失。合并糖尿病的患者,有些由于糖尿病周围神经病变,虽然缺血非常严重但疼痛症状却不明显。当合并感染时将加速肢体坏疽。

静息痛(持续 2 周以上)、溃疡、坏疽,踝收缩压 <50mmHg 或趾收缩压 <30mmHg 等,提示肢体处于严重缺血阶段,称为重症下肢缺血(critical Limb Ischemia, CLI),是 LEAO 最严重的表现形式,自然病程与 IC 有很大的差别。没有进行血运重建的 CLI 病人,具有较高的截肢率和死亡率;而 IC 则很少进展至截肢。

五、实验室检查

1. 全面的血细胞计数、空腹血糖、肝肾功能。

2. 空腹血脂水平检测。

3. 营养状态。

4. **血液高凝状态**　凝血酶、PT、APTT、蛋白 C、蛋白 S、狼疮抗凝物、肝素诱发血小板抗体、血小板黏附聚集功能、纤维蛋白、纤溶酶原、抗凝血酶原III、抗心磷脂抗体等。对于有家族史、无明确诱因的特发性血栓栓塞疾病的要评估高凝状态。

5. **C 反应蛋白** 动脉粥样硬化是炎症反应过程,C 反应蛋白升高不仅是 LEAO 进展的指标,也是心脑血管疾病危险度的预测因子。高敏 C 反应蛋白是重要的生物学标志,它半衰期长,可用来评估患者的炎症状态和动脉硬化的程度。

6. **同型半胱氨酸** 对于年轻患者无其他高危因素的 LEAO 患者应注意排除高同型半胱氨酸血症。

六、辅助检查

(一)踝肱指数测定和下肢节段测压

踝肱指数(Ankle Brachial Index,ABI)是最简单易行的下肢动脉供血状态的无创评估方法,是踝部动脉(胫后动脉或足背动脉)收缩压与上臂收缩压(取左右手臂数值高的一侧)的比值。ABI 计算方法正常值为 1.00~1.40,0.91~0.99 为临界值。ABI≤0.90 可诊断为下肢缺血。ABI<0.40,往往提示重度肢体缺血。

下肢节段性测压是测定肢体不同平面的血压,可以初步判断动脉狭窄闭塞部位和程度。

(二)平板车运动实验(treadmill exercise test)

病人在平板车上行走,常规将平板车坡度定为 12 度,速度 3km/h,直到下肢出现间歇性跛行症状或行走 5 分钟为止。病人迅速平卧,测即时、2 分钟和 10 分钟时的踝部血压,根据运动后踝部血压降低程度及血压恢复时间判断病变的程度。

(三)Buerger 试验

平卧抬高下肢 45 度,持续 60 秒,肢体呈苍白或蜡纸样色,提示肢体供血不足;再将下肢下垂于床旁,正常人皮色可以在 10 秒内恢复,如果恢复时间超过 45 秒,进一步提示下肢缺血。

(四)超声检查

测量动脉内中膜厚度、斑块大小,判断斑块性质、诊断动脉狭窄或闭塞的部位和程度。

(五)计算机断层动脉造影(CT angiography,CTA)

通过 CT 图像三维重建,获得下肢动脉的立体图像。是目前最常用的无创诊断方式。

(六)磁共振动脉造影(MRA)

MRA 也是常用的无创诊断方法之一,可显示 LEAO 的解剖部位和狭窄程度。

(七)数字减影血管造影(DSA)

DSA 作为一种有创检查,可以提供直观的血管腔内的影像,显示病变部位、范围、程度以及流入道流出道情况,目前仍然是诊断 LEAO 的金标准。

七、诊断及鉴别诊断

(一)诊断

结合患者相关的危险因素,根据典型的 Fontaine 四个临床分期的症状,应考虑到下肢动脉闭塞症可能,通过体格检查和辅助检查可以明确诊断。

我国下肢动脉硬化闭塞症诊治指南规定的主要诊断标准:

1. 年龄 >40 岁;

2. 有吸烟、糖尿病、高血压、高脂血症等高危因素;

3. 有下肢动脉硬化闭塞症的临床表现;

4. 缺血肢体远端动脉搏动减弱或消失;

5. ABI≤0.9;

6. 彩色多普勒超声、CTA、MRA 和 DSA 等影像学检查显示相应动脉的狭窄或闭塞等病变。

符合上述诊断标准前 4 条可以做出 LEAO 的临床诊断。ABI 和彩色多普勒超声可以判断下肢的缺血程度。确诊和拟定外科手术或腔内治疗方案时,可根据需要进一步行 MRA、CTA、DSA 等检查。

(二)鉴别诊断

1. 间歇性跛行的鉴别诊断 主要需要与静脉性间跛和神经源性间跛相鉴别。静脉性间跛往往在抬高患肢后可明显缓解,另外可以观察到患肢有静脉曲张、下肢肿胀等表现。神经源性间跛常见于椎管狭窄等,多为下肢放射痛,可累及臀部、小腿后外侧,腰椎屈曲位时疼痛可缓解,腰椎站立或伸展时加重。

2. LEAO 还需与其他疾病鉴别

(1)年轻患者、缺乏动脉硬化高危因素、患者本身多次发生血栓事件、阻塞部位异常等情况时需要考虑炎症,高凝状态或代谢缺陷如心磷脂抗体综合征、胆固醇栓塞、高半胱氨酸血症等原因,以排除动脉硬化的可能性。

(2)血栓闭塞性脉管炎:多见于中青年男性,长期吸烟史,病变主要累及四肢中小动脉,多为对称性,也可累及上肢动脉。30%~50% 的病人发病早期可反复发生游走性血栓性浅静脉炎。趾(指)端发生坏疽的概率明显高于动脉硬化性闭塞症。

(3)糖尿病足:表现为糖尿病相关的足、趾溃疡坏疽,可合并感染。感染、神经病变和动脉缺血是可能导致糖尿病足的三大因素。部分患者下肢动脉血运尚可。糖尿病可加重下肢动脉硬化程度,而初期病变多以肢体远端中小动脉受累多见。

(4)腘动脉陷迫综合征:多为喜好运动的年轻男性患者,因解剖变异,肌肉压迫腘动脉,导致动脉壁和内膜增生致动脉狭窄、闭塞或血栓形成,临床可表现为慢性下肢缺血或者在慢性下肢缺血基础上的急性加重。CT 或 MRI 可发现异常走形的动脉和肌肉、肌束。对腘动脉尚未闭塞的患者,对抗阻力跖屈或背屈下动脉造影可显示腘动脉受压。

(5)多发性大动脉炎:多见于年轻女性,动脉病变可累及主动脉及其一级分支。病变活动期有发热、血沉增快和免疫指标异常等。

(三)分期和分级标准

1. 分期 LEAO 严重程度根据 Fontaine 分期和 Rutherford 分类法(表 22-1)。

表 22-1 LEAO 的 Fontaine 和 Rutherford 分类法

Fontaine 分期	Rutherford 分级	临床表现	客观指标
0 轻微症状期	0	无症状,无明显血流动力学改变的闭塞性病变	运动平板试验/加强试验结果正常
I 间歇性跛行期	1	轻度间歇性跛行	可完成平板试验,试验后踝动脉压力在 50mmHg 以上,但较正常值至少低 25mmHg
	2	中度间歇性跛行	症状位于 1 和 3 之间
	3	重度间歇性跛行	不能完成平板试验,试验后踝动脉压力在 50mmHg 以下

Fontaine 分期	Rutherford 分级	临床表现	客观指标
Ⅱ 静息痛期	4	缺血性静息痛	静息踝动脉压力在 40mmHg 以下,踝或中足血流容积描记曲线平坦或几乎无搏动 趾动脉压在 30mmHg 以下
Ⅲ 溃疡和坏死期	5	轻微组织缺失,难治性溃疡,局限性坏疽并伴有弥散足部缺血	静息踝动脉压力在 30mmHg 以下,踝或中足血流容积描记曲线平坦或几乎无搏动趾动脉压在 20mmHg 以下
	6	中足以上水平主要组织缺失,无法挽救的足部功能丧失	同 5

2. **分级** 参照 2007 年第 2 版泛大西洋协作组(TASC)分型标准对主髂动脉病变和股腘动脉病变进行分型,对治疗及预后具有指导意义(表 22-2,表 22-3)。

表 22-2 主髂动脉闭塞病变的 TASC Ⅱ 侧支分型

分型	具体描述	图例
A 型	● 单侧或双侧髂总动脉狭窄; ● 单侧或双侧髂外动脉的单个短段狭窄(≤3cm);	
B 型	● 肾下腹主动脉的短段狭窄(≤3cm); ● 单侧髂总动脉闭塞; ● 未累及股总动脉的单处或多处髂外动脉狭窄(总长度 3~10cm); ● 未累及髂内动脉起始处或股总动脉的单侧髂外动脉闭塞;	
C 型	● 双侧髂总动脉闭塞; ● 未累及股总动脉的双侧髂外动脉狭窄(总长度 3~10cm); ● 累及股总动脉的单侧髂外动脉狭窄; ● 累及髂内动脉起始处和(或)股总动脉的单侧髂外动脉闭塞; ● 单侧髂外动脉闭塞伴重度钙化累及或未累及髂内动脉起始处和(或)股总动脉;	

续表

分型	具体描述	图例
D 型	● 肾下腹主动脉 - 髂动脉闭塞； ● 需要治疗的腹主动脉及双侧髂动脉的广泛病变； ● 累及单侧髂总、髂外及股动脉的多处广泛狭窄； ● 累及单侧髂总及髂外动脉的闭塞； ● 双侧髂外动脉闭塞； ● 髂动脉狭窄合并需要治疗但不适合行腔内治疗的腹主动脉瘤，或合并其他需要腹主动脉或髂动脉开放手术治疗的病变；	

表 22-3　股腘动脉闭塞病变的 TASC Ⅱ 侧支分型

分型	具体描述	图例
A 型	● 单处狭窄，长度≤10cm； ● 单处闭塞，长度≤5cm；	
B 型	● 多处狭窄或闭塞病变，每处≤5cm； ● 单处狭窄或闭塞（长度≤15cm），未累及膝下腘动脉； ● 单处或多处病变，胫动脉未受累并可用作旁路手术时的远端流出道； ● 钙化严重的闭塞（≤5cm）； ● 单处腘动脉狭窄；	
C 型	● 多处的狭窄或闭塞，总长度>15cm，伴或不伴有严重的钙化； ● 两次腔内治疗后复发，仍需要治疗的狭窄和闭塞；	
D 型	● 股总动脉和股浅动脉的慢性完全闭塞，>20cm且累及腘动脉； ● 腘动脉和膝下三分支的慢性完全闭塞；	

（引自：TASC Steering Committee，Jaff MR，White CJ，et al.An Update on Methods for Revascularization and Expansion of the TASC Lesion Classification to Include Below-the-Knee Arteries：A Supplement to the Inter-Society Consensus for the Management of Peripheral Arterial Disease（TASC Ⅱ）.J Endovasc Ther，2015，22（5）:663-77.）

八、治疗

LEAO 患者综合治疗包括:危险因素控制、药物治疗、结构化运动锻炼、生活方式改变、减少心血管缺血性事件、改善机体功能状态、必要的血管重建等。

(一) LEAO 危险因素的控制

1. **高血压的控制** 优先选择长效降压药。LEAO 患者血压控制在 <140/90mmHg,对于合并有糖尿病或肾功能不全患者,建议控制血压 <130/80mmHg。

2. **高脂血症的控制** 由于他汀类药物的抗动脉硬化和降脂双重作用,LEAO 患者使用他汀类药物可以减少心脑血管事件和下肢血管事件的发生,改善患者的预后。对于心血管风险极高危的患者,LDL-C 需低于 1.8mmol/L(相当于 70mg/dL);心血管风险高危的患者,LDL-C 需低于 2.6mmol/L(相当于 100mg/dL);其余患者 LDL 控制在 3.4mmol/L(相当于 130mg/dL)以下。需要血运重建或已经血运重建的 LEAO 患者都属于心血管风险极高危的患者,尤其应该注意将 LDL-C 控制在 1.8mmol/L 以下。

3. **糖尿病的控制** 糖尿病是动脉粥样硬化的高危因素,严格控制血糖对于减少心血管事件,延缓 LEAO 进展至关重要。控制血糖目标值:空腹 80~120mg/dL(4.44~6.70mmol/L),餐后 120~160mg/dL(6.70~8.90mmol/L),糖化血红蛋白(HbA1c)<6.5%。

4. **降低同型半胱氨酸** 高同型半胱氨酸血症是下肢动脉硬化性闭塞症的独立危险因素。叶酸和 B 族维生素可降低同型半胱氨酸水平。

5. **戒烟** 教育患者戒烟是 LEAO 患者管理中的一个重要环节和治疗措施。

(二) LEAO 药物治疗

LEAO 是全身动脉粥样硬化在下肢动脉的表现,药物治疗目的是减少心脑血管缺血性事件和下肢血管事件,根据每个 LEAO 患者的具体病情和危险因素做出个体化的药物治疗方案。

1. **抗血小板治疗** 抗血小板治疗是下肢动脉硬化闭塞症患者的基础用药,主要目的是减少动脉硬化相关心脑血管意外和下肢缺血相关事件发生率。多个研究表明,单用阿司匹林 75~100mg/ 天或氯吡格雷 75mg/ 天,可显著降低症状性 LEAO 患者心脑血管事件发生率及死亡率。目前尚无确切证据支持在单纯 LEAO 的患者中联合阿司匹林和氯吡格雷。磷酸二酯酶抑制剂(西洛他唑)和 5- 羟色胺受体拮抗剂(沙格雷酯)具有抑制血小板聚集和扩张周围血管、促进侧支循环建立的三重作用,可用于治疗下肢动脉硬化性闭塞症,改善间歇性跛行和下肢冷感、疼痛等。

2. **抗凝药物** 仅在慢性下肢缺血急性加重,或患者合并其他高凝因素,可应用抗凝药物。抗凝药物与抗血小板药物联用,可能增加出血风险。

3. **镇痛治疗** 良好的镇痛治疗对于严重静息痛或肢体坏疽引起疼痛的患者尤为重要。给药方案遵循止痛治疗的阶梯治疗原则,应选择镇痛效果好、作用时间长和不良反应小的药物,从非甾体类抗炎药开始,如无效尝试阿片类止痛药物(如吗啡缓释片等)。重症下肢缺血也可区域神经阻滞置管给药,效果良好。

4. **抗炎治疗** 对于缺血性溃疡或坏疽合并感染的 CLI 患者,需病原学检查指导下,有针对性地使用广谱、足量、足疗程的全身抗生素治疗。

5. **其他药物** 包括扩张血管药物(如前列腺素类药物、己酮可可碱等)、改善微循环药物(如川芎嗪、红花、丹参及复方制剂、银杏叶、己酮可可碱等)。

(三)结构化运动锻炼

结构化运动锻炼治疗是 LEAO 管理的重要组成部分。规律的运动锻炼可减轻下肢症状、改善无痛步行距离和最大步行距离,提高生活质量和生活能力。推荐的行走锻炼方法:每次步行 30~45 分钟,每周至少 3 次,至少持续 12 周。患肢 Buerger 运动法也可以增加下肢动脉侧支循环,方法是患肢抬高 1~2 分钟,下垂 2~3 分钟,再平卧 2~3 分钟。

(四)组织缺损程度最小化

建议对 LEAO 患者,尤其是合并糖尿病的 LEAO 患者,进行健康宣教,指导患者进行足部自我检查和健康的足部运动,有助于减少糖尿病足、下肢溃疡和截肢的发生率。

(五)间歇性跛行(IC)患者的血管重建原则

间歇性跛行患者,是否需要血管重建,采用何种方式进行血管重建,需要结合患者的缺血症状、症状对生活质量和机体功能状态的影响程度,患者合并的危险因素,血管重建术给患者带来的风险收益比,患者的主观愿望,患者对生活质量的要求来综合决定。对于间歇性跛行的患者,血管重建的目标是缓解症状、尽可能提高血管重建后的远期通畅率。IC 患者再血运重建的措施包括腔内治疗、开放手术治疗和复合手术治疗。

(六)重症下肢缺血(CLI)患者的血管重建原则

CLI 是 LEAO 的最严重的表现形式,预后差,具有较高的截肢率和死亡率。因此,CLI 患者在条件许可下应积极进行血管重建,目的是重建有效下肢血运,以减少静息痛、促使溃疡愈合,力求组织缺损最小化、尽可能保留下肢功能以及改善生活质量。CLI 患者血管重建的方式包括腔内治疗、开放手术治疗和复合手术治疗。如肢体已经坏疽伴严重感染(如气性坏疽或败血症),紧急截肢可能是保命的必要选择。对于顽固的缺血性静息痛、预期生存时间较短的 CLI 患者,恰当的镇痛及其他支持性治疗或许是最好的治疗方式,必要时也可以考虑截肢。

(七)血管重建方式

1. **腔内治疗**　腔内微创治疗创伤小、并发症发生率低、可以重复操作,是 LEAO 首选的治疗方法,适合于大多数 IC 和 CLI 患者。尤其对于一般情况差,不适合开放手术的 CLI 患者,腔内治疗更是首选。合并肢体不愈合溃疡或坏疽的 CLI 患者,腔内治疗需建立直通足部的血流,利用 angiosome 理念选择合适的供血血管进行重建有助于加快溃疡愈合。静息痛患者则可以根据实际情况需要采用阶段式的腔内治疗策略,首先解决流入道问题,再考虑同期或分期处理流出道病变。

(1)腔内治疗技术包括:经皮球囊扩张成形术(PTA)(包括普通球囊、药物球囊、切割球囊等)、经皮支架植入术(包括普通支架、覆膜支架、药物支架等)、腔内减容技术(包括机械式斑块旋切术、血栓抽吸术、激光成形术、导管溶栓术等)等。采用何种腔内治疗技术,需考虑患者的因素(包括一般情况、出血风险、经济能力)、病变的因素(包括病变部位、病变长度、钙化程度、病变的性质、有无合并血栓)以及术者的经验和医疗机构的条件等。

对于影响生活质量和具有显著血流动力学异常的主髂动脉病变,腔内治疗是血运重建的有效方式。主髂动脉 TASC A-C 级病变首选腔内治疗,在有腔内手术经验技术保证的情况下,TASC D 级病变如不宜开放手术时可考虑腔内治疗。由于主髂动脉出血后果的严重性,应该常规备用覆膜支架。

对于影响生活质量和具有显著血流动力学异常的股腘动脉病变患者,腔内治疗是血运重建的合理方式。但股腘动脉重建后的远期通畅率不甚理想。股腘动脉 TASC A-C 级病变推荐首选腔内治疗,在有腔内手术经验技术保证情况下,TASC D 级病变不宜开放手术时可考虑尝试腔内治疗。PTA 是股腘动脉病变的最常用的腔内治疗方法,药物涂层球囊比普通球囊具有更高的近期通畅率,普通球囊 PTA 后血管条件允许(无大于 50% 的残余狭窄、无影响血流的夹层),可考虑使用药涂球囊。球囊扩张效果不佳时(残余狭窄大于 >50%、影响血流的夹层、跨病变压力差持续存在),可植入补救性支架,除裸支架外,覆膜支架特别是肝素涂层的覆膜支架也可供选择。腔内减容技术(包括机械式斑块旋切术、血栓抽吸术、激光成形术、导管溶栓术等)也是股腘动脉病变腔内治疗的选择,减容技术联合药物涂层球囊使用可以有效提高近远期通畅率。

(2)膝下动脉病变:腔内治疗是膝下动脉病变的首选治疗方案,PTA 和药物球囊是首选方法,支架植入可作为补救性治疗措施。

2. 外科开放手术治疗 适合于全身情况好,可耐受开放手术,保守治疗效果不理想、不愿意接受腔内手术,多次腔内治疗失败或腔内治疗有难度的症状性 LEAO 患者。手术方式包括:采用自体静脉或人工合成材料,进行解剖外旁路或解剖旁路血管重建术、动脉内膜剥脱术等。

(1)主-髂动脉 TASC D 级病变:可采用经腹、腹膜后入路或腹腔镜技术进行肾下腹主动脉-双侧髂(股)动脉旁路术或髂-股动脉旁路术。解剖外旁路的手术方式包括腋-股旁路及股-股旁路术等,适合于一般情况较差,不能耐受开腹或腹膜外手术的患者。

(2)腹股沟韧带以下动脉病变:可用人工血管或自体血管进行腹股沟韧带以下旁路术。进行开放手术血管重建时,如远端吻合口位于膝上,自体静脉与人工血管均可使用;而转流至腘动脉或膝下动脉的桥血管应该首选合适的自体静脉,其通畅率优于人工血管。

(3)动脉内膜剥脱术:现在多作为动脉旁路术的辅助,以构建良好的吻合口。少数情况下,股总动脉、股深动脉、腘动脉和髂动脉的局限性病变,也可以考虑单纯内膜剥脱血管成形术。

3. 复合手术 对于复杂的多节段、长段病变,可以利用现代化的复合手术室,采用复合手术(开放手术联合腔内治疗)的方法对流入道和流出道一次手术解决。

4. 血运重建后的抗栓治疗 是血管重建的延续,应根据患者自身情况制定个体化抗血小板和抗凝方案。

(八)CLI 患者伤口管理

血管重建和伤口处置是 CLI 患者管理的两大重要环节,缺一不可。对于无明显感染的溃疡或干性坏疽等 CLI 患者,可首先进行血管重建,恢复血流后再进行创面处理。对于合并严重感染、湿性坏疽,尤其是合并糖尿病的患者,需先采取措施控制感染,视情况行血管重建或截肢等处理。血运重建后的创面处理包括清创、引流、VSD 负压吸引、间歇性压力治疗、表皮生长因子、植皮、特殊敷料的应用等,高压氧治疗可能有促进伤口愈合的作用。

九、并发症及血管合并症的预防及处理

(一)腔内治疗并发症及处理

1. 穿刺部位并发症 主要包括:穿刺部位出血或血肿、假性动脉瘤、动脉夹层、动静脉瘘、动脉血栓形成等。应注意术前认真评估穿刺部位,避开危险的穿刺区域;复杂病例应用超声引导下动脉穿刺,提高一次性穿刺成功率。血管闭合装置辅助下可提高闭合成功率,减少并发症。穿刺部位假性动脉瘤可以通过开放手术修复,或者通过超声引导下假性动脉瘤内凝血酶注射。严重影响血流的动脉夹层或者动脉内血栓形成,往往需要通过手术取栓或修复,在不适合外科手术的患者,也可以通过腔内措施处理限流夹层。穿刺部位动静脉瘘形成往往需要外科手术修复。

2. 对比剂相关并发症　含碘对比剂有发生过敏反应的风险,术前可给予抗组胺药、糖皮质激素等预防性措施。对于肾功能不全或合并糖尿病患者特别慎重使用含碘剂,其可能导致对比剂肾病,严重时甚至发生急性肾功能衰竭。术前术后充分水化、碱化尿液是预防对比剂肾病的有效措施。

3. 动脉破裂　是少见而严重的并发症,严重钙化闭塞的病变容易发生,应充分预见风险,必要时应用覆膜支架。

(二)开放手术并发症

1. 血管移植物并发症　包括移植物感染、移植物血栓形成、吻合口动脉瘤形成等。术前预防性抗生素使用、避免移植物受污染等措施可减少移植物感染。出现感染征象时,根据细菌培养结果使用抗生素,如感染无法控制需要手术取出移植物,充分引流等。吻合口狭窄可能是移植物血栓形成的主要原因,提高吻合技巧,选择病变轻的部位作为吻合部位,术后抗栓治疗等可预防或减少吻合口狭窄。

2. 其他　淋巴漏、神经损伤、切口感染等。术中认真操作,细致止血,辨别神经、淋巴管等组织,怀疑淋巴管组织要稳妥结扎,必要时缝合结扎。

十、预后及管理

慢性下肢缺血尤其是 LEAO 是终身的慢性疾病状态,LEAO 的综合管理和治疗可能要贯穿 LEAO 患者的一生。行血运重建的 LEAO 患者应当定期复查,评估相关危险因素及肢体症状和功能。随访的内容包括:缺血症状是否复发或加重、血管搏动情况、测定双下肢 ABI 并与术前对比、多普勒超声检查等。CLI 患者预后常常不佳,截肢和死亡率均高。

第二节　急性下肢缺血

一、概念

急性下肢缺血是指发病 2 周以内,由于各种不同原因导致下肢动脉管腔狭窄或闭塞,肢体供血不足或灌注中断,从而迅速出现肢体疼痛、感觉运动功能障碍,甚至肢体坏死等表现的一类疾病。根据阻塞部位不同,可以分为自体动脉阻塞和移植物阻塞。前者主要表现在动脉栓塞、动脉硬化狭窄基础上继发血栓形成等,后者主要为血管重建术后移植物内原位血栓形成、血栓脱落阻塞血管等。

二、病因和危险因素

动脉栓塞及动脉血栓形成是急性下肢缺血最主要的两大类病因。鉴别病因对诊断和治疗相当重要。

（一）下肢动脉栓塞

约 80% 的栓子来源于心脏，15% 来源于被栓塞动脉的上游动脉，另有 5% 为不明原因栓子来源的栓塞。

1. 心源性动脉栓塞　是下肢急性动脉栓塞的最常见栓子来源，栓子可来源于心房或心室，常见原因有心房颤动、慢性风湿性心脏瓣膜病、心肌梗死后室壁瘤、反常栓塞（房间隔缺损合并下肢深静脉血栓形成）、感染性心内膜炎、心脏肿瘤（如心房黏液瘤）等。

2. 上游动脉来源的栓塞　常见于主动脉附壁血栓形成、主动脉漂浮血栓、主动脉蓬松综合征、主动脉瘤伴附壁血栓等。某些情况下，上游动脉粥样硬化斑块碎屑脱落也可导致远端小动脉栓塞，可表现为"蓝趾"，见于动脉腔内操作后，偶可为自发性。

（二）下肢动脉内血栓形成

1. 动脉粥样硬化狭窄基础上急性血栓形成。

2. 高凝状态　获得性或遗传性易栓症，恶性肿瘤，其他原因（如免疫性血管炎、血小板增多症、真性红细胞增多症、嗜酸性粒细胞增多症等）导致的血液高凝状态等。

3. 急性动脉夹层　真腔被假腔压迫，真腔狭窄闭塞或合并血栓形成，可引起急性下肢缺血，对于胸背部剧烈疼痛合并急性下肢缺血患者需警惕主动脉夹层的可能。

4. 血管痉挛　如雷诺综合征等。

5. 血栓闭塞性脉管炎　患者常为年轻男性，多年吸烟史，主要表现为对称性中小动脉狭窄闭塞，可伴有游走性浅静脉炎。

6. 移植血管急性血栓形成　往往在血管吻合口狭窄基础上继发急性血栓形成。

三、发病机制

动脉栓塞导致正常动脉血流中断、循环障碍、组织缺血，可出现皮肤、肌肉缺血性坏死、神经功能不可逆损伤。随着肌肉的坏死物质释放，患者可合并高钾血症、肌红蛋白尿等。大量毒性代谢产物进入循环，可引起急性肾小管损伤乃至急性肾功能衰竭。在慢性缺血基础上合并急性血栓形成时，下肢如已形成侧支循环，下肢可能无症状，或仅仅是轻微的症状。随着时间延长，血栓蔓延累及侧支血管可出现肢体症状逐渐或突然加重，而表现为急性下肢缺血。

四、临床表现

（一）症状和体征

急性下肢动脉狭窄或闭塞时，肢体动脉灌注突然迅速减少，可出现急性下肢缺血的表现，主要为肢体疼痛，感觉和运动功能丧失，严重者出现典型的"6P"症状，即疼痛（Pain）、苍白（Pallor）、无脉（Pulselessness）、麻痹（Paralysis）和感觉异常（Paresthesia），皮肤冰凉（poikilothermia）。急性肢体缺血症状的严重程度常常取决于血管闭塞的位置、闭塞的时间长短和侧支循环代偿情况。

（二）特殊类型的急性动脉栓塞

1. 主动脉骑跨栓　急性动脉栓塞发生在腹主动脉分叉部位，表现为双下肢突发疼痛、运动、感觉障碍，病死率极高。

2. **蓝趾综合征**（blue toe symdrome）　小栓子或小斑块脱落栓塞末梢动脉,导致单个或数个足趾末端缺血甚至坏死。

五、实验室检查

除常规的血液学检验以外,还需要检查:肌酶谱和肌红蛋白,两者升高的程度与下肢缺血的严重程度和范围直接相关。易栓因素的筛查:尤其是不具有动脉硬化危险因素的急性动脉血栓患者,更应注意易栓因素的筛查。

六、辅助检查

彩色多普勒超声检查是诊断 ALI 的主要手段。条件允许时可以行 CTA,MRA 等进一步明确下肢动脉病变部位。超声心动图可用于排查心源性栓子,经食道心脏超声有助于提高心源性栓子的检出率。

七、诊断及鉴别诊断

（一）诊断

结合患者典型症状和体征（6P 征）、既往房颤或心梗等病史及必要的影像学检查可以快速诊断。

ALI 的病因诊断:需要了解既往有无 LEAO 表现,有无心房颤动、心梗、左心功能不全所致的心力衰竭、心内膜炎、左心室血栓、主动脉夹层、创伤、高凝状态、下肢动脉转流术等病史。注意排除有无急性主动脉夹层诱发急性下肢缺血的可能。注意下肢深静脉血栓病人存在心内分流（如卵圆孔未闭）导致的反常栓塞的可能性。

（二）急性下肢动脉栓塞与急性下肢动脉血栓形成的鉴别（表 22-4）

表 22-4　急性下肢动脉栓塞与急性下肢动脉血栓形成的鉴别

特点	急性下肢动脉栓塞	急性下肢动脉血栓形成
发病	急骤,患者常可描述发病的准确时刻	常呈进行性加重
栓子来源	通常可发现栓子来源（如房颤、心梗等）	无
既往间歇性跛行病史	罕见	常可合并
查体	栓塞近端和对侧肢体动脉搏动正常	同侧和对侧动脉搏动符合周围动脉病变特点
血管造影	动脉硬化少见,边缘锐利,侧支循环少见	弥漫性动脉硬化病变特点,血管阻塞边缘不整齐,呈锥形,侧支循环丰富

（三）ALI 的 Rutherford 分级　见表 22-5。

表 22-5　急性下肢动脉栓塞的 Rutherford 分级

分级	预后	感觉丧失	运动障碍	动脉彩超信号	静脉彩超信号
Ⅰ可存活	存活未受威胁	无	无	正常	正常

续表

分级	预后	感觉丧失	运动障碍	动脉彩超信号	静脉彩超信号
Ⅱ侧支 存活受威胁					
Ⅱ侧支 a. 存活 未受到立即威胁	及时治疗,肢体可存活	无或局限于足趾	无	常消失	正常
Ⅱ侧支 b. 存活 受到立即威胁	立即治疗,肢体方可存活	超过足趾,出现静息痛	轻至中度	通常消失	正常
Ⅲ. 不可逆缺血	肢体丧失不可避免	严重感觉障碍	严重麻痹	消失	消失

八、治疗

(一)ALI 的药物治疗

1. 抗凝治疗 ALI 一旦确诊,除非存在禁忌,否则应立即开始抗凝治疗。常用的药物包括普通肝素、低分子肝素、新型口服抗凝药物(如利伐沙班)等。维生素 K 拮抗剂(如华法林)起效慢,不作为 ALI 的初始抗凝药物。

2. 抗血小板治疗 如为房颤致下肢动脉栓塞,单纯抗凝治疗即可;但如果患者合并心脑血管疾病或 LEAO 病史,需结合患者的出血风险评估,对低出血风险患者,可考虑抗血小板药物与抗凝药物联用。常用的抗血小板药物包括阿司匹林、氯吡格雷、替格瑞洛、替罗非班、沙格雷酯、西洛他唑等。

3. 其他药物 包括扩张血管药物(如前列地尔)、改善微循环药物(如丹参及复方制剂、银杏叶等)

(二)ALI 的血运重建治疗

1. 血运重建最佳时间 Ⅰ型 6~24 小时内血运重建;Ⅱ侧支 a 型 6 小时内血运重建;Ⅱ侧支 b 型尽快急诊手术;Ⅲ型虽肢体已出现不可逆坏死,但尽快血运重建,可能降低截肢平面。肢体耐受缺血的能力实际上取决于血供和氧耗的平衡,因此手术的时间期限并不绝对。

2. 血运重建方法 主要包括外科手术取栓、经皮导管内溶栓、经皮机械取栓术、旁路手术等。可根据医疗机构和人员实际技术和器械设备条件以及病人的因素(包括病因,缺血程度等),选择合适的血运重建措施。

(1)外科手术取栓:是治疗 ALI 的重要方法。主要采用单腔 Fogarty 球囊导管或双腔球囊取栓导管。透视下沿导丝通过双腔球囊取栓导管有助于提高导管通过率和取栓成功率。取栓后辅助造影,有助于发现残余病变,并通过腔内措施(如球囊扩张和支架植入)处理残余病变。

(2)经皮导管内溶栓:对 Rutherford 分级 Ⅰ 或 Ⅱ 侧支 a 级的 ALI,可考虑经皮导管内溶栓。但不适合于出血风险高的患者。常用的溶栓药物主要为尿激酶和重组纤溶酶原激活物,但后者在 CFDA 并未获得治疗 ALI 的适应证。

(3)经皮机械取栓术(percutaneous mechanic thrombectomy,PMT):是新近开始应用的新型微创血管腔内取栓术,常用的装置包括 Angiojet 和 Straub Rotarex。可用于下肢缺血严重已威胁患肢生存、腔内溶栓治疗可能延误血运重建时间的 ALI 患者。如病变需要且病情允许,可选择 PMT 联合导管内溶栓治疗以进一步减少血栓负荷,提高血管开通率。

（三）缺血再灌注的处理

ALI 缺血程度越重、病变越广泛,血运重建后缺血再灌注症状越重,可导致肢体严重肿胀甚至出现下肢骨筋膜室高压综合征,必要时需要骨筋膜室切开减压。肌肉坏死,大量肌红蛋白尿可损伤肾小管,严重时导致急性肾功能衰竭甚至诱发全身多脏器功能衰竭,必要时需要辅助血液滤过或血液透析。

九、随访及预后

ALI 患者血运重建后,根据病因采取抗凝或抗栓治疗,并积极处理原发疾病,定期复查下肢 ABI,血管超声,必要时 CTA、MRA、DSA 等检查。

即使得到快速有效的血运重建处理,ALI 相关的 1 年截肢率、并发症率、死亡率仍然较高。诊断与治疗不及时是疗效差和死亡率高的主要原因。

（戴贻权　陈跃鑫　刘昌伟）

● **推荐阅读**

1. Writing Committee Members, Gerhard-Herman MD, Gornik HL, et al. 2016 AHA/ACC Guideline on the Management of Patients with Lower Extremity Peripheral Artery Disease: Executive Summary. Vasc Med, 2017, 22 (3): NP1-NP43.

2. Jack L. Cronenwett, K. Wayne Johnson. Rutherford's Vascular Surgery. Eighth Edition. Philadelphia: Elsevier Inc, 2014.

3. 中华医学会外科学分会血管外科学组. 下肢动脉硬化闭塞症诊治指南. 中华医学杂志, 2015, 95 (24): 1883-1896.

4. 刘昌伟. 血管外科临床手册. 北京: 人民军医出版社, 2012.

第二十三章 颈动脉狭窄

第一节 概念与流行病学

颈动脉狭窄性疾病指可引起脑卒中和短暂性脑缺血发作的颈总动脉和颈内动脉狭窄和（或）闭塞。颈动脉狭窄病因多为动脉粥样硬化，约占90%以上，其次为头臂型多发性大动脉炎。颈动脉狭窄可以导致严重的脑缺血症状，甚至缺血性脑卒中，使患者生活严重受限，甚至日常生活不能自理，致残和死亡率很高。因此，防治颈动脉狭窄，改善患者脑部血供对延长患者寿命及提高生活质量甚为重要。

脑卒中是目前我国人群的主要致死原因之一。在总死亡中所占比例，城市为20%，农村为19%。25~74岁年龄组人群急性脑卒中事件的平均年龄标化发病率男性为270/10万，女性为161/10万，平均年龄标化死亡率男性为89/10万，女性为61/10万，平均年龄标化病死率男性为33%，女性为38%，其中80%为缺血性脑卒中，20%为出血性脑卒中，其中颅外颈动脉狭窄与脑缺血性疾病特别是脑卒中有着十分密切的关系，约30%的缺血性脑卒中是由颅外段颈动脉狭窄病变引起的。

第二节 病因与发病机制

颈动脉狭窄主要致病原因是动脉粥样硬化。在西方，90%的颅外脑血管疾病是由动脉硬化所致。其余10%包括纤维肌性发育不良、动脉迂曲、外部压迫、创伤性闭塞、内膜分离、炎性血管病、放射性血管炎及Moyamoya病等。其他少见的原因还可累及颅内血管包括：纤维蛋白样坏死、淀粉样变性、多发动脉炎、过敏性血管炎等。导致脑缺血发生的主要因素包括栓子脱落，血栓形成，脑内出血及蛛网膜下腔出血。还有些因素可导致大脑皮层暂时或永久性的改变。例如，全身血压降低，血液分流如锁骨下动脉窃血综合征等。

一、动脉粥样硬化

动脉粥样硬化的发展致病过程见本书前面相关章节。

二、纤维肌性发育不良（fibromuscular dysplasia）

纤维肌性发育不良是一个非动脉硬化性的病变过程，主要影响中等大小的动脉。1964年Palubinskas首先报告了颈动脉的纤维肌性发育不良，这种病变是引起脑神经症状的病因之一。病变可以累及到颅内动脉，30%的病人合并颅内动脉瘤，65%的病人发生双侧病变以及在25%的病人同时伴有动脉硬化改变。

纤维肌性发育不良好发于没有分支的较长的动脉。发病原因可能与激素对中膜组织的作用,血管壁的机械张力及这些动脉滋养血管的异常分布有关。女性发病率较高,有人报告一组病例,其中女性占92%。

三、颅外动脉迂曲

颅外动脉迂曲偶尔伴有纤维性发育不良。它最常见的原因是胚胎发育所致。在胚胎过程的早期阶段,随着心脏及大血管从纵隔下降时,迂曲的颈动脉被拉直。如果这种发育过程没有完成,可在儿童发生颈内动脉迂曲,大约50%为双侧病变。在成人,颅外血管迂曲多伴有动脉硬化,在进行脑血管造影的患者大约5%~16%有颅外血管迂曲。动脉迂曲由于血流减慢或斑块形成伴远端栓塞而产生症状。当两个动脉段之间角度小于90°时可认定为动脉迂曲。如果达不到这种改变程度血流不会受到限制。当头偏向同侧时可使血管形成锐角,或在一些病例,头向对侧扭转,颈部屈曲或伸展可以如重血管走行异常可导致血流显著减少。

四、发病机制

颅外段颈动脉硬化病变引起脑缺血症状主要通过下述两种机制:斑块或血栓脱落形成栓子致颅内动脉栓塞;狭窄造成远端脑组织血流低灌注。一般认为,颈动脉的狭窄程度、斑块的形态特征与脑缺血症状之间均密切相关。

第三节　临床表现

一、症状

1. **无症状性颈动脉狭窄**　部分颈动脉狭窄患者在临床上无任何神经系统的症状,仅体检时发现相关体征。但部分患者影像学检查中可能发现腔隙性脑梗征象。

2. **症状性颈动脉狭窄**　脑缺血性神经功能损害临床表现主要分为三类,即一过性脑缺血发作(transient ischemic attack,TIA)、缺血性脑卒中和其他脑缺血症状。

(1)TIA和缺血性脑卒中参见本书前面相关章节。

(2)其他脑缺血症状:颈动脉重度狭窄或闭塞时可以表现为思维模糊、体位性眩晕、双眼失明、共济失调、头晕、眩晕等症状。脑动脉灌注不足往往在突然从卧位改成坐位或坐位改成立位时发生。

二、体征

颈动脉搏动减弱或消失。听诊颈根部和颈动脉行径可以听到杂音,轻度狭窄或极重度狭窄或闭塞可能杂音消失。同时还要注意其他部位动脉的情况。神经系统检查可以有阳性体征,有助于了解脑缺血的程度和部位。眼底检查可在眼底动脉分叉处见到微栓,多为胆固醇结晶。

第四节　检　　查

一、彩色超声多普勒检查

不但可显示颈动脉的解剖图像,还显示动脉内血栓及血流量、流速、血流方向等。诊断颈动脉的通畅程度的准确性在95%以上。彩超检查还可以判断动脉硬化斑块的性质,为治疗方案的制定和判断预后提供比较可靠的资料。

二、经颅多普勒检查(TCD)

TCD可以了解颅内的血流速度和频谱,进而评价Willis环的血流量和血流方向,评价侧支循环建立的情况等。颅骨过厚患者结果欠佳,青光眼患者禁行眼窗检查。

三、CTA和MRA

能清晰地示颈动脉及其分支的三维形态、结构,并且能够同时重建颅内动脉影像。可以确切地显示血栓、斑块、有无夹层动脉瘤以及颅内动脉的情况等。对于动脉内膜和管壁的早期病变参考价值大,对诊断和确定治疗方案极有帮助。CTA在诊断动脉管壁的钙化方面具有优势,但在诊断狭窄程度上欠准确。MRA对狭窄程度有夸大的倾向。

四、DSA

目前仍是诊断的金标准。可以详细了解病变的部位、范围及程度,以及侧支形成情况。动脉造影为手术和腔内治疗提供最有价值的影像学依据。根据DSA将颈内动脉狭窄度分为四级:

1. 轻度狭窄:动脉内径缩小<30%;
2. 中度狭窄:动脉内径缩小30%~69%;
3. 重度狭窄:动脉内径缩小70%~99%;
4. 完全闭塞。

但DSA检查可能引起并发症,如医源性血管损伤、造影剂过敏和肾毒性反应以及脑血管意外等。

第五节　颈动脉狭窄斑块的评估

斑块可分为稳定斑块和易损斑块两类。稳定斑块是指斑块脂质成分少,周围有大量的平滑肌细胞和胶原组织,这些均匀的纤维结构保持了斑块的稳定。易损或不稳定斑块则指斑块纤维帽很薄,脂质核心较大且松软,平滑肌细胞也极少,这种斑块很容易破裂而突然增大,也容易继发血栓形成。斑块的形态学和易损性可由多种方法进行评估,如超声、CT和MRI。超声检查斑块的回声反射性和病理结构有关,低回声而不均匀说明斑块内出血和脂质成分多,而高回声和均匀性多认为是纤维性斑块。高分辨MRI颈动脉管壁成像可提供更多的斑块细节,脂质成分和纤维帽可准确显示。造影剂增强的高分辨MRI可分辨斑块的炎症成分、微血栓和新生血管。但应用此项技术进一步指导临床治疗目前尚无明确的建议。

第六节　诊断与评估及鉴别诊断

通过临床表现和辅助检查,多可诊断颈动脉狭窄,并可以初步完成病因学诊断。但动脉造影是必不可少的确诊和制订治疗方案的依据。明确的病因学诊断亦需病理诊断。

此外,对颈动脉狭窄患者的临床评估必须包括由神经内科医师参与的脑功能评价,至少包括系统的神经系统体检和颅脑的影像学检查(CT/MRI)。

诊断TIAs时应注意与下列情况相鉴别:

1. **癫痫**　癫痫发作总有意识障碍,短暂性脑缺血发作则无。局限性癫痫发作常为刺激症状,如抽搐、发麻等,可查到脑部器质性病灶。

2. **心脏病**　心律失常、主动脉瓣狭窄、心肌梗死伴血压过低,皆可表现为晕厥等全脑缺血症状。

3. **美尼尔病**　常有晕厥、耳鸣、呕吐。除眼球震颤共济失调外,少有其他神经功能缺失体征和症状,发作时间一般在24小时以上。

4. **其他需要鉴别的疾病**　偏头痛、眼科病、颅内占位病变等。

第七节　治　　疗

颈动脉狭窄的治疗目的在于改善脑供血,纠正或缓解脑缺血的症状,防止脑卒中的发生。

一、内科治疗

1. **降压药物治疗**　从小剂量开始,优先选择长效制剂,联合应用及个体化。在不合并其他血管狭窄的情况下,CEA和CAS术后建议控制血压在140/90mmHg以下。

2. **糖尿病药物治疗**　对于合并糖尿病的颈动脉狭窄患者血糖目标值:非空腹血糖11.1mmol/L以下,治疗期间糖化血红蛋白应<6.5%。

3. **降脂药物治疗**　建议颈动脉狭窄患者使用他汀类药物降脂治疗。对于具有卒中高风险的颈动脉狭窄患者,建议控制低密度脂蛋白水平100mg/dl以下。当患者为甘油三脂血症时,可考虑给予烟酸类或者贝特类降脂药。

4. **戒烟**　吸烟可引起脑血管痉挛、颈动脉内膜损害、加重和促进病变的发生发展。戒烟是预防和治疗颈动脉狭窄的重要措施之一,对于吸烟者应严格要求并督促其戒烟并避免被动吸烟。

5. **抗血小板和抗凝治疗**　推荐使用的抗血小板药物包括阿司匹林、氯吡格雷等。低剂量阿司匹林(75~150mg/d)可以获得与高剂量相同的疗效。CEA术后如果没有出血等并发症,推荐至少使用阿司匹林。阿司匹林联合氯吡格雷可降低心血管事件的发生率,应警惕出血风险。使用传统抗凝药(如华法林)联合阿司匹林并不能减少心血管事件的发生,而且可能增加大出血风险。

6. **高同型半胱氨酸血症**　高同型半胱氨酸血症增加了卒中的风险。血浆中同型半胱氨酸的浓度存在 25% 的差异（相当于 3μmol/L），这与卒中风险中 19% 的差异有关。但是研究尚未证实通过 B 族维生素治疗使同型半胱氨酸降低后减少卒中等心血管疾病危险事件。

7. 代谢综合征　代谢综合征与颈动脉粥样硬化有关。随着代谢综合征的发生率成比例地增加，其与颈动脉粥样硬化的关系也更紧密。独立于其他血管疾病危险因素，腹部多脂症与卒中和 TIA 的风险有级数相关性，因此增加体育锻炼改善肥胖、体重指数、血脂水平等对颈动脉狭窄患者是有益的。

二、外科手术及腔内治疗

颈动脉狭窄的有创治疗包括颈动脉内膜剥脱术（carotid endarterectomy，CEA）和颈动脉支架成形术（carotid artery stent，CAS），应根据患者的自身疾病情况结合循证医学证据选择合理的治疗方式，正确选择患者进行干预治疗与操作过程中良好的技巧是取得最好治疗效果的重要因素，两种手术不推荐应用于因卒中导致严重后遗症的患者。

1. 手术指征

（1）绝对指征：有症状性颈动脉狭窄，且无创检查颈动脉狭窄度≥70% 或血管造影发现狭窄超过 50%。

（2）相对指征：无症状性颈动脉狭窄，且无创检查狭窄度≥70% 或血管造影发现狭窄≥60%；无症状性颈动脉狭窄，且无创检查狭窄度 <70%，但血管造影或其他检查提示狭窄病变处于不稳定状态；有症状性颈动脉狭窄，无创检查颈动脉狭窄度处于 50%~69%。同时要求该治疗中心有症状患者预期围术期卒中发生率和病死率 <6%，无症状患者预期围术期卒中发生率和病死率 <3%，及患者预期寿命 >5 年；对于高龄患者（如 70 岁或以上），与 CAS 相比，采用 CEA 可能有较好的预后，尤其当动脉解剖不利于开展血管腔内治疗时。对于较年轻患者，在围术期并发症风险（如卒中、心梗或死亡）和同侧发生卒中的长期风险上，CAS 与 CEA 是相当的；有手术指征的患者术前的相关检查综合评估为不稳定斑块的患者倾向于行 CEA 手术，稳定性斑块者则 CAS 与 CEA 均可选择；对于符合治疗指征的有症状颈动脉狭窄的患者，多数国际指南推荐首选 CEA 手术，因为有充足证据证明 CEA 手术可以更好地控制围术期乃至远期脑卒中及死亡率。对于符合治疗指征无症状颈动脉狭窄的患者，多数也是建议 CEA 手术，将 CAS 作为备选治疗。

2. 禁忌证

（1）12 个月内颅内自发出血；

（2）30 天内曾发生大面积脑卒中或心肌梗死；

（3）3 个月内有进展性脑卒中；

（4）伴有较大的颅内动脉瘤，不能提前处理或同时处理者；

（5）慢性完全闭塞无明显脑缺血症状者；

（6）凝血功能障碍，对肝素以及抗血小板类药物有禁忌证者；

（7）无法耐受麻醉者；

（8）重要脏器如心、肺、肝和肾等严重功能不全者；

（9）严重痴呆。

3. 麻醉方式选择　麻醉包括局部麻醉与全身麻醉，局麻的优势在于可以在术中评估脑缺血的耐受情况，辅助判断是否应用转流管，减少不必要的转流管使用，但是患者往往有恐惧,而且需要麻醉师有较高的麻醉技巧,全麻的优势在于可以较好地控制呼吸和循环等系统,吸入麻醉药可以增加脑血流,减少脑耗氧。近年的研究比较二者在 CEA 中的区别,显示不同麻醉方式对预后无明显统计学差异,对于无专门培训局部颈丛麻醉的医院,推荐常规采用全麻方式。

4. **手术时机选择**

(1)急性缺血性脑卒中在发病 6 周后手术较为安全,对于近期出现症状发作,影像学检查提示为不稳定斑块时应尽量争取尽早手术,可以建议于 2 周内手术;

(2)对于 TIA 或轻微卒中患者,如果没有早期血管重建术的禁忌证,可以在事件出现 2 周内进行干预;

(3)如为双侧病变,根据临床情况两侧手术间隔可以在 2 至 4 周,有症状侧和(或)狭窄严重侧优先手术。

5. **手术方式的选择** 包括外翻式内膜切除术和传统纵切式内膜切除术 2 种。前者解剖分离的范围较后者要大,颈动脉转流管使用有一定困难,但是无须切开颈动脉窦,避免纵形切开缝合后引起的狭窄,过长的颈动脉可以同时剪切拉直,可以不用补片,缩短手术时间,但不适合颈动脉远端有钙化性狭窄和颈动脉分叉过高的患者。后者对颈动脉分叉的位置要求相对较低,有研究显示后一术式配合补片血管成形术的神经损伤率和再狭窄率较前者低,因此目前两种术式的优劣比较尚没有统一的结论。

6. **补片应用**

(1)CEA 术后再次狭窄行二次手术者;

(2)荟萃分析及大型临床研究的数据均支持纵切式内膜切除术常规使用补片缝合,这样可以明显降低再狭窄率。

7. **转流管应用** 由于放置转流管有可能增加脑缺血或脑栓塞的风险,因此不常规推荐放置转流管。在下列情况建议放置转流管:

(1)对侧颈内动脉完全闭塞;

(2)颈动脉反流压 <50mmHg(1mmHg=0.133kPa);

(3)术中不能耐受颈动脉阻断试验者;

(4)术中经颅 TCD 检查显示大脑中动脉血流减少者;

(5)通过术中脑电图或体感诱发脑电监测可能出现脑缺血者;

(6)颅内 Willis 环代偿不全者;

(7)既往有过大卒中,行 CEA 者。

实践证明,CAS 在有脑保护装置的前提下,其治疗效果无论是从临床并发症的发生率及死亡率都与 CEA 手术基本相当。而且由于 CAS 不用全麻、微创,所以显示出了其强大的优势。但是每一个手术都有各自相对的适应证和各自的优势。所以在两种治疗办法的选择上,血管外科医生应该根据每位病人的具体情况来进行具体的分析判断,比如,做腔内治疗对于入路、解剖条件以及局部的血管的解剖条件要求相对较高。而外科手术对病人的全身状态,特别是心脑血管疾病的要求相对比较高。

从解剖条件来讲,入路血管过度扭曲,特别是主动脉弓部过度扭曲,包括Ⅱ型弓甚至于Ⅲ型弓的病人以及牛角弓,特别是颈动脉和无名动脉起始段有过度迂曲的病人,行腔内治疗就会面临更大的挑战。可能会更容易出现一些手术操作的并发症和给手术带来极大的难度。而对于有比较严重的心脏合并疾病或者颈部局部有过手术病史,或者由于做过放射治疗后导致局部瘢痕比较明显,或者由于局部有器官切开等其他外伤和不利于无菌操作的相关因素,可能会给手术带来更大的挑战和风险。包括:如果颈内外动脉分叉位置比较高,比如超过了 C2 水平以上的,在做颈动脉内膜剥脱术的时候,解剖、显露、分离都会相对比较困难,由于颈内动脉的颅外段很短,病变如果相对比较长,颅外段很难有一段正常的能够得以控制和下阻断钳的血管,不太有利于手术治疗,而这一类的病人更应该趋向于做 CAS。

第八节 并发症与合并症的预防及处理

一、出血

出血通常来自缝线的动脉出血或可能的静脉结扎线脱落出血。如果引流量每小时超过100ml,则应送回手术室做相应的止血。

二、过度灌注脑损伤

这种情况极少见,仅发生在患高血压和持续的大脑中动脉流速度增加(超过 100cm/ 秒)的脑缺血病人。这类病人已耐受了脑的低灌流率。该并发症通常表现为精神错乱、躁动,接着并发脑出血。幸运的是这种并发症有自限性,唯一的治疗措施是用抗高血压药物控制血压。

三、周围神经损伤

创伤期脑神经极易损伤,但这些损伤多半是暂时性的。舌下神经和面神经的下颌缘支可因组织的强烈收缩而受损伤,导致舌向术侧偏移,同侧唇沟变浅。喉返神经及喉上神经的外侧支可因粗暴的手术而受损伤,分别导致声音嘶哑和音调降低。

四、补片破裂

这种并发症极罕见。但如果用静脉材料,则发生率较高。PTFE 强度大,但却易于感染而导致假性动脉瘤的发生。不过,这一区域的感染极为少见。

五、脑卒中

尽管采用各种预防措施,仍会发生神经功能障碍或不全障碍。这些并发症在术后立即发生,或发生于术后 24 小时内。幸运的是许多这种并发症是一过性的,不会遗留神经功能不全,而且,许多病人将会痊愈。

六、围手术期死亡率

对于患有广泛的、多发的动脉粥样硬化症的病人,心血管疾病死亡的危险,即使很小,但仍然存在。即使在手术和麻醉的侵袭不大的情况下,也可发生。少数术后发生脑卒中的病人,如果梗死灶较大,则由于脑组织水肿而易发生颅内压增高。那么,有些病人可能死于枕骨大孔疝的危险,这是颈动脉内膜切除术后最常见的死亡原因,总的手术死亡率不应超过 2%。

七、CAS 相关并发症

动脉粥样硬化斑块所致的栓塞或导管操作所致的血栓是报道中 CAS 最常见和严重的并发症。发病率有所不同,这与术者经验和患者选择都有关。

远端栓塞的结果差别很大,可以是无症状性脑梗死、TIA 或不同程度的脑卒中等。尽管经颅多普勒超声的研究显示术中栓塞(由不同构成和尺寸斑块引起)的发生率有所不同,有时很高,但是大多数这些信号并不能与急性的临床后果相联系。

当患者出现神经系统症状,造影显示颅内动脉闭塞时,应行一系列神经复苏措施尽量回收远端栓子,包括介入溶栓(尿激酶或组织纤溶酶原复合物)、血栓浸渍、抽吸取栓、圈套取栓、注入糖蛋白 IIb/IIIa 受体拮抗剂等,疗效也不尽相同。目前,避免灾难性远端脑栓塞的最佳手段仍然是预防。

支架内急性血栓形成需要立即手术探查,取除支架,并改行 CEA 术。

最后,不管是否使用专用的关闭器,血管入路都可发生局部并发症,包括出血、假性动脉瘤、感染、血栓形成以及动静脉瘘等,但这些并发症的报道相对少见。

全身性并发症包括颈动脉球部牵张引起的严重心动过缓、低血压,一般很少会导致心律失常或心肌缺血。心输出量降低患者可因造影剂引起的渗透压负荷诱发充血性心力衰竭。另一种造影剂引起的不良后遗症是肾功能减退。

第九节　预后与管理

于术后头 2 个小时内,每 15 分钟观察一次病人的神经体征。鼓励病人活动手和脚,并注意患者 VIII、IX、X 颅神经功能。

目前认为,术中或术后的影像学检查十分必要,以发现可能存在的内膜松脱或操作错误,尽早地予以确认并纠正。有些医生愿意采用全血管造影,其他医生愿用术中彩色多普勒扫描或简单的多普勒仪了解颈动脉情况。应用全脑多普勒监测仪可了解颈内动脉情况。这种方法已取代了过去应用的术中影像学检查。对已缝合皮肤的术后病人,应用彩色多普勒扫描更易操作并能更准确地了解颈动脉情况。

彩色多普勒可观察、了解神经功能不全。如果证实血管闭塞或内膜松脱,应立即将病人返回手术室,探查颈动脉,排除血栓,恢复血流。如果颈内动脉内膜松脱,可予重新固定。若颈内动脉是开放的,这种情况,很可能是由于栓子造成的,无必要再做任何处置。

病人可在术后 24~48 小时离开苏醒室返回病房。术后 24~48 小时拔除引流管,紧贴皮肤剪断切口缝线。建议长期服用阿司匹林,每日 100mg。

术后 3 个月、6 个月、1 年复查彩色多普勒超声,以了解血管或支架通畅情况。

(杨耀国　陈　忠)

● 推荐阅读

1. 脑卒中防治系列指导规范编审委员会 . 中国颈动脉狭窄介入诊疗指导规范 .2015.

2. 中华医学会外科学分会血管外科学组 . 颈动脉狭窄诊治指南 . 中华血管外科杂志,2017,2(2):77-84.

3. Go AS,Mozaffarian D,Roger VL,et al.Heart disease and stroke statistics—2014 update:a report from the

American Heart Association.Circulation,2014,129(3):e28-e292.

4. Aboyans V,Ricco JB,Bartelink MEL,et al.2017 ESC Guidelines on the Diagnosis and Treatment of Peripheral Arterial Diseases,in collaboration with the European Society for Vascular Surgery(ESVS).European Heart Journal,2017:1-60.

5. Kernan WN,Ovbiagele B,Black HR,et al.Guidelines for the prevention of stroke in patients with stroke and transient ischemic attack:a guideline for healthcare professionals from the American Heart Association/American Stroke Association.Stroke,2014,45(7):2160-236.

第二十四章 主动脉夹层

主动脉夹层（aortic dissection，AD）多急性起病，主要表现为突然发作的胸背部撕裂样疼痛，是累及主动脉最常见的灾难性事件。自 19 世纪早期由国外学者 Shekelton 首次报道以来，关于主动脉夹层的各种临床报道和基础研究一直没有停止。本章将从主动脉夹层的定义、发病机制、临床表现、检查、诊断、治疗及预后等方面进行详述。

第一节 概 述

主动脉夹层，是指主动脉壁的内膜由于各种原因撕裂、导致血液通过内膜的破口流入主动脉壁各层之间形成夹层血肿，迫使主动脉壁各层分开形成真、假腔。研究表明不经治疗干预的患者大多数因假腔外壁破裂而死于诊断后 3 个月内，5 年生存率非常低。

一、病因

引起主动脉夹层的病因复杂而多样，目前并没有统一的结论。约有半数的主动脉夹层由高血压引起，尤其是急进型及恶性高血压，或者长期未予控制及难以控制的顽固性高血压。遗传性血管病变如马方综合征、主动脉二瓣化畸形、Ehlers-Danlos 综合征、家族性主动脉瘤以及血管炎症性疾病包括 Takayasu 动脉炎、贝赫切特综合征、梅毒等，均是引起主动脉夹层的高危因素。其他如医源性因素包括导管介入诊疗术、心脏瓣膜及大血管手术损伤，或是主动脉粥样硬化斑块内膜的破溃，健康女性妊娠晚期也都是导致主动脉夹层的原因。

二、流行病学

主动脉夹层的危险因素包括高龄、高血压、心血管状态异常、妊娠和主动脉壁的结构异常，如 Turner 综合征和马方综合征，其中高血压起到了关键作用。调查表明，急性主动脉夹层的发病率为（2.9~3.5）/10 万人年。根据 IRAD（international registry of acute aortic dissection）的统计研究发现，夹层患者男女性比约为 4∶1，且 Stanford A 型夹层约占所有夹层的 60%。其中，Stanford A 型夹层的发病年龄高峰为 50~60 岁，而 Stanford B 型夹层更常见于 60~70 岁。

三、分类

主动脉夹层一般可根据发病时间及第一破口的位置来进行分类。从出现症状到诊断明确如在 2 周以内则称为急性夹层，超过 2 周的即为慢性夹层。根据内膜撕裂的破口位置和夹层沿主动脉延展的范围，主动脉夹层有两种分类方法。

DeBakey 分型：

Ⅰ型：夹层起于升主动脉，并累及主动脉弓后延伸至降主动脉和（或）腹主动脉；

Ⅱ型:夹层起于并局限于升主动脉;

Ⅲa 型:夹层起于并局限于降主动脉;

Ⅲb 型:夹层累及降主动脉和不同程度的腹主动脉。

Stanford 分型:

A 型:夹层起于升主动脉,包括 DeBakey Ⅰ型和Ⅱ型夹层;

B 型:夹层起于左侧锁骨下动脉以远的降主动脉,包括 DeBakey Ⅲa 和Ⅲb 型。

四、发病机制

主动脉夹层的特征性病变是主动脉内膜的撕裂,典型的撕裂是横行的,由于主动脉内的高压力,血液进入撕裂处血管壁的中间层并导致撕裂延伸。它可以向近端(靠近心脏)延伸或向远端(远离心脏)延伸,也可以向两端延伸。向髂总动脉分叉处方向(和血流方向相同)的撕裂称为顺行性夹层,向主动脉根部方向(和血流方向相反)的撕裂称为逆行性夹层。血液在中间层流动形成一个假腔(真腔是血液在主动脉流动的正常腔道)。沿着假腔流动的血液,可能会使内膜再次撕裂,通过这些二次撕裂口,血液可以重新进入真腔。虽然目前针对内膜撕裂的发生机理暂不确定,但通常认为涉及组成中间层的胶原蛋白和弹性纤维的弹性组织溶解而退化变性。这种病理过程降低了主动脉结构的完整性,又被称为囊性中层坏死。这种中层退变的确切原因目前仍不清楚,但高龄和高血压似乎是最重要的因素,一些遗传性疾病如马方综合征及 Ehlers-Danlos 综合征与囊性中层坏死也密切相关。另外,约 13% 的主动脉夹层患者没有内膜撕裂的直接证据,通常认为是由中间层出血导致血管壁间血肿引起的。

第二节　辅　助　检　查

由于主动脉夹层的症状和体征取决于夹层内膜撕裂和剥离的程度,有时难以做出正确的诊断。虽然详细的病史非常重要,但诊断通常是靠影像学检查提示存在内膜瓣来判断。主动脉夹层常见的影像学检查包括胸部 X 线平片、计算机断层血管成像、经食管超声心动图、磁共振成像及主动脉造影等。

一、胸部 X 线平片

胸部 X 线平片对诊断主动脉夹层敏感性中等、但特异性较低,常可看到纵隔影扩大以及钙化影,有时还会看到胸腔积液、以左侧为主。约 12%~20% 的主动脉夹层患者胸部 X 线平片检查结果无异常表现,此时如临床特征高度怀疑是主动脉夹层,应尽快用其他影像学检查予以排除。

二、计算机断层血管成像(computed tomographic angiography,CTA)

计算机断层血管成像(CTA)是一种快速非侵入性的检查,短时间内可以提供一个准确的主动脉三维图像,清楚的显示主动脉的轮廓和夹层形成情况,是目前临床上用来诊断主动脉夹层最常用的影像学检查技术。它的敏感性和特异性都高达 96% 以上,但缺点是需要使用含碘造影剂。对于造影剂过敏或肾功能不全的患者要谨慎使用,而且有时不能明确内膜撕裂的部位等。

三、经食管超声心动图 (transesophageal echocardiography，TEE)

经食管超声心动图是一个比较好的诊断主动脉夹层的检查，敏感性和特异性分别达到了98% 和 97%，尤其是对于升主动脉夹层具有非常好的诊断效果，并可以确定冠状动脉的开口是否被主动脉夹层累及。但由于患者检查时配合度较差，在临床上并没有普及。另外，TEE 无法获得腹主动脉的影像，且对于存在食管狭窄或食管静脉曲张的患者技术上难以应用。

四、磁共振成像 (magnetic resonance imaging，MRI)

磁共振成像 (MRI) 是目前主动脉夹层检查和评估的金标准，有高达 98% 的敏感性和特异性，能清楚地判断内膜撕裂的位置、分支血管的累及、并找到继发性撕裂的部位。这种非侵入性的检查不需要使用含碘造影剂，同时还可以检测并定量分析主动脉瓣关闭不全的程度。但是对于装有金属植入物的患者禁止使用。

五、主动脉造影

主动脉造影过去被认为是诊断夹层的金标准，表现为正常造影的血管圆柱形态变形、造影剂逆流或滞留于假腔中、主要分支血管不显影以及主动脉瓣反流，但如果假腔血栓形成有时会出现假阴性的造影结果。该方法耗时、有创且昂贵，目前作为在临床上进行腔内血管修复术治疗时的一部分，而不是诊断方法。

第三节 临 床 表 现

一、疼痛

绝大部分的主动脉夹层患者有突然发作的剧烈撕裂样疼痛，这是本病最突出且有特征性的症状。由于主动脉壁撕裂沿着血管壁延伸，所以部分患者会感觉到迁移性疼痛。疼痛的位置和撕裂的位置密切相关。如前胸痛提示撕裂处可能位于升主动脉，而后背痛和降主动脉夹层密切相关。如果出现类似胸膜炎的疼痛，可能提示升主动脉夹层出现外破口，血液进入心包腔而引起急性心包炎，严重时可发生急性心包填塞而危及生命。此外，慢性主动脉夹层患者可能不会出现疼痛。

二、高血压

虽然大部分主动脉夹层患者都有高血压病史，但血压值在急性主动脉夹层的表现却是多变的，往往降主动脉夹层的患者血压会更高一些。严重的低血压体征往往预示患者的预后非常不好，它通常与心包填塞、严重的主动脉瓣关闭不全或主动脉破裂密切相关。如果头臂动脉或左锁骨下动脉被主动脉夹层累及，可能出现假性低血压的情况。

三、主动脉瓣关闭不全

有一半以上的升主动脉夹层患者会因为夹层延伸到主动脉根部而导致主动脉瓣关闭不全，听诊听到舒张期杂音。杂音强度依赖于患者血压的高低，如低血压时可表现为无声。

四、血管合并症

（一）内脏动脉

约 21% 的 A 型夹层和 43% 的 B 型夹层患者疼痛位于腹部,此种要高度怀疑肠系膜血管受累的可能,患者有肠道缺血等表现。

（二）头臂动脉或颈动脉

有晕厥表现的急性主动脉夹层患者约占 5%~10%,更容易发生在升主动脉夹层中,提示有心包填塞或夹层累及了头臂动脉。

（三）肋间动脉

在降主动脉夹层中,有约 2%~10% 的患者会出现因肋间血管阻断所造成的脊髓缺血,表现为不同程度的下肢运动、感觉功能障碍。

（四）冠状动脉

约 1%~2% 的主动脉夹层会因为累及冠状动脉而发生心肌梗死,其中右冠状动脉较左冠状动脉更容易受到夹层累及。

五、胸腔积液

血液从主动脉外破口进入胸腔或主动脉周围出现炎症反应都可以导致胸腔积液。

第四节 诊断与鉴别诊断

一、诊断

临床上以急性胸痛为主诉入院的患者,应联想到胸痛的各种鉴别诊断,积极排查主动脉夹层的可能。主动脉夹层患者常以骤然发生的剧烈胸背痛为典型表现,且常伴有高血压。根据患者的主诉以及详细病史询问、仔细查体等,评估并监测患者生命体征,及时予以心肌酶谱、D-二聚体、心电图等检查排除其他可能性,积极行影像学检查如胸腹主动脉 CTA 等,根据 CTA 图像信息,明确主动脉夹层诊断、分型以及分支血管受累情况,制定下一步治疗方案。

二、鉴别诊断

急性主动脉夹层往往以胸背痛为患者首要发病表现,需要重点鉴别的疾病有急性冠脉综合征(ACS)、肺栓塞(PE)、张力性气胸等高危疾病。

（一）ACS（急性冠脉综合征）

ACS 包括 ST 段抬高型心肌梗死(ST elevation myocardial infarction,STEMI)、非 ST 段抬高型心肌梗死(non ST elevation myocardial infarction,NSTEMI)和不稳定性心绞痛(unstable angina,UA)。典型的心绞痛位于胸骨后,呈压榨性、紧缩感、憋闷或烧灼感等,可放射至颈部、下颌、上腹部、肩部或左前臂,一般持续 2~10 分钟,休息或含服硝酸甘油后 3~5 分钟内可缓解。诱发因素包括劳累、运动、饱餐、寒冷、情绪激动等。心肌梗死的胸痛持续时间常 >30 分钟,硝酸甘油无法有效缓解,可伴有恶心、呕吐、大汗、呼吸困难等表现。但是,老年、糖尿病等患者症状可不典型,临床中需仔细鉴别。UA 患者一般没有异常的临床体征,少数可出现心率变化,或由于乳头肌缺血出现心脏杂音。心肌梗死的患者也可无临床体征,部分患者可出现面色苍白、皮肤湿冷、发绀、颈静脉充盈怒张、低血压、奔马律、肺部啰音等;部分患者可合并心律不齐,出现心动过缓、房室传导阻滞、心动过速,特别要警惕室性心动过速和心室颤动。

(二) 肺栓塞

肺栓塞包括肺血栓栓塞症、脂肪栓塞综合征、羊水栓塞症等。其中,肺血栓栓塞症为最常见类型。深静脉血栓形成是引起肺血栓栓塞症的主要血栓来源,多发生于下肢或骨盆深静脉。呼吸困难及气促是肺栓塞患者最常见的症状,见于 80% 的肺栓塞患者。严重者可出现烦躁不安、惊恐甚至濒死感,可能与患者低氧血症有关;晕厥或意识丧失可以是肺栓塞的首发或唯一症状。患者呼吸频率增快是最常见的体征,可伴有口唇发绀。循环系统的体征主要为急性肺动脉高压、右心功能不全及左心室心搏量急剧减少。患者下肢肿胀、双侧周径不对称、腓肠肌压痛提示患者合并深静脉血栓形成。多数急性肺栓塞患者血气分析 $PaO_2 < 80mmHg$ 伴 $PaCO_2$ 下降。血浆 D- 二聚体 $<500ug/L$,可以基本除外急性肺栓塞。

(三) 张力性气胸

张力性气胸是指较大的肺气泡破裂或较大较深的肺裂伤或支气管破裂,裂口与胸膜腔相通,且形成单向活瓣,又称高压性气胸。吸气时空气从裂口进入胸膜腔内,而呼气时活瓣关闭,腔内空气不能排出,致胸膜腔内压力不断升高,压迫肺使之逐渐萎陷,并将纵隔推向健侧,挤压健侧肺,产生呼吸和循环功能的严重障碍。胸膜腔内的高压空气若被挤入纵隔,扩散至皮下组织,可形成颈部、面部、胸部等处皮下气肿。临床上,患者常表现为极度呼吸困难,甚至于端坐呼吸。缺氧严重者,可发生发绀、烦躁不安、昏迷,甚至窒息。体格检查,可见伤侧胸部饱胀,肋间隙增宽,呼吸幅度减低,可有皮下气肿。叩诊呈高度鼓音。听诊呼吸音消失。胸部 X 线检查显示胸膜腔大量积气。肺可完全萎陷,气管和心影偏移至健侧。胸膜腔穿刺有高压气体向外冲出。抽气后,症状好转,但不久又见加重,如此表现亦有助于诊断。

第五节　治　疗

急性主动脉夹层最合理的治疗基于疾病的及时诊断和对病理解剖范围的准确理解。迅速应用静脉降压药物以降低收缩压和心室率(dP/dt)是所有患者初始治疗的关键环节。其目的是为了稳定夹层的范围、减少内膜片的运动以及降低主动脉破裂的风险。升主动脉夹层在急性期的死亡率可能会超过每小时 1%,主要原因是心包填塞、急性主动脉瓣功能障碍和冠脉梗阻。因此,立即行升主动脉移植物置换术伴或不伴主动脉瓣修复 / 置换术是大多数急性 A 型主动脉夹层的治疗首选。对于无并发症的 B 型主动脉夹层患者,传统外科手术并不比药物或介入治疗更有优势,但对于假腔高度扩张或逆撕到主动脉弓或升主动脉的患者而言,目前使用人工血管内支架来修复主动脉破口的治疗已普遍被接受。

一、药物治疗

药物治疗,实际是所有初步诊断为主动脉夹层的初始治疗方式。急性主动脉夹层及时处理的目的就是降低收缩压和心室率(dP/dt),从而减低能使夹层发生破裂或分支血管受累的血流动力学冲击力。对于所有怀疑急性主动脉夹层的患者(低血压除外),都应立即予以静脉降压药物治疗。对于伴有低血压的患者应立即评估是否出现心包填塞。

在目前的临床实践中,β受体阻滞剂和血管扩张剂的联合应用是标准的药物治疗。在直接血管扩张剂使用之前,就应该开始应用β受体阻滞剂。通常,能阻断肾上腺素α和β两种受体的β受体阻滞剂(如拉贝洛尔)可以同时降低血压和心室率(dP/dt),而为了快速降低动脉血压,直接血管扩张剂硝普钠非常有效。钙通道阻滞剂也可用于治疗主动脉夹层,特别是针对存在β受体阻滞剂使用禁忌证。最常用的钙通道阻滞剂是维拉帕米和地尔硫䓬,因为它们有血管扩张及减弱肌肉的联合作用。如果个别有顽固性的高血压,必须考虑是否存在夹层累及肾动脉导致肾性高血压的问题。

在进行药物治疗的同时,患者应入住重症监护病房,持续监测血压以及心率,必要的止痛药物合理应用也是非常必要。一旦患者收缩压控制到105~120mmHg(或平均动脉压60~70mmHg)并且疼痛缓解,就可以改为口服降压药物。另外,对药物治疗的患者应用一系列影像学检查来监测夹层进展情况,包括CTA。第一次复查图像应该在出院前进行,之后每6个月一次,如果两次复查图像均提示夹层稳定,则随访周期可以延长到1年一次。

二、升主动脉夹层的开放手术治疗

A型夹层应首选紧急的外科修复术治疗。开放修复术的解剖学目标是切除主动脉内膜撕裂口并进行移植物置换,在远端吻合口重建主动脉各层结构使假腔内血流中断。如果病变累及主动脉瓣,根据需要进行不同的手术方式,主要包括Bentall手术和David手术。

三、降主动脉夹层的手术治疗

对于B型夹层的患者,除非形成广泛的动脉瘤,否则主动脉切除并移植物置换术应该限于近端降主动脉,因为在急性夹层发生时,死亡率和脊髓缺血的发生率会随着患者行广泛的主动脉置换术而急速增加。由于传统手术风险巨大以及技术难度要求高,并且开放修复术后的各种预后结果提示胸主动脉腔内修复术比开放手术更好,人工血管内支架腔内置入术已经成为修复主动脉撕裂口的公认的首选方法,尤其是对于合并有灌注不良综合征等并发症的B型主动脉夹层患者。

急性B型主动脉夹层患者行胸主动脉腔内修复术(thoracic endovascular aortic repair, TEVAR),通过利用主动脉腔内移植物来封闭主动脉撕裂口、诱导假腔内完全血栓形成、扩张真腔的同时恢复内脏血管血流等重构主动脉,从而降低B型夹层后期假腔外壁的动脉瘤样退化的发生率。

对于拟行TEVAR术的患者,内膜撕裂口的位置和近端锚定区的正确辨识是治疗成功的关键。对于合并灌注不良的急性主动脉夹层患者而言,各种开窗术及Debranch手术也是非常重要的手术策略。

第六节　并发症与血管合并症的预防及处理

由于主动脉夹层形成后,可影响全身重要器官的供血,如心脏、大脑、内脏器官等,也是导致死亡的重要原因。对主动脉夹层进行不同的手术治疗,其并发症也不相同。常见的并发症如下:

一、猝死

患者可因主动脉夹层累及冠状动脉从而诱发心肌梗死,或夹层破裂休克或心包填塞从而发生猝死。尽早明确诊断及及时的手术干预是降低患者猝死率的关键。

二、升主动脉夹层

术中和术后并发升主动脉夹层较常见,其最严重的结果是升主动夹层破裂,心脏压塞而导致死亡。其原因可能有以下几点:①术中操作各种导丝、导管及输送器可能造成主动脉内膜的损伤。②头端裸支架与主动脉壁紧密接触,随着动脉的搏动,两者会有一定程度的摩擦可能造成新的破口。③支架选择过大:覆膜支架越大,其径向张力越大,可能造成主动脉损伤。④患者本身血管壁的条件:患者有结缔组织病时,其自身血管壁较脆弱,不能承受覆膜支架支撑。如并发升主动脉夹层,建议尽早行手术治疗。

三、支架内漏

有些术后内漏的患者,其假腔可长期保持通畅,其内可部分形成血栓,降主动脉直径受影响可增大亦可不增大。支架内漏是较为常见的并发症,内膜破口越大,离左锁骨下动脉开口越近,越容易产生内漏。即便将左锁骨下动脉开口完全封闭,也不能完全避免内漏。因此少量内漏可术后随访观察,如内漏较为严重则需进一步手术治疗。

四、脑血管意外

有些患者可于术中发生脑梗死而导致偏瘫,发生严重并发症的患者可出现脑出血而死亡,多发生于术后血压较高的患者。术中脑梗死发生原因不明,可能与术中动脉硬化斑块脱落和术中控制性低血压有关。术后积极监测并控制血压对于防止脑血管意外至关重要。

五、急性肾衰竭

可能是由于主动脉夹层合并肾动脉灌注不良引起的缺血性肾动能衰竭,也有可能因为含碘造影剂的使用而使患者发生造影剂肾病出现急性肾衰竭。如术前患者合并肾功能不全,则应尽量选择对肾功能影响较小的造影剂,术后可予水化等处理促进造影剂排出预防急性肾衰竭发生。

六、截瘫

主动脉夹层若累及椎前动脉可能导致患者下肢截瘫;部分患者术中腔内支架覆盖主动脉过长,也会影响脊髓血供不足从而造成截瘫。制定合理的手术方案并选择合适长度的覆膜支架可以明显降低患者术后截瘫发生率。

第七节　预后与管理

尽管随着影像学诊断技术的进步及腔内血管修复手术的发展,患者的生存期大幅改善,但急性主动脉夹层的总体死亡率依然很高。特别是未经治疗的主动脉夹层死亡风险在疾病发作的第一个 24 小时死亡率尤其高,75% 未得到治疗的升主动脉夹层患者在 2 个星期内死亡。经过积极治疗的胸主动脉夹层患者 30 天生存率超过 90%。

主动脉夹层患者的长期随访包括严格的血压控制。无论是手术治疗还是腔内介入修复治疗术后,定期的随访和血压、心率控制至关重要。通过降低血压,降低左心室收缩速率,以减轻血流波动对主动脉壁的冲击,可以有效的预防主动脉夹层发生、破裂,以及其他并发症的发生。在未控制的高血压主动脉夹层患者中,后期出现主动脉瘤破裂的相对危险度是收缩压低于 130mmHg 的患者的 10 倍。主动脉夹层急性期过后最初两年死亡的风险性是最高的,需要对病人进行密切的随访。29% 的术后患者因夹层动脉瘤或其他动脉瘤破裂而死亡。此外,还有 17% 至 25% 由于新的动脉瘤形成而发病。这通常是由于手术残留的假腔进一步扩张引起的。由于这些新形成的动脉瘤位于血管壁薄弱的地方,更容易出现破裂。建议术后三个月、半年、一年分别密切随访,之后每年随访一次。随访时进行主动脉 CT 血管造影(CTA)或磁共振成像(MRI)检查,评估支架形态及是否移位、有无内漏、以及是否有新发动脉瘤或假腔不断扩大的情况出现。

(刘 斐 董智慧 符伟国)

● 推荐阅读

1. Nienaber CA,Clough RE,Sakalihasan N,et al.Aortic dissection.Nat Rev Dis Primers,2016,2:16053.

2. Nienaber CA,Clough RE.Management of acute aortic dissection.The Lancet,2015,385(9970):800-11.

3. Nauta FJ,Trimarchi S,Kamman AV,et al.Update in the management of type B aortic dissection.Vasc Med,2016,21(3):251-63.

第二十五章 胸主动脉瘤及胸腹主动脉瘤

第一节 概念与流行病学

胸主动脉瘤(thoracic aortic aneurysm,TAA)指胸主动脉的永久性扩张,直径为正常胸主动脉直径的 2 倍以上。解剖学上常把主动脉分为升主动脉、主动脉弓、胸主动脉和腹主动脉,这里的胸主动脉指降主动脉胸段。TAA 按其发生部位可分为升主动脉瘤、弓部主动脉瘤、胸降主动脉瘤和胸腹主动脉瘤(thoracoabdominal aortic aneurysm,TAAA)。胸腹主动脉瘤指同时累及胸腔段和腹腔段的主动脉的动脉瘤。

关于 TAA 的发生率即使在西方国家也没有准确报道。综合各文献估计其发病率在(6~10)/10 万人,破裂率为 46%~74%。未经治疗的 TAA 存活率为 9%~13%。有文献报道 TAA 的发生率占尸体解剖的 2%,与腹主动脉瘤的比例为 2∶5。但 TAA 的发病与腹主动脉瘤有类似的特点,比如多发生在老年人、随年龄增长发病率也增加、男性多于女性等。Bickerstaff 报道 TAA 中根部及升主动脉瘤占 45%,弓部主动脉瘤占 10%,降主动脉瘤占 35%,胸腹主动脉瘤占 10%。

第二节 病因与危险因素

TAA 的病因多种多样,常见病因如下所述。

一、动脉粥样硬化

已成为 TAA 病因首位。动脉硬化是因血脂代谢异常,胆固醇沉积于血管内膜所引起。动脉外层营养血管因硬化阻塞,中层肌与弹力纤维变性而断裂,管壁因之脆弱,在管内血流的不断冲击下逐渐扩大成动脉瘤,瘤的形态以梭形为常见。常见于中老年,患者常伴有高血压、吸烟、高血脂等危险因素,相对而言动脉硬化性 TAA 进展较慢。

二、遗传性 TAA

常为常染色体显性遗传,20% 患者有家族史。本病特点是年龄较轻即可发病,病变进展较快。常见的类型包括:

(一)马方综合征(Marfan syndrome)

是常染色体显性遗传,与 FBN-1 基因突变有关。基因突变引起转化生长因子 β(TGF-β)产生增加,引起组织变性和动脉壁张力降低。目前将 TAA 作为诊断马方综合征的重要依据。马方综合征引起的主动脉扩张常累及主动脉根部,也可累及升主动脉。病变发展快,主动脉直径每年增加速度可达 0.2~0.3cm。

（二）血管性 Ehlers-Danlos 综合征

是 COL3A1 基因突变所致,基因突变引起Ⅲ型前胶原的缺陷,使血管和结缔组织的连接性破坏,引起 TAA 的危险性大。

（三）家族性非综合征性 TAA

本病家族中常有主动脉夹层动脉瘤、主动脉破裂或原因不明的突然死亡,常见 ACTA2、MYH11、TGFBR2 基因突变。本病常累及升主动脉,常在中年发病,主动脉直径增加速度快。

（四）主动脉瓣二瓣化畸形

该病在人群中的发病率为 1%~2%,与 TAA 关系密切,50% 患者可有 TAA,病变常累及主动脉根部和升主动脉。

三、主动脉炎主要为感染性和非感染性炎症

1. 感染性—可由梅毒、沙门菌、葡萄球菌、分枝杆菌等感染引起。

2. 非感染性炎症—常见的有巨细胞病和高安动脉炎(Takayasu's arteritis);较常见的有贝赫切特病(Behcets)、科根综合征(Cogans syndrome)、复发性多发性软骨炎;少见的有风湿性关节炎、脊椎关节病。

四、外伤性少见

常见部位多位于升主动脉根部或峡部。此种撕裂以横轴为多见,多数即刻死亡,尤其升主动脉撕裂者;主动脉峡部创伤常较小,出血较慢,因而血肿可被外层或邻近组织所包裹,病程可持续数小时甚至数周,如不及时处理,很少能长期生存。

五、慢性主动脉夹层见于主动脉夹层未破裂患者

以上各种病因可造成血管壁的损伤,使血管平滑肌的收缩功能降低,炎症过程也参与血管壁的损伤。TGF-β、肾素 - 血管紧张素 - 醛固酮系统(RASS)、胰岛素样生长因子(IGF-1)等均可使血管壁发生增生性变化,并使其收缩成分减少。蛋白聚糖(proteoglycan)和 MMPs 产生增加可进一步损伤血管壁。血管壁的损伤和血管收缩成分的减少均可造成主动脉的扩张。在病变的最后阶段,可发生血管壁中层的囊样坏死和弹力纤维的丧失,使血管易于破裂。

第三节 临 床 表 现

早期病例并无表现,直至压迫周围组织器官后或动脉瘤出现先兆破裂或破裂后始出现症状和体征。

一、症状

与动脉瘤的发展速度、大小和位置有关。一般来说,不外乎疼痛和压迫这两个症状。前者常为降主动脉瘤的主要症状,后者则为弓部动脉瘤的主要症状。

（一）疼痛症状

为动脉壁内神经因管壁扩张而受牵拉的结果或为周围组织受动脉瘤压迫所致。疼痛的性质不一,多为钝痛,也有剧烈的穿刺痛,呈持续性,也可随运动或呼吸而加剧。升主动脉或

弓部前壁的动脉瘤所引起的疼痛常位于胸骨后;弓降部以下的 TAA,疼痛多向背部,尤其向左肩胛区放射,也有向上肢或颈部放射者。TAA 所引起的疼痛较一般心绞痛持久,此点可资鉴别。疼痛的出现或加重预示主动脉瘤扩张极及其即将破裂。腹痛或背痛、波动性腹部包块、低血压三联症具有诊断瘤体破裂的诊断价值,但仅见于 1/3 病例。

(二) 压迫症状

为胸内各种器官受动脉瘤压迫而引起的各种功能紊乱。TAA 患者,尤其弓部瘤体后壁或下方凸出者,常出现某种程度的呼吸困难。严重的呼吸困难,可能因气管、支气管(或上腔静脉)受压迫所致。气管受压而产生的呼吸困难,患者采取胸部前倾位可获得改善。咳嗽是气管或支气管受压迫刺激的结果。声音嘶哑或失音是左喉返神经受牵拉的缘故,为左半弓动脉瘤的特征。胸主动脉弓降部以下动脉瘤可压迫食管,引起不同程度的吞咽困难。晚期病例可能发生咯血或呕血,这提示动脉瘤已经破裂入呼吸道或消化道。

(三) 血管性表现

包括主动脉根扩张所致的主动脉反流,经常合并继发性充血性心力衰竭。Valsalva 窦扩大可以局部压迫冠状动脉引起心肌缺血或梗死,Valsalva 窦动脉瘤破裂进入右心引起连续性杂音和充血性心力衰竭,血栓性栓塞可引起卒中、下肢缺血、肾梗死、肠系膜缺血等。

二、体征

动脉瘤体积增大至相当程度后,向前可侵蚀胸骨、肋骨或锁骨,向后可侵蚀肋骨或椎骨而使胸廓表面膨出,故晚期病例胸廓上可见搏动性肿块,皮肤局部隆起。升主及弓部动脉瘤压迫上腔静脉时,常出现上腔静脉阻塞综合征,即颈静脉和胸壁静脉怒张、面颈部肿胀和发绀等。

叩诊时,胸前区有异常的浊音区。听诊时,常可闻及局限性收缩期杂音,TAA 伴有主动脉瓣关闭不全时,则在主动脉瓣区第二心音之后有舒张期吹风样杂音。此外,尚有周围血管征象如低舒张压和水冲脉等。

第四节　实验室检查

大多数病人化验指标在正常范围。如出现动脉瘤破裂,急性期可出现血红蛋白急速下降。感染性主动脉瘤,白细胞计数升高,中性粒细胞增加。动脉粥样硬化患者可表现为血脂指标异常。部分患者 D- 二聚体升高。

第五节　辅 助 检 查

一、放射线检查

普通胸部 X 线平片可以提示诊断,许多 TAA 可以直接从胸片观察到,主要特征为:纵隔增宽,主动脉结扩大,气管偏移。但体积较小的动脉瘤,尤其是囊性动脉瘤很难从胸片上发现。平片检查不能准确地确定动脉瘤的部位和范围,有时难与纵隔肿瘤鉴别。因此,一般放射线检查对于早期发现有一定的价值,但确诊尚需依赖特殊检查。

二、超声心动图检查

超声心动图可以用于诊断升主动脉瘤,还可以评价伴随的主动脉瓣病变,但声窗的限制,很难看清楚主动脉弓和降主动脉。主要优点是价廉、无创、不需要造影剂,对于瘤内有无血栓存在都可提供有价值的信息。但是缺点是不能直观反映瘤体与分支血管的相互位置关系,对术者手术方案的制定指导有限,因此,不能用于术前评价。

三、CT血管造影

CT血管造影(CTA)创伤小,费用低,可以准确测量TAA各项数据,已经基本替代经导管血管造影。特别是近年来出现的多排螺旋CT,可以在更短的时间里得到更多的高质量图像,可清晰看到动脉瘤的范围、瘤体内血栓及其与附近重要脏器和分支血管的关系,更进一步提高了CT诊断的准确率。目前在一些医学中心,CT血管造影已经逐渐成为TAA术前检查和术后随访的金标准。

四、磁共振血管成像

同CT血管造影相比,磁共振血管成像(MRA)的优势是造影剂用量更少,对肾脏功能影响小。因此,对肾脏功能不全患者,磁共振血管造影是首选影像诊断手段。不足之处是:扫描所需时间长,不适用于重危患者,不能用于体内有金属植入物的患者。

五、主动脉造影

主动脉造影术不仅能显示TAA的部位、形态、大小和范围,而且也能充分显示上下段动脉和其分支的情况,以及主动脉瓣有无关闭不全。这对于指导手术治疗有极大的参考价值。在阅读主动脉造影片时,应注意动脉瘤因血栓形成可能不全部显影或完全不显影,因此在排除动脉瘤之前应注意这种可能性,而需仔细观察动脉壁的边缘位置。这是一种有创性检查,临床上较少应用其作诊断,已被CTA或核磁血管造影替代,但腔内手术过程中还是常规需要进行造影检查。

第六节 诊断与评估及分型

一、诊断

动脉瘤的诊断并不困难,放射线检查能提供早期诊断的主要线索,与临床表现结合后常可做出诊断,但要明确诊断或拟行外科治疗尚需作CT或核磁血管成像,甚至血管造影检查。

二、病情评估

TAA病因多为动脉硬化,常合并有其他心血管疾病,如何治疗常需要综合评估考虑,尤其是涉及升主及弓部病变需深低温、停循环时,更需谨慎。TAA手术适应证:瘤体直径>5cm或生长速度每6个月>5mm或有临床症状。同时需要结合患者的年龄、伴发疾病、治疗方式的选择以及预期寿命等综合考虑。

三、分　型

按动脉瘤壁的结构可分为:真性动脉瘤、假性动脉瘤及夹层动脉瘤。完整的动脉壁包括内层、中层及外层,真性动脉瘤是血管壁的局限性扩张,具有完整的动脉壁结构;假性动脉瘤是动脉壁破裂,血液通过破裂处进入周围组织而形成血肿,血肿被纤维组织包裹而形成的动脉瘤,假性动脉瘤是动脉壁的延续性消失;夹层动脉瘤是血流从内膜破裂处进入病理性疏松的中膜,并延血流方向将中膜纵行撕开,形成血管假腔,远端假腔可再次破入血管真腔,由于动脉壁结构不完整,长时间后造成血管的扩张,形成夹层动脉瘤。假性动脉瘤无论瘤体大小,患者是否有症状,均应进行手术治疗。

按胸主动脉发病部位可分为四型:升主动脉瘤、主动脉弓部动脉瘤、胸降主动脉瘤及胸腹主动脉瘤。

1. 升主动脉瘤　多数升主动脉动脉瘤是由于主动脉壁中层囊性变性所引致,其他病因还包括动脉粥样硬化,梅毒性主动脉炎和胸部创伤等。常伴有主动脉瓣窦和瓣环扩大,扩大程度严重者,主动脉瓣叶在心脏舒张时不能对拢闭合,呈现主动脉瓣关闭不全。

2. 主动脉弓部动脉瘤　可局限于弓部或向升主动脉延伸,较少见,常见于中层囊性坏死性、梅毒性或夹层主动脉瘤。弓部动脉瘤经常会压迫喉返神经引起声音嘶哑及饮水呛咳等症状。

3. 胸降主动脉瘤　最常见,病因多为动脉粥样硬化或夹层主动脉瘤。根据动脉瘤累及的范围,可分为三型:Ⅰ型,左锁骨下动脉至第六肋间隙;Ⅱ型,第六肋间隙至膈肌裂孔;Ⅲ型,左锁骨下动脉至膈肌裂孔(图 25-1)。

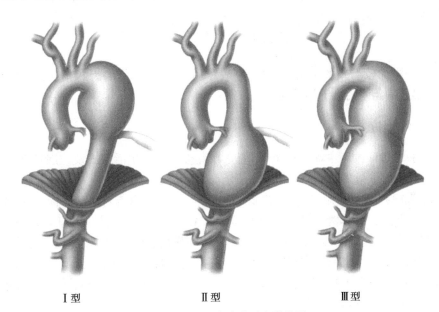

Ⅰ型　　　　　　Ⅱ型　　　　　　Ⅲ型

图 25-1　胸降主动脉形态学分型

Ⅰ型:左锁骨下动脉至第6肋间;Ⅱ型:第6肋间至膈肌裂孔;Ⅲ型:左锁骨下动脉至膈肌裂孔

4. 胸腹主动脉瘤　是指同时累及降段胸主动脉和腹主动脉的主动脉瘤,这类主动脉瘤体范围广泛,多数瘤体累及内脏动脉,多为硬化性病变或夹层主动脉瘤。根据胸主动脉瘤累及的范围,可分为五型:Ⅰ型,左锁骨下动脉至双肾动脉之间的主动脉瘤;Ⅱ型,左锁骨下动脉至腹主动脉末端之间的主动脉瘤;Ⅲ型,第6肋间动脉至腹主动脉末端之间的主动脉瘤;Ⅳ型,第12肋间至腹主动脉末端之间的主动脉瘤;Ⅴ型:第6肋间至双肾动脉之间的主动脉瘤(图25-2)。

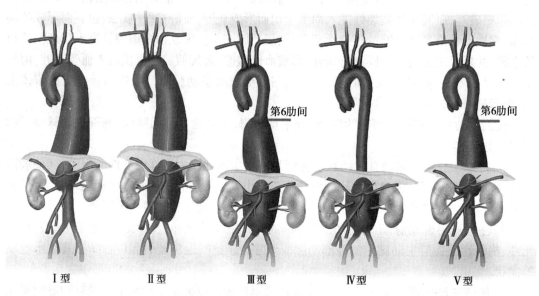

Ⅰ型　　　　　　　Ⅱ型　　　　　　　Ⅲ型　　　　　　　Ⅳ型　　　　　　　Ⅴ型

图 25-2　TAAA 形态学分型

Ⅰ型:左锁骨下动脉至双肾动脉之间的主动脉瘤;Ⅱ型:左锁骨下动脉至腹主动脉末端之间的主动脉瘤;Ⅲ型:第6肋间至腹主动脉末端之间的主动脉瘤;Ⅳ型:第12肋间至腹主动脉末端之间的主动脉瘤;Ⅴ型:第6肋间至双肾动脉之间的主动脉瘤

第七节　治　　疗

TAA 是一种比较严重的主动脉疾病,在确诊后要积极进行治疗,根据病因、病变部以及患者基本情况,综合评估给予相应的治疗方案。

一、内科治疗

对于无手术指证的胸主动脉瘤患者,应先教育患者改变生活方式及控制基础疾病,如戒烟,治疗高血压、糖尿病等。

常用的药物为:β 受体阻滞药,可降低心肌收缩力,减轻血流对主动脉冲击,降低主动脉张力。β 受体阻滞药已作为马方综合征引起的 TAA 的 Ⅰ 类推荐使用指征。血管紧张肽 Ⅱ 受体拮抗剂(ARB),有降低血压、减少主动脉张力的作用,还有抑制炎症反应等作用。血管紧张肽转化酶抑制药(ACEI),作用同 ARB,尚有抑制血管平滑肌细胞凋亡的作用。ARB 和 ACEI 类药物对动脉瘤的是否有直接作用尚有争议。他汀类药物,对动脉粥样硬化性胸主动脉瘤的作用,目前尚无确切证据。

二、外科治疗

外科治疗包括传统外科开放手术治疗和腔内修复术以及联合应用两种技术的"杂交"手术,应根据不同病变部位、病因、患者一般状况选择合适的手术方案。

（一）升主动脉瘤

1. 传统外科手术　目前仍然是升主动脉瘤的首选治疗手段,对于升主动脉瘤近端累及范围不同,而采取不同的手术方式。如病变部位未累及主动脉窦部,可单纯行升主动脉置换;如病变累及主动脉窦部,窦部瘤样扩张明显,导致主动脉瓣关闭不全,需应用带瓣人造血管替代升主动脉根部和主动脉瓣膜,并移植左右冠状动脉的手术(Bentall 术式)。

2. 腔内修复术　主动脉较短,因此升主动脉瘤通常没有良好的近、远端锚定区,因此只有极少数病例能够应用较短的支架型血管直接行常规的腔内修复技术。

（二）弓部动脉瘤

由于弓部动脉瘤多为升主动脉瘤延伸或延伸为胸降主动脉瘤,弓部动脉瘤因病变部位或合并症不同,手术选择不尽相同,总体来说有一下 3 种手术方案。

1. 传统开放手术　弓部动脉瘤行传统开放手术治疗与升主动脉瘤基本相同,麻醉要求高,需深低温、停循环状态下行主动脉全弓或半弓置换,手术风险大,并发症多,死亡率较高。尽管传统开放手术风险高,但目前尚无完美替代的手术方案,对于低外科风险的患者仍是首选的治疗方案。

2. 杂交去分支化手术（De-branching hybrid operations）　是指联合应用传统外科和腔内修复技术的手术方式,也就是通过外科旁路手术创造出适合腔内治疗的近端锚定区。由于该部位病变传统外科技术的复杂性和巨大风险,杂交技术可以避免深低温、停循环、减少了出血量,从一定程度上提高了手术的安全性,但创伤仍较大。常用的术式包括:颈 - 胸杂交术式（Cervical-thoracic hybrid operation）和胸 - 胸杂交术式（Thoracic -thoracic hybrid operation）。颈 - 胸杂交技术就是无须开胸,行右颈 - 左颈和(或)左锁骨下动脉旁路术,然后结扎左颈总和(或)左锁骨下动脉,最后行腔内修复术。这种手术方案是目前临床上最常用的杂交术式。胸 - 胸杂交技术(图 25-3)就是经正中开胸,行升主动脉与分支血管的旁路术,然后行腔内修复术。这样的术式较传统外科术式明显地降低了手术创伤,但由于仍需开胸,创伤依然巨大。对于一般状况较差或高龄的患者可能无法耐受手术打击。未来随着腔内技术和器械的发展,杂交术式将会被逐步淘汰。

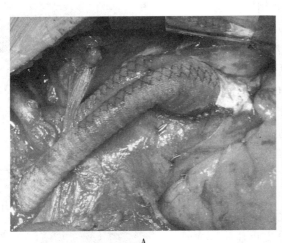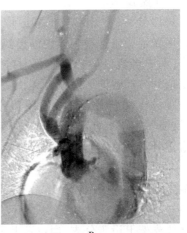

A   B

图 25-3　胸 - 胸杂交技术

A. 升主动脉 - 无名动脉 - 左颈总动脉旁路;B. 再行腔内修复术

3. 腔内修复术　相对于传统开放手术和杂交手术更加微创,对于高危病人,提供一种比较安全的措施。腔内治疗弓部动脉瘤,涉及主要问题是弓部分支血管重建问题,目前临床上重建弓上较多的手术方式包括烟囱技术,开窗技术以及分支支架技术等。

(1) 所谓烟囱技术:即当主动脉支架需覆盖某一分支时,在释放主动脉支架的同时,在将覆盖的分支内置入一枚平行支架,这样形成了与主动脉支架并行的"烟囱"模式,使得分支血管得以重建。目前已有该术式已广泛应用于左锁骨下动脉(图 25-4A),部分应用左颈总动脉(图 25-4B),极少数同时应用于这两个分支。烟囱技术在主动脉弓病变中的应用的证据不充分,但至少有以下两个优点:一是该技术的应用使腔内修复技术中的主动脉支架锚定区拓展。二是操作难度较小,技术可行性强。

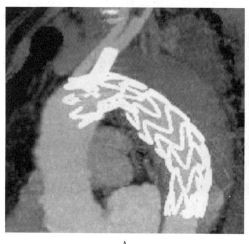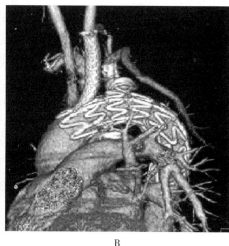

A   B

图 25-4　主动脉弓部烟囱技术术后 CT 影像

A. 左侧锁骨下动脉烟囱 CT 影像,可见通过烟囱支架保留左锁骨下动脉的血流;B. 左侧颈总动脉烟囱 CT 影像,可见通过烟囱技术保留左侧颈总动脉的血流,同时为防止内漏,应用弹簧圈栓塞左锁骨下动脉的起始部。

(2) 开窗技术适应证:与烟囱技术相同。根据开窗的时机可以分为:预开窗技术和原位开窗技术。预开窗就是指在支架型血管进入体内前已经预先设计和制作好"窗口",术中将窗口与分支血管对准后,即可进行释放。对于复杂的弓部解剖形态常常无法完成。原位开窗技术是指主动脉支架型血管释放后覆盖分支血管,然后经分支动脉的远端逆行入路在支架上穿刺破膜,最后再放置支架重建分支动脉的血供。开窗技术的主要并发症是脑卒中。单开窗临床应用较多,由于技术难度大,双开窗(图 25-5)或三开窗应用较少。

(3) 分支支架:设计思路不同于之前的技术,其特点是在主体支架上设置分支,通过这些分支重建颈部血管。该技术是目前研究的重点和热点,有很多的实验和早期临床研究报道,众多创新性的理念让人眼前一亮,我们相

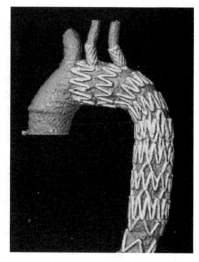

图 25-5　开窗技术重建左颈总和左锁骨下动脉

信不久的将来分支支架技术将成为主动脉弓部病变腔内治疗的首选手段。

（三）胸降主动脉瘤

1. 传统开放手术　胸降主动脉瘤是指左锁骨下动脉至膈肌裂孔之间的降主动脉,此类动脉瘤相对比较多见。由于传统开放手术创伤大,风险高,死亡率及并发症发生率高,随着腔内技术的不断发展,在临床上开展逐渐减少。

2. 腔内修复技术　治疗胸降主动脉瘤微创、恢复快、风险低,目前已作为指南推荐为胸降主动脉瘤的治疗方案。

（四）胸腹主动脉瘤

1. 传统开放手术　TAAA 是传统主动脉外科的难题,主要因为病变常累及部分或全部腹腔内脏动脉。常用的经典手术方案是改良的 Crowford 技术,虽然该手术方案治疗 TAAA 已经接受了几十年的检验,但临床效果并不十分理想。主要挑战之一是因主动脉阻断而造成的内脏和脊髓缺血并发症,之二是因广泛解剖、大量出血、过长的手术时间所带来的巨大手术创伤。

2. 杂交手术　即应用开放技术重建内脏动脉,再行主动脉腔内修复技术。杂交手术较传统开放手术减少了内脏缺血时间和出血量,降低了手术创伤。杂交技术处理胸腹主动脉动脉瘤正呈现一种趋势,在实现 TAAA 的完全腔内修复之前,这种杂交技术将会存在很长的时间。

3. 腔内修复术　不管传统开放手术或杂交手术,手术时间长,创伤大,术后并发症高。随着器材的革新及手术技术的不断娴熟,目前已有少数病例通过多分支技术或开窗技术重建内脏动脉,这种手术创伤小,恢复快。目前全世界病例量比较少,需要进一步完善器械设计。

（张宏鹏　孙国义　郭　伟）

● 推荐阅读

1. 郭伟. 腔内血管外科学. 北京:人民军医出版社,2011.

2. Jack LC,Johnston K.卢瑟福血管外科学.第7版.郭伟,符伟国,陈忠,译.北京:北京大学医学出版社,2013.

3. Erbel R,Aboyans V,Boileau C,et al.2014 ESC Guidelines on the diagnosis and treatment of aortic diseases:Document covering acute and chronic aortic diseases of the thoracic and abdominal aorta of the adult.The Task Force for the Diagnosis and Treatment of Aortic Diseases of the European Society of Cardiology(ESC).European Heart Journal,2014,35(41):2873-926.

4. Morgan M,Matthew S.Vascular and Endovascular Surgery at a Glance.UK:John Wiley & Sons,Ltd,2014.

第二十六章　腹主动脉瘤

第一节　概念与流行病学

腹主动脉瘤(abdominal aortic aneurysm,AAA)是指腹主动脉呈局限或者弥漫性扩张、膨出,是腹主动脉管壁的病变或损伤。肾动脉下孤立性腹主动脉瘤最常见,但约有25%的腹主动脉瘤会累及髂总动脉。根据美国《新英格兰杂志》2014年关于腹主动脉专题介绍给予的定义,腹主动脉瘤为"腹主动脉血管直径超过3cm或正常动脉管径50%时的血管扩张",在临床工作中,腹主动脉瘤一般被认为腹主动脉直径超过3cm,髂总动脉瘤则指髂总动脉直径超过1.8cm。以上数值是基于正常人群平均值计算而来的。上述的定义方法很适合人群研究,但在临床工作中面临具体病人时,最常应用的动脉瘤定义方法是直径超过临近正常动脉直径的50%。该方法尤其适用于动脉比较细小的患者,例如患者的肾下腹主动脉正常直径只有1.5cm,此时即使动脉局部扩张至2.5cm,也可以诊断为腹主动脉瘤。

腹主动脉瘤多见于50岁以上人群,发病率为3%~10%,男性约为女性的2~6倍,不同研究得到的数值各不相同。在西方国家60岁以上男性中发病率为2%~5%。在1958—1986年间,年龄矫正后的男性腹主动脉瘤平均每年增长4.7%,而女性每年增长3%。过去的二十多年里,无症状腹主动脉瘤的发病率有明显攀升,部分原因是超声和其他影像诊断设备日益广泛的应用。在中国,本病的发病率也呈增高的趋向,但其发病率仍远低于西方国家。

Bergan统计了7组共500多例未经手术的腹主动脉病例,其中发生破裂者占10%~63%,5年存活率仅为7%~36%。破裂性腹主动脉瘤的总体死亡率高达80%~90%,这其中约30%~50%的患者在抵达医院前已经死亡,另30%~50%的患者到达医院后,于手术前死亡。近年来越来越多的临床证据表明,腹主动脉瘤腔内修复术(EVAR)有望明显降低破裂性腹主动脉瘤的死亡率,但是动脉瘤破裂仍然是一个高死亡率的危险事件,因为只有一小部分患者可以存活到有机会接受手术治疗。

动脉粥样硬化退行性变、炎性反应、动脉退行性变伴夹层、创伤性因素、感染性因素、先天性因素等,都会引起腹主动脉瘤。其中,动脉壁退行性变是引起腹主动脉瘤的最主要病因,动脉硬化过程参见本书前面相关章节。欧美诸国由此发病者在90%以上,我国则在70%左右。此外,本病也可由创伤、感染、梅毒、结核、白塞综合征或先天发育不良等病因所致,而Marfan综合征、Ehlers-Danlos综合征和大动脉炎也可并发本病。

第二节　发病机制

腹主动脉瘤是一种与腹主动脉壁的降解和老化密切相关的病变。正常的主动脉存在着中层弹力层的数量从主动脉近心端的60~80层到远心端的28~32层的梯度,弹力层减少的同时还伴随着动脉中层的变薄和内膜的逐渐加厚,且胶原纤维和弹力纤维也是向远心端逐渐减少的。与此同时,弹力蛋白的自然存活年限为 40~70 年,而成人的主动脉是不能合成弹力蛋白的。因此腹主动脉是主动脉形成动脉瘤的最主要部位,而主动脉的自身老化和降解是形成腹主动脉瘤的最主要原因。

腹主动脉的退行性改变,更是加速了这一过程。动脉硬化导致血管壁弹性减弱,使得动脉壁的顺应性减低,动脉壁张力增加而导致动脉瘤形成。同时,主动脉的直径自胸至远侧腹部在不断减小,导致血流对远侧主动脉壁压强的增高;腹主动脉段的免疫反应蛋白的表达远比胸主动脉段为高;肾动脉平面以下腹主动脉的弹力层的含量远不如近侧主动脉为多,使管壁的弹力相应减少致承受血流的功能减弱;以及肾平面以下的腹主动脉壁上少有或几乎没有滋养血管而易于发生动脉变性、扩张,是欧美的绝大部分(我国的大部分)腹主动脉瘤发生在肾动脉平面以下的原因。另外,管壁强度与其厚度成正比,一旦主动脉壁发生任何以至是微小的损伤,其管壁便开始减弱,继之发生管腔扩张,管壁随之变薄而更易扩张,进而弹力更减,管壁进一步减薄,血流动力学更促使之形成恶性循环,加剧了腹主动脉瘤的形成、发展和最终难免瘤体破裂的进程。

另外,上述除退行性变以外的病因,也可各自通过不同机制引起腹主动脉瘤,例如创伤引起的动脉壁撕裂、感染导致的动脉壁损伤、Marfan 综合征和 Ehlers-Danlos 综合征由于胶原代谢缺陷或胶原形成异常引起的动脉壁中层先天性结构薄弱等,都可引起腹主动脉瘤的形成。

第三节 临 床 表 现

大多数非破裂性腹主动脉瘤患者都没有症状,少数患者无意中触及腹部搏动性包块。瘤体比较大时偶尔会由于局部压迫而引起相关症状:如压迫十二指肠引起的腹部饱胀、恶心、呕吐;压迫输尿管致肾积水会引起泌尿系统症状;压迫髂静脉会引起下肢静脉血栓等。动脉瘤体向后侵犯邻近的椎体会导致背痛,有时即使没有侵犯椎体骨质也可能会引起慢性背痛或腹痛,而这种疼痛常表现为难以描述的钝痛。腹痛并不多见,少数患者会有较明显的腹痛,多位于脐周或中上腹偏左,疼痛性质不一,多为胀痛或刀割样痛。急性缺血综合征通常是由于瘤腔内血栓斑块脱落造成的远端栓塞,直径较小的动脉瘤更容易发生缺血综合征,特别是当瘤腔内血栓呈不规则形态或存在裂缝时。腹主动脉瘤急性血栓闭塞很少见,一旦发生却会导致严重缺血并引发灾难性后果。对于腹主动脉瘤患者来说,动脉硬化斑块栓塞比急性血栓闭塞更常见,但是二者合起来发生率只占所有患者的不到 2%~5%。即使如此,当发生动脉斑块远端栓塞时,必须要考虑主动脉瘤的可能,特别是当患者没有明显的动脉闭塞性疾病时,而这也是腹主动脉瘤手术的明确适应证。

大多数腹主动脉瘤出现症状时提示瘤体在快速增长或即将发生破裂,尤其是腹痛加剧或突然出现腹部剧痛,更应警惕是否为瘤体破裂的前兆。破裂性腹主动脉瘤的典型表现是所谓的"经典三联征":严重的腹背部疼痛、低血压和腹部搏动性肿块。巨大腹围和低血压经常掩盖腹部可触及的动脉。既往没有低血压记录而发生晕厥者提示有低血压存在。如上述联合症状发生在有潜在腹主动脉瘤风险的病人时,临床医生应考虑破裂性腹主动脉瘤的可能性。其他的常见症状包括腹股沟和季肋区疼痛、血尿和继发于腹压不断增高导致的腹股沟疝（甚至嵌顿疝）。若腹主动脉瘤破入腔静脉可表现为充血性心力衰竭，伴有颈静脉怒张、腹部杂音、镜下或肉眼血尿。这是主动脉 - 腔静脉瘘的临床表现，其他还可能的动静脉瘘部位有破入髂静脉以及肾静脉。破入肾静脉可导致急性左侧精索静脉曲张和阴囊肿胀、疼痛。

第四节 检 查

腹主动脉瘤检查方法在总论有提及，主要为超声，CTA，MRA，DSA 等。涉及腹主动脉瘤检查的特点如下：

超声检查是各种确诊腹主动脉的影像学检查方法中最便宜、无创和最常用的手段，有时由于肠道气体干扰或体型肥胖而难以显示清楚，同时超声通常无法准确判断瘤体是否破裂，而测量动脉瘤前后径时可能会低估 2~4mm。在 2017 年的欧洲外周疾病诊疗指南中，多普勒超声筛查腹主动脉瘤被列为 Ⅱa 级推荐。

CTA 则能立体显示动脉瘤及其远近端动脉的形态，特别是能明确动脉瘤与肾动脉的关系，帮助决定采取何种外科干预手段，目前 CTA 已经成为腹主动脉瘤术前评估最主要的影像学方法。

MRA 目前为腹主动脉瘤评估的次要影像学评价方法。

在上述检查不能做出腹主动脉瘤的诊断或者不能明确动脉瘤与肾动脉以及各内脏动脉的关系时，应做 DSA 检查。但应注意，当瘤体内有附壁血栓时不能正确显示瘤腔的实际大小。

第五节 诊断与鉴别诊断及评估

大多数腹主动脉瘤通过临床症状、体格检查触及腹部搏动性肿块以及影像检查发现腹主动脉瘤样扩张超过正常血管直径的 50% 即可明确诊断。

本病应与腹膜后肿瘤、来源于胃肠道、胰腺及肠系膜的肿瘤、肠系膜淋巴结结核和腹主动脉延伸屈曲（尤其是伴脊柱前突时）相鉴别。其鉴别要点主要在于传导性搏动和膨胀性搏动之间的差别，以及延伸屈曲的主动脉可在矢状面上被推动而腹主动脉瘤则不能等。

关于腹主动脉瘤增大速度的评估，由于腹主动脉瘤的自然病程是逐渐膨胀并最终破裂，其平均膨胀速度是以指数增长而非线性增长。不过其个体差异非常巨大，大约 1/3 的小动脉瘤（直径 <3.5cm）基本不会有明显的膨胀。腹主动脉瘤的膨胀速度除了和瘤体初始直径有关外，还与年龄、吸烟以及高血压等相关。而腹主动脉瘤的快速增长，通常被认为是破裂的危险因素，也常被用作小动脉瘤择期手术的标准。

目前认为，腹主动脉瘤的形成是不可逆转的，大概将近 20% 的动脉瘤最终会破裂。动脉瘤破裂的风险与瘤体直径大小有一定相关性。直径小于 4cm 者破裂的风险接近 0%，直径在 5~6cm 的腹主动脉瘤每年破裂的可能性在 5%~10%，直径 6cm 者每年破裂的可能性超过 10%。

针对腹主动脉瘤破裂风险的评估，目前一般采取以瘤体最大直径为基础进行评估，不过近来许多学者都提出，由于腹主动脉瘤实际上并非理想的对称模型，瘤壁的厚度和内部强度的变化范围很大,应用数学模型化分析可能比单纯测量最大直径更可靠。与此同时,有观点认为,动脉瘤的形态也会对瘤体破裂风险有着很重要的作用。与相对弥漫的梭形动脉瘤相比,偏心性或囊状的动脉瘤更容易破裂。

第六节 治 疗

1. 临床策略的制定 目前针对腹主动脉瘤的主要治疗手段包括腹主动脉瘤腔内修复术(EVAR)与开放手术。但针对具体的每一位腹主动脉瘤患者应采取何种治疗方式,需要进行全面的评估及制定个体化治疗方案。已有的临床研究表明,直径小于 5~5.5cm(男5.5cm,女 5cm,有研究表明女性动脉瘤破裂的平均直径较男性小 5mm)的腹主动脉瘤保守治疗是相对比较安全的。但为预防瘤体破裂,需要定期进行复查,一般包括每 6 个月行超声或 CT 检查。当患者出现临床症状或瘤体增长过快或直径超过 5~5.5cm 时再进行外科干预。

根据多个危险因素影响腹主动脉瘤破裂的不同程度,临床上可以做到将动脉瘤破裂的风险分为低危、中危和高危三种(表 26-1)。同样根据影响手术的风险也进行分层,以及结合患者的生命预期(可以依据年龄和其他合并症情况为基础进行估测),制定出基本的临床策略。但是目前尚没有任何的指标或公式可以完全取代医生的临床经验,故在制定临床决策时还需有经验的外科医生进行筛选大量繁杂的信息并决定合适进行外科干预的患者。

表 26-1 腹主动脉瘤破裂风险分级及相关因素

相关因素	动脉瘤破裂风险		
	低危	中危	高危
直径	<5cm	5~6cm	>6cm
性别	-	男性	女性
瘤壁应力	低($<30N/cm^2$)	中($30~40N/cm^2$)	高($>40N/cm^2$)
吸烟	-	从不或曾经	现在
肺部 /COPD	无或轻微	中度	重度,需要应用激素
增长率	<0.3cm/ 年	0.3~0.6cm/ 年	>0.6cm/ 年
家族史	无	有一人患病	多人患病
高血压	无	控制良好	无法控制
使用他汀类药物	用	未用	-

2. 腹主动脉瘤的药物与保守治疗 大多数通过筛查发现的腹主动脉瘤直径都小于手术标准,这些患者的保守治疗主要为降低合并的心血管疾病风险和尽可能减缓动脉瘤增长速度。主要内容包括:戒烟、锻炼,以及药物治疗,如 β 受体拮抗剂、多西环素、他汀类药物等,但目前对于药物治疗的效果尚未达到绝对的共识。

3. 开放手术治疗 需要进行开放手术治疗的腹主动脉瘤患者,包括主动选择开放手术方案的患者,或解剖条件不适合 EVAR 的患者。多数人认为,肾下腹主动脉瘤瘤体最大直径达到 5.5cm（男性，女性为 5.0cm）后可以进行治疗。但针对有破裂的高危风险患者，也应及时进行手术。肾上腹主动脉瘤更靠近近心端，手术风险会更大，目前有学者建议肾上腹主动脉瘤的治疗临界值应比肾下腹主动脉瘤的临界直径粗 0.5cm。

腹主动脉瘤开放性修复是一种高风险手术，术中阻断主动脉会增加外周动脉阻力和心脏负荷，并改变肾动脉灌注，故进行仔细的术前评估是取得良好手术效果的至关重要的一步。评估的内容包括心脏、肺、肾功能及凝血状态等，以及患者目前的生活质量能否耐受本手术。术前应进行完备的检查，明确瘤体大小、形态以及与肾动脉、髂动脉等血管之间的位置关系等，制定完善的手术方案。吸烟者应于手术前 2 周起戒烟。麻醉可选用硬膜外麻醉联合全身麻醉。手术开始前静脉注射一个剂量的预防性抗生素，以后每 6 小时用一个剂量，共 2 次，如果无特殊指征，不再延长使用。

4. 腹主动脉瘤腔内修复术（EVAR） EVAR 是较新的血管治疗方法，其是将按病变尺寸定制的带膜支架型人工血管（直型或分叉型）经双股动脉入路，自腹主动脉（和髂动脉）腔内对动脉瘤瘤体进行封闭的一种方法。其适应证基本与开放手术相同，但可用于无法耐受外科开放手术的患者。

腹主动脉瘤腔内修复术的原理为腔内支架紧密贴附于动脉瘤近端及远端未扩张的动脉段，从而隔绝动脉瘤，使其不参与动脉循环，降低瘤腔内的压力，防止其扩张和破裂。腔内修复术成功的首要条件是保证支架植入后没有血液流入动脉瘤腔内。因此近端瘤颈长度和远端瘤体累及范围是 EVAR 能否成功进行以及手术方式的决定性因素。目前认为，近端瘤颈长度一般以 1.5cm 为阈值。此外，瘤颈的严重钙化、内膜附壁血栓形成和漏斗状瘤颈则是腔内治疗的禁忌证。存在与主动脉和髂动脉瘤体相通的侧支动脉比如副肾动脉、肠系膜下动脉和髂内动脉是手术的相对禁忌证。

若有内漏存在，动脉瘤仍承受某些动脉血流的压力，就仍有扩张和破裂的危险。根据流入部位的不同，人们对内漏进行了分类。Ⅰ 型内漏是从覆膜支架末端渗漏至动脉瘤腔内，Ⅲ 型内漏是经覆膜支架壁的缺陷处渗漏至动脉瘤腔内。这两个内漏的直接原因都与囊内高压、动脉瘤扩大和动脉瘤破裂有关，都被认为是腔内治疗失败，因此他们都被排除在技术成功的标准之外。Ⅱ 型内漏是经腰动脉或肠系膜下动脉分支逆行渗漏至动脉瘤腔内。它会增加瘤腔内压、瘤体直径和瘤体破裂的危险，可以采用局部封闭治疗。只要 Ⅱ 型内漏不造成动脉瘤继续扩大、破裂或需要再次手术，腹主动脉瘤腔内修复术仍可认为在技术上和临床上是成功的。Ⅳ 型内漏是 Ⅲ 型内漏的另一种形式，其特点是植入覆膜支架一个月内自覆膜支架壁的弥漫性渗漏。"内张力"（也称为 Ⅴ 型内漏）原本是指导致动脉瘤腔扩大的动脉瘤内压力增加，后来指没有内漏时的动脉瘤腔内压力增加，现在指没有内漏时的动脉瘤腔扩大。目前尚没有理论解释的是，内张力和 Ⅳ 型内漏有很多相通之处，两者都是覆膜支架渗漏所致，许多 Ⅳ 型内漏患者最终都会有内张力形成。

第七节 并发症与合并症的预防及处理

腹主动脉瘤常见的并发症有瘤体压迫引起的肾积水、下肢静脉血栓，瘤腔内血栓脱落造成的远端动脉栓塞，以及腹主动脉瘤的破裂。其中破裂是最严重的并发症。

破裂性腹主动脉瘤最主要的治疗措施是进行外科手术。手术原则是腹主动脉瘤破裂的诊断一旦确立,应立即将病人送手术室。手术的关键是控制动脉瘤近端的主动脉。应用腹主动脉-单侧髂动脉人工血管支架合并股-股动脉旁路术治疗破裂性腹主动脉瘤或直接行腹主动脉瘤腔内修复术,在技术成熟的医疗机构也是行之有效的治疗手段。

手术后的高死亡率多是继发于心肌梗死、肾衰竭以及随后的多器官衰竭。而主动脉的破裂以及开放修复手术可能导致的失血性休克、缺血-再灌注损伤以及躯干下半部缺血多是引起脏器功能衰竭的原因。有研究表明 EVAR 术后的死亡率较开放修复术有显著的降低。其主要原因是避免了剖腹,从而减少了潜在的医源性动静脉损伤和相关出血。

一、腹主动脉瘤开放术后常见并发症

1. **急性肾衰竭**　临床上表现为少尿或无尿,预后不良,及早采用血滤或血液透析有可能获得较好结果。

2. **肺部感染和急性呼吸功能不全**　术后应密切监测患者血氧饱和度,必要时进行机械通气。

3. **心脑血管意外**　术中避免过量失血,保持血压平稳及术后严密监测血流动力学和及时调整治疗。若有严重颈动脉和冠状动脉病变者,最好在行腹主动脉瘤切除术前先行将其解决。

4. **截瘫**　术中要避免结扎肋间或高位腰动脉,以利脊髓前动脉的供血,同时尽量缩短阻断主动脉时间,采用蛛网膜下腔减压和降温法均有助于防止截瘫的发生。

5. **下肢缺血**　应注意在术中充分抗凝治疗,以及每个吻合口完成前进行强有力的逆行和顺行冲洗,将动脉血栓发生风险降至最低。

6. **乙状结肠缺血和坏死**　关腹前必须认真检查和作必要的肠系膜下动脉重建。如术后出现感染或血便等全身症状时,应及时通过乙状结肠镜进行评估。疑有腹膜炎者,应紧急探查行血管重建或坏死肠襻切除术。

7. **其他并发症**　包括术后出血、肠梗阻、切口破裂、吻合口破裂和假性动脉瘤形成、人工血管感染等。

二、腹主动脉瘤腔内修复术后常见并发症

1. **内漏**　I型内漏在植入支架时大多立即被发现,植入位置不准确的情况可以用短的主动脉 cuff 支架封闭,若因颈部太短、太宽或角度太大导致贴合不牢固,可用 Palmaz 支架连接覆膜支架近端和肾上主动脉。II型内漏 80% 可以在覆膜支架植入后的 6 个月内自行消失,简单的II型内漏不需要治疗,当出现诊断不明确的动脉瘤增大和持续性II型内漏时,需进行处理。II型内漏的治疗方案包括外科手术、流入动脉的缝合结扎(打开动脉瘤或保持动脉瘤的完整)、经腹腔镜对流入动脉进行结扎或切断、弹簧圈栓塞流入动脉、内漏腔弹簧圈栓塞及内漏腔凝胶栓塞。III型内漏治疗是通过植入额外的组件连接缝隙或覆盖缺损,重建覆膜支架的连续性。内张力(IV型内漏)治疗方法是,若远端植入部位不理想,则将覆膜支架延伸到病变较轻的血管段,通常是髂外动脉;若内张力由覆膜支架本身所及,则置入另一种渗透性较小的支架。

2. **移位**　对于长而直的颈部,置入近心端延长 Cuff,可以重建连续性并消除内漏。

3. **髂支闭塞**　当下肢动脉血管在跨过髂总动脉弯曲成狭角的血管段或髂外动脉终点

处时,即便没有明显的扭曲,预防性置入支架也可防止下肢动脉闭塞。出现髂支闭塞时的治疗手段包括进行血栓溶解或血栓切除,并随后植入支架的腔内治疗,或者是进行解剖外旁路手术或动脉瘤开放手术治疗。

4. 盆腔缺血 进行髂动脉瘤腔内修复术时,应尽量尝试保留至少一条髂内动脉的血流。髂内动脉栓塞应尽量靠近近心端,以保留末梢侧枝血管。

5. 其他并发症 包括肾动脉闭塞、颈部扩张、覆膜支架感染、腔内治疗后综合征、支架疲劳等。

第八节 预 后

开放手术 30 天的死亡率在 1%~5% 之间,有综述总结 9291 例患者术后死亡率为 3.2%,而涉及早期死亡率的主要因素包括并存的其他疾病、高龄、女性等。EVAR 与开放手术的相对死亡率比较还缺乏理论基础,何种治疗的早期死亡率更低还没有完全定论。

远期生存率方面,开放手术的远期生存率 1 年为 94%、2 年为 90%、3 年为 84%、4 年为 78%、5 年为 67%,导致患者死亡的最主要原因依次为心脏病和癌症、卒中、肺疾病和肾衰竭。EVAR 的远期生存情况,在目前仅有的几项研究中表明,0-4 年时腹主动脉瘤相关的死亡率相对于开放手术有优势,此后便趋于相同。EVAR 有相对较高的再次干预的发生率,但大多并不严重,大部分为 II 型内漏,而开放手术的严重并发症发病率则很高,例如腹壁疝(14.2%)、小肠梗阻(9.7%)。

目前认为开放手术会导致患者显著的早期功能不良。不过 Prinssen 和其同事报道,在术后第一年的 5 个时间点,通过生活质量问卷(SF-36 和 Euro-QoL-5D)比较了开放手术修复和稍显优势的 EVAR 发现,术后早期,EVAR 表现出小但显著的优势,但在 6 个月以后,开放手术修复患者的生活质量评分高于 EVAR 组。

总体来说,无论开放手术治疗还是腔内修复治疗,术后死亡率已经降至非常低的水平。

(杨耀国 陈 忠)

● 推荐阅读

1. 吴孟超,吴在德.黄家驷外科学.第 7 版.北京:人民卫生出版社,2008.

2. 陈孝平.外科学.第 2 版.北京:人民卫生出版社,2010.

3. Jack LC,Johnston KW.卢瑟福血管外科学.第 7 版.郭伟,符伟国,陈忠,译.北京:北京大学医学出版社,2013.

4. Aboyans V,Ricco JB,Bartelink MEL,et al.2017 ESC Guidelines on the Diagnosis and Treatment of Peripheral Arterial Diseases,in collaboration with the European Society for Vascular Surgery(ESVS).European Heart Journal,2017:1-60.

5. 赵纪春,刘一人.腹主动脉瘤筛查意义及现状.中国普外基础与临床杂志,2017,24(1):4-6.

6. 陈洪胜,郭媛媛,彭飞,等.腹主动脉瘤腔内修复术后髂支支架内闭塞的危险因素分析.中国普通外科杂志,2016,25(6):828-832.

7. 杨耀国,陈忠,唐小斌,等.腹主动脉瘤开放手术循环系统并发症分析.中华普通外科杂志,2015,30(8):592-595.

8. 王深明,崔进.我国腹主动脉瘤的治疗现状.中国普外基础与临床杂志,2017,24(1):1-3.

9. 陈忠,寇镭. 破裂腹主动脉瘤的治疗. 中国普外基础与临床杂志,2017,24(1):7-10.

10. 杨耀国,陈忠,唐小斌,等. 破裂性腹主动脉瘤腔内修复术后并发症的相关危险因素研究. 中国医药,2017,12(5):732-735.

第二十七章　内脏动脉瘤与夹层

第一节　概　　述

内脏动脉瘤是指除了主髂动脉系统的腹腔内动脉瘤,包括腹腔干、肠系膜上动脉和肠系膜下动脉及其分支的动脉瘤。肾动脉瘤因为其病因学与肠系膜动脉瘤有明显区别一般不被视为内脏动脉瘤。脾动脉为内脏动脉瘤最常发生的位置,脾动脉瘤占所有内脏动脉瘤的60%。其次为肝动脉瘤(20%)、肠系膜上动脉(5%)及腹腔干动脉瘤(4%)。胃网膜动脉、空肠动脉、回肠动脉、结肠动脉、胃十二指肠动脉、胰十二指肠动脉及肠系膜下动脉等位置动脉瘤共占全部内脏动脉瘤的11%。普通人群中内脏动脉瘤的发病率为0.01%~2%。随着更多的检查手段用于无症状患者的常规体检,越来越多无症状的内脏动脉瘤逐渐被发现。内脏动脉血管介入及胆管介入操作的不断增多也使得内脏动脉假性动脉瘤数量增加。

内脏动脉瘤的真正病因尚未明确,可能与动脉粥样硬化、感染和创伤等因素有关。Stanley等认为,30%~60%的内脏动脉瘤与胰腺炎有关,或许是胰蛋白酶和弹力蛋白酶"消化"邻近内脏动脉所致。其他病因,如滥用药物或胃十二指肠穿透性溃疡、结节性周围动脉炎、先天性肌纤维发育不良等也偶见。

内脏动脉瘤形成的病理生理因素是多种多样的。大约1/3的内脏动脉瘤可能与其他动脉瘤疾病有关,按发生率顺序分别为胸主动脉、腹主动脉、肾动脉、髂动脉、下肢动脉和颅内动脉等病变。内脏动脉瘤包括真性动脉瘤和假性动脉瘤。大部分真性内脏动脉瘤是由动脉退行性变或动脉粥样硬化造成的,组织标本证实动脉壁平滑肌减少、弹力纤维分解和动脉中层缺乏。其他与真性内脏动脉瘤有关的常见病因包括:肌纤维发育不良、胶原性血管疾病、炎性疾病和其他少见的遗传性疾病,例如,Marfan综合征及Ehlers-Danlos综合征。与内脏真性动脉瘤的病因相比,假性动脉瘤大多数与外伤、医源性损伤、局部炎症病变或感染有关。

第二节　辅　助　检　查

术前影像学评估动脉瘤和动脉解剖,是决定行开放手术还是血管腔内介入治疗的关键。虽然动脉造影仍是影像学的"金标准",并且可以同时进行血管腔内介入治疗,但是更为微创化的影像学检查,如CTA和MRA,对评估内脏动脉瘤患者的病情起到了同样良好的作用。MRA和CTA通过后期处理可以获得动脉瘤和相关流入道及流出道分支的良好三维重建图像,而断层影像能显示附壁血栓,这在常规动脉造影中难以获得。据此有助于评估瘤颈部形态是否适合弹簧圈栓塞,以及支架型人工血管最佳锚定区。

第三节　临 床 表 现

一、脾动脉瘤

大多数脾动脉瘤是在行腹部影像学检查时被偶然发现的。少数患者可有腹部血管杂音,但在无症状的患者中,多数体格检查都是正常的。巨大的脾动脉瘤可引起腹部隐痛或压迫相邻组织引起相应症状,但多数有明显疼痛的患者是由于动脉瘤破裂或急性扩张趋于破裂造成的。一旦发生破裂,患者常主诉左侧腹部剧烈疼痛。休克、腹部膨隆和死亡多由脾动脉瘤破裂至游离腹腔所致。发生在小网膜囊内的早期限制性破裂为破裂脾动脉瘤提供了治疗机会。这种"双重破裂"现象可在 20%~30% 的病例中出现,在动脉瘤破裂到游离腹腔之前,通常认为在 48 小时之内,为诊断和治疗提供了重要的时机。除小网膜囊或腹腔内破裂外,有时脾动脉瘤还会破裂到相邻器官,包括胃肠道、胰管。继发于胰腺炎的脾动脉假性动脉瘤可破裂至胰腺假性囊肿或胰管引起胰性出血。

二、肝动脉瘤

肝动脉瘤常无明显症状,出现症状时,往往存在并发症,如肝动脉瘤压迫胆道引起阻塞性黄疸、肝动脉瘤破裂引起消化道出血。肝动脉瘤破裂后进入腹腔和胆道的机会均等,约 1/3 的肝动脉瘤可以表现为腹痛、黄疸、胆道出血的 Quinke 三联症。大多数表现为胆道出血的患者可以有发热,少部分可以表现为肿大的胆囊或者上腹部肿块。肝动脉瘤很少破裂累及十二指肠而导致上消化道出血,也很少破裂累及门静脉而引起门脉高压和食管静脉曲张。体检时发现搏动性肿块、闻及杂音的机会并不多。

三、腹腔干动脉瘤

腹腔干动脉瘤极易破裂,导致很高的死亡率,据报道腹腔干动脉瘤破裂风险为 10%~20%,相关死亡率为 50%。多数有临床症状,无症状者多数为体检行影像学检查发现。常见症状有上腹部疼痛或与破裂相关的出血性休克。其他症状还包括消化道出血或阻塞性黄疸,很多患者还伴随其他内脏动脉瘤。和脾动脉瘤一样,腹腔干动脉瘤破裂后可最初破入小网膜囊,引起局限性上腹痛和轻度低血容量。当破裂通过 Winslow 孔进入腹腔后,患者将出现失代偿。在报道中,有近 25% 的病例可出现"双破裂"。

四、肠系膜上动脉瘤

虽然很罕见,但是死亡率高,70%~90% 的肠系膜上动脉瘤被发现时均有症状。临床症状可分为两类:一类由肠系膜上动脉供血不足而引起,例如瘤体增大压迫肠系膜上动脉、瘤腔内血栓脱落栓塞远端动脉及其分支,导致肠系膜上动脉供血不足,引起肠绞痛、腹泻等临床表现;另一类是由于动脉瘤破裂引起腹腔内出血、休克等症状。较大的动脉瘤在体检时,能扪及可左右移动的搏动性肿块,偶尔闻及杂音。

肠系膜上动脉夹层动脉瘤是由于肠系膜上动脉夹层动脉瘤样变性引起的。孤立性自发性肠系膜上动脉夹层十分罕见,是独立于主动脉以外内脏血管发生夹层最常见的部位。孤立性自发性肠系膜上动脉夹层与囊性中膜退变、动脉粥样硬化和肌纤维发育不良有关。肠系膜上动脉夹层常在肠系膜上动脉开口 1.5~3cm 形成,不累及肠系膜上动脉起始部。这可能与肠系膜上动脉从胰腺下缘发出的部位更容易受到剪切力作用有关。大部分患者有急性腹痛发作,通常位于上腹部,随着 CT 越来越多地用于体检,少数无症状的患者也可得到诊断。

第四节　诊断与鉴别诊断

内脏动脉瘤通常无症状,少数迅速增大者可有上腹痛,并放射至肩背部。有的被原发病如胰腺炎、胆管炎等所掩盖,只在破裂后经内脏动脉造影或剖腹探查才被发现。内脏动脉瘤因部位不同,破裂可表现为血胆症、消化道出血、腹腔或腹膜后出血。有些内脏动脉瘤是因其他原因行动脉造影检查时而发现。多数内脏动脉瘤直径小于 2cm,腹部多无阳性体征,少数较大者可扪及搏动性肿块,偶或伴有震颤或杂音。内脏动脉瘤由于缺乏典型的症状和体征,诊断相当困难,术前通过临床上的病史询问和体格检查而获得的诊断仅 2%。辅助检查对诊断有较大的价值,B 超可显示较大的内脏动脉瘤,CTA 和 MRA 的诊断价值不可忽视,近年来被广泛应用。选择性内脏动脉造影最有诊断价值,既能够确定动脉瘤的部位、大小、内脏动脉的解剖关系、动脉瘤的血管供应、明确出血来源,还可以进行栓塞,以控制出血。

本病需与腹膜后肿瘤、胰腺肿瘤、胰腺假性囊状、肠系膜淋巴结结核等鉴别。通过 CTA、MRA、血管造影等检查一般可以确诊。

第五节　治　疗

对于内脏动脉瘤的治疗是选择密切随访还是开放手术修复,取决于动脉瘤的大小、临床基本情况和解剖部位。根据病变部位和侧支血管的解剖情况,外科手术方式有动脉瘤旷置或结扎、切除、血管重建或这些方法的联合应用。当代血管腔内技术的发展,为临床医生提供了一种新的治疗选择,并发症和复发率低。

由于存在破裂风险,几乎所有内脏动脉假性动脉瘤和多数真性动脉瘤都需要干预。真性动脉瘤的干预指征通常与动脉瘤的大小或相关症状有关。许多无症状的小内脏动脉瘤通过严密的观察和保守治疗,也有良好的预后,必要时可采用开放或腔内手术,治疗目的是隔绝瘤体灌注,防止扩张和破裂,同时维持远端或侧支血管床的必要灌注。根据动脉瘤的部位,可采用不同的方法。在侧支血流丰富的内脏循环区域,例如:脾动脉,可选择动脉瘤近端和选端动脉结扎的手术方法,也可以用动脉瘤腔内隔绝方法,通过置放支架型人工血管或应用弹簧圈栓塞近端和远端动脉来完成。

如果剖腹探查中发现内脏动脉瘤破裂,情况若允许可首选动脉瘤结扎而不需行血管重建。脾动脉瘤破裂的患者通常同时行脾切除术。临近正常胃十二指肠动脉的肝总动脉瘤,一般可以结扎,无须血管重建。急诊处理肠系膜分支动脉瘤时,需同时行缺血或梗死肠管切除。术前如 CTA、MRA 或 DSA 检查发现破裂的内脏动脉瘤,可选择经皮介入治疗。多数报道中尚无动脉瘤破裂高危因素。尽管大的动脉瘤意味着破裂的可能性增大,但非常小的内脏动脉瘤可能也会继发破裂出血,危及生命。因此,动脉瘤的大小作为干预指征并非完全确切。

在过去的几十年中,内脏动脉瘤的治疗获得了显著发展。传统的开放手术包括:单纯结扎、保留靶器官血供的动脉瘤缩缝术或动脉瘤切除加血管旁路重建术。必要时,开放手术不仅能直接观察、评估终末器官有无缺血,如肠管活力,还能同时治疗伴随疾病,如胰腺假性囊肿。当血流动力学不稳定或动脉瘤破裂时,单纯的近远端分支结扎是最佳的选择。然而,这种手术仅在末梢血管床有充足侧支的情况下才是安全的。例如,脾动脉通常可以结扎而无严重后果,因为胃短动脉和胰十二指肠血管有丰富的侧支供应脾。腹腔干、肠系膜上动脉和肝总动脉也可以结扎,只要存在胰十二指肠动脉和胃十二指肠动脉提供的侧支循环。不过,当侧支血流缺乏或不充分时,不可行单纯结扎。肝固有动脉、腹腔动脉和肠系膜上动脉的动脉瘤大多数需要结扎或切除附加血管重建。

开放手术能在全身麻醉下通过正中切口、横行切口或双侧肋下切口来完成。作为选择之一,腹腔镜修复术能提供一种微创的方法,可能最适用于治疗脾动脉瘤。虽然腹腔镜技术由于术后疼痛更轻和住院时间更短而受到青睐,但其更被推荐应用于无破裂迹象、血流动力学稳定的患者。

血管腔内技术的发展为内脏动脉瘤的治疗提供了一种微创方法,具有明显优势,如:住院时间更短,恢复更快。某些情况下,血管腔内技术可能优于开放手术。特别是在有病变的腹腔,如:胰腺炎相关的脾动脉假性动脉瘤或腹腔感染,以及实质脏器内动脉瘤,最好应用血管腔内治疗。此外,同时患有严重病变,有开放手术禁忌证的患者,也是血管腔内介入治疗的理想选择。然而,血管腔内治疗有其特有的并发症和注意点,如:径路血管相关损伤、造影剂毒性和过敏反应、动脉夹层和血栓形成以及非靶器官栓塞等。相应的方法包括弹簧圈栓塞、覆膜支架覆盖等。当进行血管腔内治疗时,必须考虑到所涉及的血管、潜在的病因和终末器官的状况。此外,动脉瘤形态学和部位常能指导最佳的血管腔内治疗方法。

破裂或有症状的脾动脉瘤需要紧急处理。另外,妊娠妇女或生育年龄的女性动脉瘤患者也必须治疗。相对不紧急的治疗指征包括:增大或直径大于2cm,但大小的标准并非绝对。部分学者主张伴随门静脉高压或肝移植受体患者都应考虑治疗。当然,患者的年龄和医疗条件也对决定是否干预起作用。除了上述需要治疗脾动脉瘤的特殊临床情况外,当手术风险较低时,多数血管外科医生会考虑对无症状,病变直径大于2cm的患者择期进行干预。脾动脉瘤传统的外科治疗包括:脾动脉近端或中端病变可行血管近远端结扎或动脉瘤切除(或两者同时)。一般不需施行远端脾动脉重建,因为胃短动脉的侧支血流可灌注脾。对接近脾门的远端病变,常行脾切除。脾实质内涉及脾内分支的动脉瘤,也需行脾切除。为治疗这些远端病变,有时还要行远端胰腺切除。腹腔镜下使用夹闭或旷置已有报道。腹腔镜下血管夹闭结合弹簧圈栓塞已被推荐为胰腺后位脾动脉瘤的治疗方法,因为用传统手术方式显露此处极为困难。近年来,脾动脉瘤腔内隔绝技术的应用普遍获得成功。治疗方案包括:瘤体近远端弹簧圈栓塞,可以有效地控制病变,远端病变栓塞时,有脾梗死和胰腺炎的可能,故应该对这些患者进行密切随访。另外,还有出血性脾动脉瘤进行栓塞后,出现弹簧圈移位进入胃的报道。在个别的情况下,需要保留脾动脉的血流,比如门脉高压需要进行分流手术,在这种情况下,可以应用覆膜支架以保留脾动脉的血流。

肝动脉瘤的干预指征:有症状;无症状,但直径>2cm;快速增长的真性动脉瘤;肝内假性动脉瘤,常见于医源性损伤或外伤,不管直径大小都应修复;伴有结节性动脉周围炎,或纤维肌性发育异常,破裂风险高者。

　　根据肝动脉瘤的位置,肝外动脉瘤分为两类,可采取不同的手术方式。一类是胃十二指肠动脉近侧的肝动脉瘤,此时的肝动脉瘤远端由于具有足够的侧支血管,可行瘤体远近端血管结扎术或结扎加切除,而不影响肝脏的血供;另一类是肝动脉瘤累及胃十二指肠动脉的远端,则在动脉瘤切除后可能需要进行血管重建术,可选用人工血管或者自体血管,如髂内动脉、大隐静脉等进行搭桥重建。45% 患者的肝脏有丰富的侧支循环,在肝动脉血流阻断后96 小时内,就有来自膈、肋间血管、镰状韧带以及邻近肝叶的侧支循环。而且在正常情况下,肝动脉只提供肝脏 25% 的血供和 50% 的氧,另外 75% 的血供和 50% 的氧是由门静脉提供的,所以在肝动脉阻断后,肝表面的变色情况可以作为是否血管重建的依据。对于严重感染或者肝内动脉瘤病例,目前绝大多数采用肝动脉结扎术。对于肝内动脉瘤,结扎所有的供瘤血管包括侧支血管是手术成功的关键。结扎失败或者是肝内巨大动脉瘤,可考虑切除动脉瘤所在的肝叶或者肝段。近年来,动脉栓塞术作为新发展的技术,已成为治疗肝动脉瘤的一种重要方法,尤其适用于远端的肝动脉瘤、肝内动脉瘤以及不能耐受大手术者,成功率高达76%,但有肝动脉栓塞后的随访报道,发现再通率高达 42%。另外,也有覆膜支架进行治疗的报道。由于动脉栓塞术可能发生严重的并发症,如肝坏死、脓肿、败血症等,故需要经验丰富的血管外科及介入科医生进行动脉栓塞术。如果动脉栓塞失败,部分肝叶切除可以去除肝内动脉瘤引起的出血,在个别情况下,经皮穿刺进行凝血酶注射也可以作为治疗肝动脉假性动脉瘤的一种方法。

　　腹腔干动脉瘤破裂相关死亡率可达 50% 或更高。因此,除非存在影响疗效的合并症,对所有诊断明确、病变较大或有症状均需采取适当的治疗。

　　对于动脉瘤的大小没有绝对严格的标准作为治疗指征,>1.5cm 一般就应该接受治疗。在一组包含 18 例腹腔干动脉瘤的报道中,有 8 例无症状患者采取非手术治疗,仅有一例后来发生破裂。其他观察的腹腔干动脉瘤,在平均 91 个月的随访期间,没有增大或破裂的迹象。所以,治疗与否取决于综合权衡瘤体大小、解剖、病因和手术风险,个体化决策。与其他内脏动脉瘤一样,血管腔内技术和器械扩大了这些病例治疗方案的选择。为准确了解动脉瘤和远端动脉分支的解剖以及侧支循环的情况,必须行内脏动脉造影。同时合并存在隐匿性内脏动脉闭塞性病变是决定选择特殊治疗方案和是否必须施行血管重建的重要因素。其他解剖学特征,如合适的近端瘤颈是考虑是否选择血管腔内治疗的重要条件。对于腹腔干动脉瘤,外科手术方法包括:动脉瘤切除、动脉瘤缩缝和结扎。是否必须行腹腔动脉或腹腔动脉分支重建术取决于多种因素,包括动脉瘤本身的部位和肠系膜动脉侧支的情况。多数患者可耐受腹腔干结扎,但对存在基础肝病的患者可能存在隐患。动脉结扎后,通过肠系膜上动脉、胰十二指肠动脉和胃十二指肠动脉提供侧支血供。标准的重建方法是腹腔动脉瘤切除和主动脉 - 腹腔干旁路移植,常需使用人工血管材料。腹腔干孤立的囊状病变也有行动脉瘤缩缝术的报道。腔内技术可使用弹簧圈或胶合剂栓塞、血管腔内支架置入。腹腔干动脉瘤经弹簧圈栓塞后,有后期弹簧圈移位进入胃腔并导致致命性主动脉胃瘘的报道。

　　由于肠系膜上动脉瘤存在较高的破裂相关性死亡风险,因此,不论瘤体大小、症状如何都应考虑治疗。肠系膜上动脉假性动脉瘤,尤其是感染性动脉瘤,在诊断时通常已经有破裂征兆,更需要治疗。但是,对于小的、非感染性的、无症状或并发症的真性动脉瘤,观察和保守也是可取的。与其他内脏动脉瘤一样,治疗必须个体化,并根据病因、大小和病变解剖部位、合并症和手术风险等进行选择。当考虑外科治疗时,某些肠系膜动脉瘤可被安全得结扎和切除,因为通过腹腔动脉和肠系膜下动脉有广泛的侧支血流供应肠道。特别是囊状动脉瘤可以行动脉瘤缩缝。动脉重建材料可选择大隐静脉或人工血管。现代血管腔内技术为肠系膜上动脉瘤提供了新的治疗方法。弹簧圈、微粒或"粘合剂"的栓塞技术已经被成功应用。此外,覆膜支架隔绝动脉瘤具有保留肠道血液循环的优点,对于有内脏动脉闭塞性疾病或曾行肠切除造成正常侧支缺乏的患者尤其重要。对于自发性肠系膜上动脉夹层,一般推荐采用多种开放性手术行动脉重建,或者在血管腔内放置支架治疗。但是,对于自发性肠系膜上动脉夹层的治疗尚无共识。有人认为单纯抗凝是首选治疗方法,大量病例报道和文献描述可根据疼痛程度确定夹层片是否稳定,密切随访。

第六节　合并症的诊断治疗与预防

对罕见病合并特殊动脉瘤的认识非常重要。除许多胶原性血管疾病和炎性病变外,内脏动脉瘤可同时发生多发神经纤维瘤病。多发性内脏动脉瘤通常与结缔组织病、系统性红斑狼疮或细菌性心内膜炎导致的弥漫性败血症栓塞有关。有两种相关的疾病值得一提。结节性动脉周围炎是一种中小动脉的进展性炎症性疾病,被认为是系统性坏死性血管炎的一种类型。这种病的患者常有肠系膜、肝和肾动脉的多发性小动脉瘤,并会发生自发性破裂。如果破裂,对于远端内脏动脉的分支小动脉瘤可以采用结扎出血血管的方法治疗。结节性动脉周围炎患者如诊断有无症状动脉瘤,可先是的应用免疫抑制剂或细胞毒素治疗。已有证据表明,经药物治疗后,动脉瘤确实可消退。遗传性结缔组织疾病 Ehlers-Danlos 综合征的患者,由于其血管十分脆弱,易形成动脉瘤和发生非动脉瘤血管的自发性破裂。关于 Ehlers-Danlos 综合征患者内脏动脉瘤的报道显示平均分布于肝、脾、肾和腹腔干。这些患者的外科修复非常困难,在可能的情况下结扎要优于血管重建。血管腔内技术治疗此类患者具有明显的优势。

关于血管腔内修复,特别需要关注的是靶器官缺血的风险。介入治疗直接相关的并发症会导致缺血,如:动脉夹层、急性血栓形成、非靶器官栓塞或血管闭塞后侧支循环不足。有学者报道的一组病例中,40% 脾动脉瘤患者接受血管腔内治疗后发生栓塞后综合征,表现为左侧腹部不适或其他脾缺血的证据,但多具有自限性。其他学者也报道了相似的血管腔内治疗后终末器官缺血的发生率,然而临床意义有待确定。有研究发现血管腔内治疗脾动脉瘤的 15 例患者中 6 例具有脾梗死的证据,其中一例因脾动脉夹层和完全血栓形成需行脾切除,其余脾梗死是经影像学随访时被发现的,但没有出现临床后果。在一组 11 例行血管腔内治疗的远端脾动脉瘤报道中,4 例发生了血管腔内治疗相关的并发症,1 例远期复发、2 例大面积脾梗死、1 例重症胰腺炎。有学者认为,脾门部的动脉瘤病变最好通过开放性手术修复和脾切除术来治疗。

第七节　预防与预后

开放手术的治疗结果主要取决于手术是择期还是紧急施行、病变解剖的复杂性及需要手术修复的范围。很多报道称内脏动脉瘤破裂的急诊手术死亡率大于 50%,而择期治疗的围手术期并发症和死亡率显著降低。腔内治疗近期技术成功率较高,但长期效果不确定。

有学者研究了 25 例患者中 29 个内脏动脉瘤,9 例采用了瘤腔栓塞、6 例隔绝、10 例使用弹簧圈栓塞流入动脉、2 例覆膜支架置入、2 例经皮超声引导下注射凝血酶。平均随访超过 19 个月,发现 10% 的患者在 1 个月时出现再灌注迹象,所有病例再次腔内治疗成功。其他学者也发现了类似的早期再通率。有研究报道 59 例患者中有 7 例在首次血管腔内治疗后需要一次或多次行再介入治疗,平均再干预时间为 2.1 个月。即使二期手术治疗成功后,仍需要继续监测,因为对血管腔内治疗后内脏动脉瘤的自然病程仍不清楚。特别是对通过弹簧圈或凝血酶栓塞治疗的真性囊状动脉瘤与用覆膜支架隔绝的效果不同,这些动脉瘤没有在技术上与动脉循环隔绝。动脉瘤腔内血栓形成并不能防止压力通过血栓传导至动脉瘤瘤腔,最终仍可能发生动脉瘤扩大破裂。

（方　刚　董智慧　符伟国）

● 推荐阅读

1. Trastek VF, Pairolero PC, Bernatz PE.Splenic artery aneurysms.World Journal of surgery,1985,9(3):378-83.

2. Stanley JC, Fry WJ.Pathogenesis and clinical significance of splenic artery aneurysms.Surgery,1974,76(6):898-909.

3. Pitton MB, Dappa E, Jungmann F, et al.Visceral artery aneurysms: Incidence, management, and outcome analysis in a tertiary care center over one decade.European radiology,2015,25(7):2004-14.

4. Shukla AJ, Eid R, Fish L, et al.Contemporary outcomes of intact and ruptured visceral artery aneurysms.Journal of vascular surgery,2015,61(6):1442-7.

5. Corey MR, Ergul EA, Cambria RP, et al.The natural history of splanchnic artery aneurysms and outcomes after operative intervention.Journal of vascular surgery,2016,63(4):949-57.

6. Hemp JH, Sabri SS.Endovascular management of visceral arterial aneurysms.Techniques in vascular and interventional radiology,2015,18(1):14-23.

7. Dave SP, Reis ED, Hossain A, et al.Splenic artery aneurysm in the 1990s.Annals of vascular surgery,2000,14(3):223-9.

8. Pilleul F, Beuf O.Diagnosis of splanchnic artery aneurysms and pseudoaneurysms, with special reference to contrast enhanced 3D magnetic resonance angiography: a review.Acta radiologica,2004,45(7):702-8.

9. Tulsyan N, Kashyap VS, Greenberg RK, et al.The endovascular management of visceral artery aneurysms and pseudoaneurysms.Journal of vascular surgery,2007,45(2):276-83, discussion 83.

10. Fang G, Fu W, Dong Z.Endovascular treatment for imminent rupture of a giant aberrant splenic aneurysm. Journal of vascular surgery,2017,65(2):544.

第二十八章　静脉血栓栓塞症

第一节　下肢深静脉血栓形成

下肢深静脉血栓形成(deep venous thrombosis,DVT)是临床上常见的周围血管疾病之一,是指血液在下肢深静脉内不正常凝结引起的静脉回流障碍性疾病,DVT 发生后除可以造成病人肢体肿胀、疼痛、行走障碍外,还可以造成严重的并发症,如血栓脱落可导致肺动脉栓塞(pulmonary embolism,PE)其中一部分为致死性。此外,DVT 常导致血栓后综合征(post-thrombotic syndrome,PTS),造成患者长期病痛,影响生活和工作能力,甚至可致残。近年来国际上对 DVT 的诊治得到了极大的重视,并将 DVT 与 PE 统称为静脉血栓栓塞症(venous thromboembolism,VTE),认为是同一疾病在不同阶段的临床表现,两者发病机制上有因果关系且诊治方面相成相辅。据统计,在血管疾病中,VTE 的发生率仅处于急性冠状动脉综合征和脑卒中之后,是第三大常见的血管疾病。DVT 的发病率在我国呈逐年上升趋势,在欧美地区的发生率约为 0.1%;国内外报道约 90%PE 栓子来源于下肢 DVT。由于下肢 DVT 早期可能缺乏特异性的临床表现,因此选择合适的诊断方法对于 DVT 的早期诊断和治疗尤为重要。

一、病因或危险因素

(一)遗传性因素相关的易栓症

是指由遗传性因素引起的抗凝血因子或纤溶活性缺陷而易发生血栓形成的一类疾病,遗传性因素包括抗凝血酶缺陷、蛋白 C 缺陷、蛋白 S 缺陷、F V leiden 突变等。

(二)获得性高凝状态

获得性因素包括抗磷脂抗体综合征、高同型半胱氨酸血症、炎症和感染、妊娠、手术、外伤、肿瘤、口服避孕药、激素替代疗法等。

二、发病机制

早在 1856 年,德国病理学家 Virchow 提出静脉血栓栓塞症(venous thrombus embolism,VTE)VTE 形成的三大因素:血流速度的异常;血管壁内皮细胞损伤;血液中成分改变。不论是先天性遗传因素引起的 VTE,还是后天获得性因素引起的 VTE,其根本的机制都离不开这三大因素。

(一)血流速度的异常

静脉中血液淤滞,尤其是血流在深静脉瓣膜附近容易产生涡流,会发生缺氧而产生氧化应激反应,引起内皮细胞损伤和促炎状态的发生,内皮细胞的促炎性状态会引起单核细胞、粒细胞、血小板及微粒(microparticles,MPs)的局部聚集和活化,将会引起组织因子(tissue factor,TF)的局部暴露,从而激活外源性凝血途径。受损的粒细胞开始释放中性粒细胞胞外片段,凝血Ⅻ因子可被激活,从而引起内源性凝血途径的激活,进而引起血栓形成。

长期卧床、制动、石膏固定及部分需要暂时阻断血流的手术等可以造成静脉血流淤滞都是 DVT 的典型危险因素。左髂静脉压迫综合征(Cockett 综合征)是左下肢静脉血栓发生率较右下肢高的原因。长途飞行相关的 DVT 在某种程度上是由于在飞行过程中肢体血流状态的异常而引起,造成这种异常的原因包括肢体制动、飞机机舱内气压的变化、机舱内缺氧及饮用有利尿作用的咖啡及含糖饮料。与肥胖相关的 DVT,可能与 BMI 指数高的人有慢性的腹压增高或久坐的生活习惯造成股静脉血流速度减慢有关。同样,孕妇易患 DVT,可能是怀孕孕妇子宫对于髂静脉和下腔静脉的压迫有关,尤其是在孕期的 3 到 9 个月,妊娠子宫对盆腔静脉的压迫在 DVT 形成中起了更为重要的作用。还有一个因素可能是黄体酮引起的静脉扩张。

(二)血管内皮细胞的损伤

直接导致静脉壁损伤的物理因素如静脉穿刺、中心静脉置管、外伤、骨折和手术等可以造成的损伤部位的静脉内皮细胞破坏而诱发血栓形成。在病理条件下,内皮细胞可以分泌组织因子、血管性血友病因子和纤维连接蛋白等细胞因子,使内膜抗凝转化为致凝性能,造成血栓的凝集。在远距损伤静脉的血管,由于应答反应性白细胞黏附增多和内膜通透性增加,可以诱发前凝血质活化,抑制抗凝机制和激活多核白细胞受体配位体,使静脉内膜处于病理性促凝血状态。白细胞介素 -1 和肿瘤坏死因子造成的内皮细胞损伤造是深静脉血栓形成重要原因。

(三)血液成分的改变

血小板、红细胞数量和功能的改变,纤溶活性减低和(或)纤溶抑制剂的增加异常凝血酶原及纤维蛋白原增高、异常纤维蛋白原血症、FVIII 活性增高等。抗凝血酶、蛋白 C、蛋白 S 量或质的缺陷,以及血液中 F V Leiden 突变、凝血酶原 G20201A 异常均增加 DVT 的危险。

三、临床表现

(一)危险因素评估

DVT 的危险因素的评估对建立 DVT 的诊断和治疗都有重要意义。DVT 的临床可能性评估:采用 Wells 临床评分,见表 28-1。临床可能性:低度 ≤0;中度,1~2 分;高度,≥3。若双侧下肢均有症状,以症状严重的一侧为准。

表 28-1 下肢深静脉血栓诊断的临床评分

临床特征	分值
肿瘤	1
瘫痪、不完全瘫痪或近期下肢石膏固定	1
近期卧床 >3 天,或 12 周内需要全麻或局部麻醉的大手术	1
沿深静脉走行的局部疼痛	1
整个下肢的水肿	1
与无症状侧相比,小腿肿胀大于 3cm(胫骨粗隆下 10cm 处测量)	1
局限于有症状腿部的凹陷性水肿	1
浅静脉侧支循环(非静脉曲张)	1

续表

临床特征	分值
可做出非 DVT 的其他诊断	2
浅静脉的侧支循环（无静脉曲张的情况下）	1
DVT 和其他疾病的诊断的可能性一样大	-2

（二）症状

患肢肿胀、疼痛，活动后加重，抬高肢体可好转。偶有发热、心率加快。

（三）体征

血栓远端肢体或全肢体肿胀，皮肤呈青紫色，皮温降低。如果累及动脉，可出现远端动脉搏动减弱或消失。血栓发生在小腿肌肉静脉丛时，可出现血栓部位压痛（Homans 征和 Neuhofs 征阳性）：

Homans 征：患肢伸直，踝关节背屈时，由于腓肠肌和比目鱼肌被动牵拉而刺激小腿肌肉内病变的静脉，引起小腿肌肉深部疼痛，为阳性。

Neuhofs 征（即腓肠肌压迫试验）：刺激小腿肌肉内病变的静脉，引起小腿肌肉深部疼痛，为阳性。

（四）临床分型

临床上通常根据血栓所累及的部位及范围将之分为三种类型：中央型——主要累及髂静脉和股总静脉。周围型——主要累及膝下深静脉，如胫前、胫后、腓静脉等。混合型——中央型与周围型同时存在。

（五）临床分期

根据发病时间，DVT 分为急性期、亚急性期和慢性期。急性期是指发病 14 天以内；亚急性期是指发病 15~30 天；发病 30 天以后进入慢性期；早期 DVT 包括急性期和亚急性期。但是多年的临床研究与实践，作者认为单纯按时间进行分类是不合理的，应该将血栓分为稳定性与不稳定性，判断血栓的稳定性主要依靠病人的临床表现、体征、血栓的新鲜度（血管超声）以及 D- 二聚体的变化。

（六）股青肿

是下肢 DVT 中最严重的情况，由于髂股静脉及其属支血栓阻塞，静脉回流严重受阻，组织张力极高，导致下肢动脉受压和痉挛，肢体缺血。临床表现为下肢极度肿胀、剧痛、皮肤发亮呈青紫色、皮温低伴有水疱，足背动脉搏动消失，全身反应强烈，体温升高。如不及时处理，可发生休克和静脉性坏疽。

（七）静脉血栓脱落

静脉血栓一旦脱落，可随血流漂移、堵塞肺动脉主干或分支，根据肺循环障碍的不同程度引起相应 PE 的临床表现。

（八）慢性期可发展为深静脉血栓后综合征（post-thrombotic syndrome，PTS）

一般是指急性下肢 DVT6 个月后，出现慢性下肢静脉功能不全的临床表现，包括患肢的沉重、胀痛、静脉曲张、皮肤瘙痒、色素沉着、湿疹等，严重者出现下肢的高度肿胀、脂性硬皮病、经久不愈的溃疡。

四、实验室检查

血浆 D- 二聚体:D- 二聚体为交联纤维蛋白的特异性降解产物之一,是继发性纤溶的特有代谢产物,可对纤维蛋白形成或降解等情况进行评估,包括急性下肢深静脉血栓形成。通常用于诊断急性 DVT 的灵敏度较高,但不具有特异性。正常 D- 二聚体检查结果有助于排除 DVT。

五、辅助检查

(一)多普勒超声检查

彩色多普勒超声具有简便易行、快捷、成本低、重复性好及无创等特点,是 DVT 诊断的首选方法。彩色多普勒超声检查敏感性、准确性均较高。DVT 声像图表现为急性血栓者静脉内径增宽,完全阻塞时血管内充满絮状均质低回声,管壁规则清晰,探头加压血管不能被压瘪,彩色多普勒血流图(Color Doppler Flow Imagine,CDFI)检测管腔内未见血流显示,脉冲多普勒(pulsed wave Doppler,PW)检测不到血流信号,当部分栓塞时病变血管腔内可见不规则均质低回声,部分呈线样改变或可见淤泥样点状低回声,CDFI 于部分阻塞处可见彩色血流信号呈细束状或充盈缺损,挤压远端肢体,可见血流充填信号,PW 检测阻塞近端血流速度减低,远端血流期相减弱或消失。慢性血栓管径粗细不均,管壁增厚粗糙、回声增强、血栓呈高回声或强弱不等的回声;CDFI 见"轨道征";PW 测到低速血流信号,部分患肢血管周围可见侧支循环建立。探头加压试验能提高检查的敏感性和准确度,其对近心端 DVT(如股、腘静脉)敏感度达 96.5%。由于膝下深静脉变异较多及腹部超声检查受到影响因素较多,导致超声检测腹部及膝下 DVT 的灵敏性和特异性降低。

(二)螺旋 CT 静脉成像

螺旋 CT 具有扫描速度快、范围广、Z 轴空间分辨率高以及强大的后处理能力,螺旋 CT 静脉成像(CT venography,CTV)成为下肢 DVT 的诊断方法之一。其主要征象包括:受累肢体肿胀,原始轴位图上血管腔内的充盈缺损,重建图像上显示管腔狭窄、中断或变细,明显浅静脉、侧支静脉扩张、迂曲。CTV 可多角度显示下肢静脉血管病变的部位、范围,并可同时检查腹部、盆腔以寻找阻塞的可能原因,还可以同时行三维重建图像;在近心大静脉的 DVT 诊断上 CTV 的敏感性和特异性均在 90% 以上。其缺点在于:需要使用对比剂、有辐射、有条纹状伪影、费用高、小腿静脉血栓诊断率低。

(三)MRI 静脉成像

MRI 静脉成像(MR venography,MRV)可以无造影剂而使用相位对比或时间飞跃技术来诊断 DVT;对比增强技术能够使采集时间缩短,并且使血流缓慢或静脉迂曲的部位的准确性增高。由于可以双侧同时显示,有利于了解对侧血管情况,并能较清晰显示盆腔和下腔静脉血栓,是诊断下肢 DVT 的一种可靠检查方法。MRV 能够十分准确地评估近心的大血管,如盆腔静脉及股总静脉,其敏感性高达 100%、特异性高达 98%。但对远心端的小血管如小腿静脉上却没有什么用处。

(四)静脉造影

在数字减影下(digital substraction angiography,DSA)下行下肢静脉造影,只需一次注射造影剂即可获得全部下肢静脉减影图像,大大地减少了造影剂的摄入量和 X 线的曝光量,并通过减影除去骨骼和软组织影,使血管显示更加清楚。通过 DSA 动态图像回放、减影和非减影图像以及后处理系统,由远端向近端随血管逐渐显影,逐节反复观察血管显影情况,这样有益于更清楚显示病变的部位、形态、范围,血栓形成后的再通和侧支循环等情况,避免因全部静脉显影而产生的重叠干扰。下肢 DVT 的征象为:深静脉不显影或造影剂受阻、管腔内充盈缺损、深静脉再通后静脉管腔呈不规则狭窄或侧支静脉显影。以往静脉造影被认为是诊断下肢 DVT 的"金标准",不过目前这一技术费用较高,有静脉炎和静脉血栓的并发症,需要专业的导管介入技术训练,这些都使得其应用受到了很大的限制。并且其缺点也是很明显的,它是一种有创性检查,费用昂贵,必须使用造影剂,可能出现皮肤瘙痒、恶心、呕吐等造影剂反应;病人的放射性暴露高,限制了孕妇等的应用;偶尔可加重静脉血栓形成或造成血栓脱落;且不能区分引起血管狭窄的原因是管内或管外因素,也不能与健侧比较。

(五)抗体积描记测定

对有症状的近端 DVT 具有很高的敏感性和特异性,且操作简单,费用较低。但对无症状 DVT 的敏感性差、阳性率低。随着诊断技术的飞速发展,临床医生用于诊断 DVT 的方法越来越多,需结合每位病人的具体情况,具体对待,有时需要联合多种诊断方法以明确诊断。

(六)放射性核素血管扫描检查

利用核素在下肢深静脉血流或血块中浓度增加,通过扫描而成像,对 DVT 诊断是有价值的无创检查。

六、诊断

由于静脉血栓在体内形成的隐匿性,初期血栓的形成在不影响血液流变学的情况下,患者多无症状;一旦症状出现时,血栓形成已有一个较长的潜在病程;导致治疗效果不佳及相关并发症的发生率大大增加。因此,下肢 DVT 的诊断不能仅凭临床表现,还需要依靠相关的辅助检查(图 28-1)。

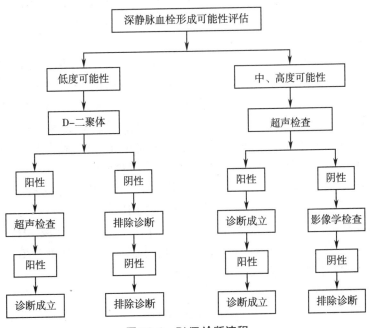

图 28-1　DVT 诊断流程

七、治疗

DVT 治疗主要分为三方面，即：抑制血栓的繁殖与发展、消除血栓、预防血栓复发以及治疗血栓并发症如：PE、PTS 等。

（一）抗凝治疗

1. 抗凝疗法适应证 抗凝是 DVT 的基本治疗，抗凝疗法并不能溶解已形成的血栓，但能通过延长凝血时间来抑制血栓蔓延和再发，也有利于血栓的自溶和管腔再通，从而减轻症状、降低 PE 发生率和病死率。抗凝疗法的适应证：① DVT 早期治疗阶段，有利于控制病情进展，预防其他部位再发血栓形成，即使病情迁延也适用。②作为溶栓和手术取栓后的辅助疗法，防止血栓再发。③作为预防肺栓塞放置腔静脉滤器后的辅助疗法。④肌肉内小静脉丛血栓形成，范围小，不影响主干静脉血液回流，可用抗凝疗法促使病灶稳定和自体消融，预防繁衍和并发肺栓塞的可能。禁忌证包括：脑科术后；活动性溃疡病、高血压、脑出血；出血性疾病或有出血倾向；心、肝、肾功能不全；活动性肺结核，尤其合并空洞者。

2. 抗凝药物种类和治疗方法

（1）普通肝素：治疗剂量个体差异较大，使用时必须监测凝血功能，一般采用静脉持续给药。起始剂量为 80~100U/kg 静脉推注，之后以 10~20U/(kg·h) 静脉泵入，以后每 4~6 小时根据活化部分凝血活酶时间（APTT）作调整，使 APTT 的国际标准化比值（INR）保持在 2.0~3.0。普通肝素可引起血小板减少症（HIT），在使用的第 3~6 天应复查血小板计数；HIT 诊断成立，则停用普通肝素。

（2）低分子肝素：出血性副作用少，HIT 发生率低于普通肝素，使用时大多数患者无须监测凝血功能。临床按体质量给药，每次 100U/kg，每 12 小时 1 次，皮下注射，肾功能不全者慎用。

（3）直接Ⅱa 因子抑制剂（如阿加曲班）：相对分子质量低，能进入血栓内部，对血栓中凝血酶的抑制能力强于普通肝素。HIT 及存在 HIT 风险的患者更加适合使用。

（4）间接Ⅹa 因子抑制剂（如磺达肝癸钠）：治疗剂量个体差异小，每日 1 次，无须监测凝血功能。对肾功能影响小于低分子肝素。

（5）维生素 K 拮抗剂（华法林）：是长期抗凝治疗的主要口服药物，效果评估需监测凝血功能的 INR。治疗剂量范围窄，个体差异大，药效易受多种食物和药物影响。治疗首日常与低分子肝素或普通肝素联合使用，建议剂量 2.5~6.0mg/d，2~3 天后开始测定 INR，当 INR 稳定在 2.0~3.0 并持续 24 小时后停低分子肝素或普通肝素，继续华法林治疗。

（6）直接Ⅹa 因子抑制剂（如利伐沙班）：治疗剂量个体差异小，无须监测凝血功能。单药治疗急性 DVT 与标准治疗（LMWH 与华法林合用）疗效相当。

对于急性 DVT 病人，推荐肠外抗凝剂和利伐沙班作为初始抗凝治疗，其中肠外抗凝剂建议使用 LMWH 或磺达肝癸钠优于静脉或皮下注射 UH 治疗。也可以应用 VKA 如华法林联合 LMWH 或 UH 治疗，在 INR 达标且稳定 24 小时后，停用 LMWH 或 UH。高度怀疑 DVT 者，如无抗凝治疗禁忌证，在等待检查结果期间可行抗凝治疗，根据确诊结果决定是否继续抗凝。有严重肾功能不全的患者建议使用普通肝素。

（二）血栓消除治疗

1. 溶栓指征 溶血栓治疗的利弊始终为争议的焦点。曾证实溶血栓疗法较标准抗凝治疗能使患者的静脉开放提早，可迅速减轻症状，恢复正常静脉血流，保护静脉瓣膜功能，过去临床上主要采用静脉给药,全身溶栓方法。这种方法效果不良且时常出现出血并发症。历经多年的研究和探索,溶栓方法被改进,通过介入方法将多孔的溶栓导管(catheter directed thrombolysis,CDT)直接植入血栓部位内进行接触性溶栓,效果良好,特别是对于广泛的髂股静脉血栓形成者或病程 <72 小时的患者,或者某些广泛的急性近端 DVT 患者(症状 <14 天),同时溶栓治疗也适用于大面积肺栓塞和股青肿的病人。导管接触性溶栓可以提高血栓溶解率,降低静脉血栓后遗症的发生率,同时治疗时间短,并发症少,保留深静脉瓣膜功能,减少 PTS 发生。溶栓的禁忌证包括:近期消化道出血;急性高血压,血压控制不佳;有出血性脑卒中病史者;严重肝肾功能不全者;妊娠。常用的溶栓治疗药物有尿激酶、链激酶、组织型纤溶酶原激活剂(r-tPA)、纤维蛋白溶酶(如巴曲酶)等,应根据患者具体情况,选择有效而安全的溶栓剂量。

2. 手术取栓　手术静脉取栓是清除血栓的有效治疗方法,可迅速解除静脉梗阻。常用 Fogarty 导管经股静脉取出髂静脉血栓,用挤压驱栓或顺行取栓清除股腘静脉血栓消除。该方法主要用于近端早期深静脉血栓,特别是对那些严重患者,如某些严重的髂股静脉血栓,股青肿患者,以减轻早期症状,挽救肢体,但是这是一种有创治疗方法。

3. 机械血栓清除术　经皮机械性血栓清除术(percutaneous mechanical thrombectomy,PMT)主要是采用旋转涡轮或流体动力的原理打碎或抽吸血栓,从而达到迅速清除或减少血栓负荷、解除静脉阻塞的作用。临床资料证实 PMT 安全、有效,与 CDT 联合使用能够减少溶栓药物剂量、缩短住院时间。

4. 祛聚治疗　祛聚治疗药物包括抗血小板药物(如阿司匹林、双嘧达莫等)、降低血液黏度药物(如右旋糖苷、丹参等)和静脉血管活性药物(如黄酮类、七叶皂苷类等)等。在处理静脉血栓形成中,常作为辅助疗法,而不作为单独疗法。低分子或中分子右旋糖酐具有抑制小板聚集,补充血容量,稀释血液,降低血黏度,保护血管内皮细胞以及降纤等作用。丹参具有抗凝、降低血黏度及促进纤溶等作用。黄酮类可以促进静脉血液回流,减轻患肢肿胀和疼痛,从而改善症状。七叶皂苷类具有抗炎、减少渗出、增加静脉血管张力、改善血液循环、保护血管壁等作用。对于慢性期 DVT 患者,建议服用静脉血管活性药物维持治疗。

(三) 对症治疗

在 DVT 的急性期,往往伴有疼痛、血管痉挛等症状。对于难以忍受疼痛的患者,可给予镇静剂或止痛剂缓解疼痛,可选择巴比妥类药物、水杨酸盐、可待因等药物。对于血管痉挛患者,为协助肢体的血液循环,促进侧支循环建立,缓解血管痉挛,可以给予交感神经阻滞药物,如应用普鲁卡因的区域交感神经阻滞术,或者给予妥拉唑林(日服 3 次,每次 25mg 或肌内注射 50~70mg)、双氢麦角胺(肌内注射 0.3mg)等。每天进行,直至急性期过去才停止。

(四) 体位和物理治疗

静脉血栓形成后,一般主张采用卧床休息,抬高患肢,肢体的位置宜高于心脏平面约 20~30cm,膝关节处于 5°~10° 屈曲位,严禁对患肢挤压和按摩。完全卧床休息的时间不必过长,一般为 10 天。当全身症状和局部压痛消失后,即可开始进行轻度活动。抬高肢体,有利于静脉血液回流,减轻水肿程度,必须严格执行。起床活动后,应穿医用弹力袜或用弹力绷带,以适当地压迫浅静脉,并促使深静脉血液回流,减轻下肢静脉淤血。弹力袜或弹力绷带对防止下肢深静脉血栓形成后遗症的出现及减轻下肢粗肿、胀痛均有较好的效果。

(五) DVT 长期治疗

DVT 患者的长期治疗是指发病时间 >30 天后的保守治疗,主要是需长期应用抗凝等治疗防止血栓蔓延和（或）血栓复发。

1. **抗凝药物** 维生素K拮抗剂（华法林）、直接Xa因子抑制剂（如利伐沙班）和凝血酶直接抑制剂（如达比加群）等对预防复发有效，其中达比加群和利伐沙班无须监测凝血功能，且在骨科大手术（如髋关节或膝关节置换术）后发生DVT病人长期治疗的效果优于华法林，但达比加群具有肝毒性，可引起转氨酶升高，而利伐沙班价格较昂贵。而维生素K拮抗剂需监测INR，低标准强度治疗（INR 1.5~1.9）效果有限，而且不能减少出血的发生率，高标准强度治疗（INR 3.1~4.0）并不能产生更好的抗栓效果，相反出血风险增加。建议如果使用维生素K拮抗剂，治疗过程中应使INR维持在2.0~3.0，并且需定期监测。

2. **抗凝疗程** 根据DVT的发生情况，强调个体化评估确定疗程：继发于一过性危险因素（如外科手术）的首次发生的DVT患者，3个月的抗凝治疗已经足够；对危险因素不明的情况下首次发生DVT的患者进行随机对照试验，比较疗程为1~2年与3~6个月的抗凝治疗效果，发现延长疗程能够有效地降低VTE的复发率，但出血的危险性增加；此类患者是否进行长疗程的抗凝治疗应充分权衡其利弊；对于无诱因的DVT患者，如果伴有低度或中度出血风险，建议给予超过3个月的抗凝治疗，如果伴有高度出血风险，推荐持续3个月抗凝治疗即可；对于伴有癌症的首次发生DVT的患者，应用低分子肝素3~6个月后，长期口服维生素K拮抗剂治疗；具有血栓形成的原发性因素的首次发生DVT的患者，复发率较高，长期口服维生素拮抗剂的治疗是有益的；反复发病的DVT患者，长期抗凝治疗对预防复发和控制血栓蔓延有益，但需定期评估出血风险。

（六）腔静脉滤器的临床应用

肺动脉栓塞是一种继发性疾病，原因多数来自于肢体静脉血栓形成后的脱落，这一观点目前已达到共识。因此预防肺动脉栓塞的发生是完全可能并且是非常重要的。预防的具体方法为主动预防与被动预防两种。主动预防是预防肢体静脉血栓形成。被动预防对已形成肢体静脉血栓并已导致或可能导致肺动脉栓塞的病例进行腔静脉栓子脱落拦截。目前腔静脉滤器主要有三大类：永久型（植入后不取出）、临时型（植入后在某一时间段内必须取出）、可转换型（植入后既可以取出，也可以永久放置），还有一种可转换滤器在不用时可以变成静脉支架。

临床上不推荐常规应用滤器，滤器应用必须遵循严格指正。腔静脉滤器植入指征：已经发生或高度怀疑PE的DVT病人；在抗凝治疗中的DVT病人发生PE；抗凝治疗DVT的病人发生合并症，不能进一步治疗；DVT/PE出现抗凝治疗的禁忌证；肺动脉血栓手术或血栓消融术；可疑腔静脉内有游离大块血栓。

第二节　急性肺栓塞

肺栓塞（pulmonary embolism，PE）是内源性或外源性栓子阻塞肺动脉引起的以肺循环和呼吸功能障碍为主要临床表现的一种疾病。静脉系统或右心的血栓阻塞肺动脉或其分支所致的肺血栓栓塞症（pulmonary thromboembolism，PTE）是最常见的肺栓塞。其主要原因为深静脉血栓形成（deep venous thrombosis，DVT）。由于PE与DVT，是同一种疾病病程中两个不同阶段，因此统称为静脉血栓栓塞症（venous thromboembolism，VTE）。美国每年发生致死性和非致死症状性VTE超过90万例，其中约29.64万例死亡。在致死性病例中，约60%的患者被漏诊,只有 7% 的患者得到及时与正确的诊断和治疗。我国目前尚缺乏肺栓塞的准确的流行病学资料。急性肺动脉栓塞已成为三大心血管疾病之一。

急性肺栓塞具有早期发现难、发病急、病亡率高的特点。在临床上易误诊、漏诊,导致治疗不及时,是导致住院患者严重并发症和死亡的主要原因。临床医师应充分认识肺栓塞的危险性,使患者得到及时诊治。

一、危险因素

肺栓塞危险因素包括先天性(易栓症)和获得性危险因素,与下肢深静脉血栓相同。

二、病理生理学

急性肺栓塞发生时,肺动脉管腔阻塞,血流减少或中断,可导致不同程度的呼吸功能和血流动力学改变。严重患者肺血管阻力突然增加肺动脉压升高,心输出量下降,严重时因冠状动脉和脑动脉供血不足,导致晕厥甚至死亡。

肺栓塞可导致气道阻力增加、相对性肺泡低通气、肺泡无效腔增大以及肺内动静脉分流等呼吸功能改变引起低氧血症。肺栓塞后可引起反射性支气管痉挛,增加气道阻力,肺通气量减少。肺栓塞后肺泡表面活性物质减少,肺顺应性下降,促进肺泡上皮通透性增加,引起局部或弥漫性肺水肿,通气和弥散功能下降。肺栓塞部分会产生生理性肺泡死腔,形成无效腔样通气,不能进行气体交换。未栓塞部分肺血流量相对增加,在这些区域大部分的血液都会快速通过肺静脉床,形成一种假性分流,导致血液在肺泡进行气体交换的时间减少。肺不张、肺血管收缩导致肺内动静脉血分流,加重肺栓塞肺通气 / 灌注比例严重失衡。

肺循环阻力增加时,肺动脉压升高,最终发生右心功能不全。5- 羟色胺等缩血管物质分泌增多、缺氧及反射性肺动脉收缩痉会导致肺血管阻力及肺动脉压力进一步升高。肺血管床面积减少 30%~40% 时肺动脉平均压可达 30mmHg(1mmHg=0.133kPa)以上,右心室平均压可升高;肺血管床面积减少 40%~50% 时肺动脉平均压可达 40mmHg,右心室充盈压升高,心指数下降;肺血管床面积减少 50%~70% 时可出现持续性肺动脉高压;肺血管床面积减少 >85% 可导致猝死。肺动脉压迅速升高会导致右心室后负荷突然增加,引起右心室扩张、室壁张力增加。右心室扩张会引起室间隔左移,导致左心室舒张末期容积减少和充盈减少,以及回左心血量的减少,引起心排血量减少,体循环血压下降,冠状动脉供血减少及心肌缺血。严重肺栓塞可引起右室壁张力增加导致右冠状动脉供血减少,同时右心室心肌氧耗增多,可导致心肌缺血、心肌梗死、心源性休克甚至死亡。肺血管床阻塞范围和基础心肺功能状态是右心功能不全是否发生的最重要因素。

三、临床表现

(一)症状

肺栓塞缺少特异性临床表现,临床表现主要取决于栓子的大小、数量、栓塞的部位及患者心、肺等器官的基础疾病。一般的症状是呼吸急促和呼吸困难,但是在大面积肺栓塞的患者中,可能会发生昏厥和低血压休克,甚至猝死。肺梗死可表现出"肺梗死三联征",表现为胸膜炎性胸痛或心绞痛样疼痛、咯血、呼吸困难。

呼吸困难是肺动脉栓塞最常见症状,多表现为劳力性呼吸困难。尤以活动后明显,可能与呼吸、循环功能失调有关,呼吸频率可高达 40~50 次 / 分。胸痛可突然发生,多与呼吸有关,呈胸膜性疼痛者多见,为较小的栓子位于周边,累及胸膜所致。较大的栓子可呈剧烈的挤压痛,位于胸骨后难以耐受,并向肩和胸部放射疼痛,类似心绞痛发作。咳嗽多为干咳,或少量白色泡沫痰,也可伴有喘息。咯血多在梗死后 24 小时内发生,量不多,鲜红色随后转变为暗红色。

大面积肺栓塞引起的脑供血不足可导致晕厥,多数伴有低血压、右心衰竭和低氧血症。严重肺栓塞出现休克时常伴有烦躁、恶心、呕吐、出冷汗等。

肺梗死、肺不张或继发感染等可引起发热。低热可持续 1 周左右,也可发生高热达 38.5℃以上。慢性反复性肺栓塞起病缓慢,发现较晚,主要表现为重症肺动脉高压和右心功能不全。低氧血症及右心功能不全,可出现缺氧表现如烦躁不安、头晕、胸闷、心悸等。

(二)体征

主要有呼吸频率增加,心率加快、血压下降及皮肤黏膜发绀。颈静脉充盈或异常搏动提示右心负荷增加,如有下肢深静脉血栓形成可出现下肢肿胀。一侧肺叶或全肺栓塞时可出现气管移位向患侧,膈上移,病变部叩诊浊,或叩诊发现胸腔积液等,肺部听诊可闻及干湿啰音及哮鸣音,也可闻及肺血管性杂音,其特点是吸过程杂音增强,部分患者有胸膜摩擦音和胸腔积液的相应体征。肺动脉瓣区可闻第 2 心音亢进或分裂,三尖瓣区可闻及收缩期杂音。右心衰时可出现肝脏增大、肝颈静脉反流征和下肢水肿等体征。

四、辅助检查

1. 实验室检查 主要有动脉血气分析,心肌损伤标志物等检验指标。

动脉血气分析:急性肺栓塞是以通气 / 灌注不匹配和高通气综合征为特征,通常表现为氧分压下降,二氧化碳正常和降低,特点为低氧血症、低碳酸血症,肺泡动脉血氧分压差 $[P_{(A-a)}DO2]$ 增大及呼吸性碱中毒。但约 20% 栓塞患者血气分析结果可正常。

血浆 D 二聚体:急性肺栓塞时,血浆 D 二聚体升高,但缺乏特异性,血浆 D 二聚体的主要价值在于阴性可排除急性肺栓塞。其次,动态监测 D 二聚体可评估肺动脉栓塞的血栓活动性和变化趋势。

心肌损害标志物检测:心脏肌钙蛋白(肌钙蛋白 T(TnT)、肌钙蛋白 I(TnI))是反映心肌细胞损伤的敏感性和特异性很高的指标。肌钙蛋白水平在急性肺栓塞心肌损害时升高,脑利钠肽(brain natriuretic peptide,BNP)或 N 末端脑利钠肽前体(N-terminal pro-BNP,NT-pro BNP),是心室由于室腔扩张和压力超负荷而产生的内分泌反应.急性肺栓塞发生时,可因肺动脉阻塞产生肺动脉高压,严重时导致右心功能不全,致使血浆 BNP 或 NT-pro BNP 水平上升。肌钙蛋白水平结合血压、心脏超声心动图(或 CT)联合起来进行检测,有助于识别高风险肺动脉栓塞,可作为急性肺栓塞患者危险分层的一项指标。并指导临床进行溶栓治疗,改善预后。TnT、TnI、血浆 BNP 水平的升高与急性肺栓塞患者的预后存在密切关联。

2. 心电图 心电图改变不具有特异性,由肺动脉高压,右心扩张引起。可表现为胸前导联 V1-V3 及肢体导联Ⅱ、Ⅲ、aVF 的 ST 和 T 波改变,典型病例可出现 $S_I Q_{III} T_{III}$(即Ⅰ导联S波加深,Ⅲ导联出现Q/q波及T波倒置)。伴或不伴有右侧束支传导阻滞,窦性心动过速,肺型 P 波。胸导联顺钟向转位等。

3. 超声心动图 对于诊断、判断预后以及明确心脏情况有重要价值。超声心动图可发现位于肺动脉主干近心端或右心血栓,协助评估肺动脉压以及心脏功能。右心负荷过重时超声心动图可观察到肺动脉增宽、右心室和(或)右心房扩大,三尖瓣反流速度增快,室间隔左移或右心室壁局部运动下降等。

4. 胸部 X 线平片 胸片不具有特异性,可出现局部肺缺血征象如肺纹理稀疏、纤细,肺透过度增加,肺动脉高压表现为肺动脉段突出或瘤样扩张,右下肺动脉下增宽或呈截断征,右心(房室)扩大。如果发生肺梗死,局部肺野呈楔形浸润阴影,尖端指向肺门,局部肺不张;患侧膈肌抬高;少量胸腔积液等。

5. CT 肺动脉造影(computed tomographic pulmonary angiopgrophy,CTPA)**或磁共振肺动脉造影**(magnetic resonance pulmanary angiopgraohy,MRPA) CT 肺动脉造影和磁共振肺动脉造影,简便,快捷,已成为临床首选的无创影像检查方法,诊断肺栓塞的敏感性和特异性高,可直接显示肺动脉内血栓以及病变累及的肺组织的情况。但对于亚段以下肺小动脉的敏感性差。CT 肺动脉成像适合造影剂过敏、肾功能不全患者。磁共振肺动脉造影可用于碘造影剂过敏或肾功能不全者。

6. 放射性核素肺通气 / 灌注扫描 典型表现是肺段灌注扫描缺损与通气显像不匹配。诊断肺栓塞的敏感性很高,尤其在诊断亚段以远肺动脉栓塞具有优势。但其他肺部疾病如炎症、肿瘤等也可引起同样的通气 / 灌注表现,因此单凭此项检查有可能造成误诊。结合下肢静脉显像,与胸部 X 线平片、CT 肺动脉造影可大大提高诊断的特异性和敏感性。

7. 肺动脉造影 是诊断肺栓塞的"金标准"。导管进入肺动脉直接造影可显示肺动脉内造影剂充盈缺损,伴或不伴轨道征的血流阻断;或肺动脉造影剂流动缓慢,局部低灌注,静脉回流延迟等征象。因肺动脉造影是有创检查,在其他检查难以肯定诊断时,如无禁忌证,可进行造影检查。通常在其他影像学检查诊断困难或行肺动脉栓塞介入治疗时应用。

8. 下肢深静脉检查 90% 肺动脉栓塞的栓子来源于下肢深静脉血栓。下肢静脉超声在肺动脉栓塞中的价值应引起临床医师重视,探头加压观察静脉腔否被压缩是诊断下肢深静脉血栓的重要手段。

五、诊断

(一)早期诊断

急性肺栓塞的早期诊断很重要,便于及时救治,降低病死率。对于被怀疑急性肺栓塞的患者,应根据其病史、症状和体征,进行临床可能性评分。目前临床还有 Geneve,Well 等多个评分体系(表 28-2,表 28-3)。2010 年《急性肺血栓栓塞症诊断治疗中国专家共识》采纳了 Dutch 研究临床诊断评分,对临床疑诊 PTE 患者进行评价(表 28-4)。

表 28-2 Geneve 临床诊断评分

变量	分值
易患因素	
年龄大于 65 岁	1
DVT 或 PE 病史	3
1 个月内骨折(下肢),或手术(全麻)病史	2

续表

变量	分值
恶性肿瘤（实体或血液肿瘤，目前活动或 1 年内治愈）	2
症状	
单侧下肢痛	3
咯血	2
体征	
心率	
75~94 次 / 分	3
≥94 次 / 分	5
下肢深静脉触痛或单侧水肿	4

注:0~3 分为低度可能性、4~10 分为中度可能性、≥11 分高度可能性

表 28-3　Well 临床诊断评分

变量	分值
易患因素	
DVT 或 PE 病史	1.5
4 周内大手术或制动	1.5
癌症活动	1.0
症状	
咯血	1.0
体征	
心率 >100 次 / 分	1.5
DVT 临床症状和体征	3.0
其他诊断可能性低于肺栓塞	3.0

注:0~1 分为低度可能性、2~6 分为中度可能性、≥7 分高度可能性

表 28-4　临床诊断评分

变量	分值
DVT 症状或体征	3.0
PTE 较其他诊断可能性大	3.0
既往有 DVT 或 PTE 病史	1.5
心率 >100 次 / 分	1.5
4 周内有制动或外科手术史内	1.5
咯血	1.0
6 个月内接受抗肿瘤治疗或肿转移	1.0

注:>4 分为高度可疑;≤4 分为低度可疑

（二）诊断流程

Dutch 研究的急性肺动脉栓塞的诊断流程见图 28-2。

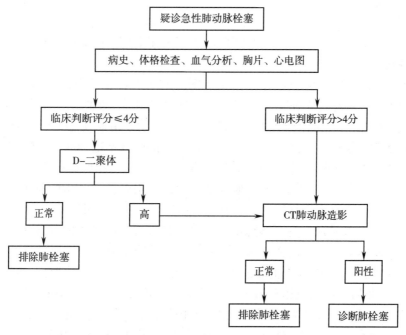

图 28-2　急性肺栓塞的诊断流程

（三）危险分层

肺栓塞一旦确诊,必须对肺栓塞的危险程度进行分层,根据不同的危险程度,为制定相应的治疗措施。2008 年欧洲急性肺栓塞指南根据血流动脉力学是否稳定(休克,收缩压<90mmHg,或血压下降超过 40mmHg 持续 15 钟)、有无右心功能不全(右心室扩张,右心室压力高、心肌有无损伤(BNP、NT-proBNP、肌钙蛋白)进行分层(表 28-5)。低危患者进行抗凝治疗,高危患者考虑溶栓或手术取栓。

表 28-5　急性肺栓塞危险分层

肺栓塞死亡危险	低血压或休克	右心功能不全	心肌损伤	推荐治疗
高危（>15%）	+	+	+	溶栓或肺动脉取栓
中危（3%~15%）	−	+	+	住院加强治疗
	−	+	−	
低危（<3%）	−	−	−	出院或门诊治疗

六、治疗

（一）支持治疗

对高度疑诊或者确诊患者,应密切监测患者的生命体征,动态监测心电图、动脉血气分析。适当使用镇静剂,胸痛者予止痛药治疗。低氧血症的患者给予鼻导管或面罩吸氧。出现呼吸衰竭时,需无创或气管插管机械通气。右心功能不全、血压下降,需给予多巴胺、去甲肾上腺素等血管活性药物避免输液过增加右心功能不全。

(二)抗凝治疗

抗凝治疗是治疗肺栓塞的主要治疗药物。高度疑诊或确诊 APTE 的患者应立即给予抗凝治疗。抗凝药物的选择,剂量以及疗程的选择,参考下肢深静脉血栓形成。

(三)溶栓治疗

外周静脉给予溶栓药物是抢救高危肺动脉栓塞患者的首选方法。因高危肺动脉栓塞病死率高,溶栓治疗可迅速溶解血栓,恢复肺动脉血流,纠正休克,低血压,逆转右心衰竭,降低病死率和改善预后。国内肺血栓栓塞症专家共识建议溶栓治疗用于血流动力学不稳定的患者。

1. 溶栓适应证包括 2 个肺叶以上的高危肺动脉栓塞;不论肺动脉血栓栓塞部位及面积大小只要血流动力学有改变者;并发休克和体循环低灌注(如低血压、乳酸酸中毒和 / 或心排血量下降)者;原有心肺疾病,但肺栓塞引起循环衰竭患者;有呼吸窘迫症状(包括呼吸频率加快,动脉血氧饱和度下降等)患者;肺栓塞后出现窦性心动过速的患者。

2. 溶栓治疗的禁忌证 绝对禁忌证:活动性内出血;有自发性颅内出血或有出血性卒中病史。相对禁忌证:2 周内的大手术、分娩、器官活检或不能压迫止血部位的血管穿刺;2 个月内的缺血性脑卒中;10 天内的肠道出血;15 天内的严重创伤;1 个月内的神经外科或眼科手术;难于控制的重度高血压(收缩压 >180mmHg,舒张压 >110mmHg);近期曾行心肺复苏;血小板计数低于 100×10^9/L;妊娠;细菌性心内膜炎;严重肝肾功能不全;糖尿病出血性视网膜病变;出血性疾病;动脉瘤;左心房血栓;年龄 >75 岁。国内常用的药物有尿激酶、重组组织型纤溶酶原激活剂(recombinant tissue plasminogen activator,rtPA)。

国内肺血栓栓塞症专家共识建议尿激酶治疗急性肺动脉栓塞用法为:20 000IU/kg,在 2 小时内静脉滴注。rtPA 的用法为 50~100mg,持续静脉滴注 2 小时,并推荐首选 rt-PA 方案。溶栓药物应尽早给药,溶栓时间窗一般为 14 天,同下肢深静脉血栓的溶栓治疗。

(四)机械辅助溶栓

肺动脉内置入导管直接溶栓并不比外周静脉溶栓更具有优势。机械辅助吸栓或碎栓有助于血栓快速消除,增加溶栓药物的效率并降低溶栓所需要的药物剂量。在溶栓禁忌或单纯溶栓以及积极内科治疗无效时,可用导管或专门机械装置碎解和抽吸肺动脉内血栓或行球囊血管成形术,局部辅助给予小剂量溶栓药物消除血栓,改善肺循环血流动力学。

(五)肺动脉血栓切除术

肺动脉血栓切除术通过开放手术将肺动脉内的栓子取出,但手术的并发症和死亡发生率高。肺动脉血栓切除术适用于危及生命的高危肺栓塞患者并且有溶栓治疗禁忌证或溶栓等内科治疗无效的患者。

急性肺栓塞是导致住院患者死亡的主要原因之一。但临床表现不具有特异性,病变严重程度随血栓的大小,部位等不同而不一样,容易漏诊、误诊,随着 CTPA、MRPA 等影像学技术的发展,越来越多的肺栓塞得到诊治。根据临床表现、实验室化验、以及影像学检查进行肺栓塞危险分层,从而来指导治疗是目前治疗肺栓塞的主要策略。抗凝治疗是肺栓塞的主要治疗。尽管还有一些争议,溶栓治疗主要适用于血流动力学不稳的肺动脉栓塞的患者。肺栓塞的救治依赖于临床意识的提高和正确及时的治疗。

(张福先　罗小云　梁刚柱)

● 推荐阅读

1. Karthikesalingam A,Young EL,Hinchliffe RJ,et al.A systematic review of percutaneous mechanical thrombectomy in the treatment of deep venous thrombosis.Eur J Vasc Endovasc Surg,2011,41(4):554-565.

2. Lee LH,Gu KQ,Heng D.Deep vein thrombosis is not rare in Asiaethe Singapore General Hospital experience.Ann Acad Med Singap,2002,31(6):761-764.

3. 张福先.肢体静脉血栓形成与肺动脉栓塞的关系探讨.中华呼吸和结核杂志,2000,9(23):531-533.

4. Zhang FX.Incidence of Pulmonary Embolism in Patients with Deep Venous Thrombosis.Asian Journal of Surgery,2001,1(24):S44..

5. 张福先.肺动脉栓塞的预防与诊治进展.中华普通外科杂志,2003,9(18):575-576.

6. 张福先.腔静脉滤器植入预防致死性肺动脉栓塞发生.中国实用外科杂志,2005,4(25):217-219.

7. Zhang FX.How many can occur Complication of Pulmonary Embolism in the Patients with Deep Venous Thrombosis.http://www.cmj.org.

8. 张福先.腔静脉滤器植入并发症的预防与处理.中华普通外科杂志,2005,9(20):566-567.

9. 张福先.周围血管疾病的溶栓与抗凝.中国实用外科杂志,2006,10(26):801-803。

10. 牛鹿原,张福先.腔静脉滤器临床应用现状.中华外科杂志,2008,1(46):793-795。

11. 张福先.静脉血栓栓塞症治疗现代策略中几个需要关注的问题.临床外科杂志,2011,5(19):298-300.

12. 龙燕妤,张福先.抗凝药物发展的历史及最新进展.国际外科学杂志,2011,38(1):828-830.

13. 张福先,龙燕妤.静脉血栓栓塞症治疗的现代策略.心肺血管病杂志,2011,30(6):454-456.

14. 罗小云,张福先,张昌明,等.急性下肢深静脉血栓形成腔内治疗的疗效分析.心肺血管病杂志,2011,30(6):457-45.

15. 李海磊,张福先.应用腔内技术消除肢体的深静脉血栓的进展.中华普通外科杂志,2012,27(3):250-252.

16. 张福先.腔静脉滤器植入并发症的预防策略.国际外科学杂志,2014,41(12):861-864.

17. 张福先.兔下肢深静脉血栓形成后不同时期活动影响肺栓塞形成的实验研究.中华外科杂志,2014,52(7):529-532.

18. 张福先.下腔静脉滤器临床应用单中心中-长期疗效观察.中华普通外科杂志,2014,29(11):835-838.

19. 张福先.新型口服抗凝药物出血管理及拮抗剂的进展.临床门诊,2015,1:146-149.

20. 赵辉,张福先.新型生物可降解腔静脉滤器的设计研究.首都医科大学学报,2015,1(36):28-33.

21. Fuxian Z,Dajun L,Jianlong L,et al.The Vena Tech LP Permanent Caval Filter:Effectiveness and Safety in the Clinical Setting in Three Chinese Medical Centers.Thrombosis Research,2015,136(1):40-44.

22. 赵辉,张福先.腔静脉滤器临床应用的最新策略.国际外科,2015,9(42):584-587.

23. 张福先.静脉血栓栓塞诊治过程中的困惑与思考.血管与腔内血管外科杂志,2015,1(1)创刊号:8-12.

24. 张福先.静脉血栓栓塞症的诊治的现代观与关注点.中华血管外科杂志,2016,1(1):9-12.

25. Zhao H,Zhang FX.Preparation and experimental research into retrievable rapamycin- and heparin-coated vena cava filters:a pilot study.Journal of Thrombosis and Thrombolysis,2016,41:422-432.

26. Wu MK,Zhang FX.Incidence and Risk Factors of Deep Venous Thrombosis in Asymptomatic Iliac Vein Compression:A Prospective Cohort Study.Chinese Medical Journal,2016,129(18):2149-2152.

27. 张福先.血管外科手术并发症血管外科手术并发症的预防与处理.北京:人民卫生出版社,2016.

28. 张福先.静脉血栓栓塞症诊断与治疗.北京:人民卫生出版社,2013.

29. 汪忠镐.血管淋巴外科学.北京:人民卫生出版社,2014.

第二十九章 慢性静脉功能不全

第一节 概 念

慢性静脉功能不全（chronic venous insufficiency，CVI）是一类表现为下肢不适感、水肿、皮肤色素沉着、硬化、甚至溃疡的慢性下肢静脉疾病（chronic venous disease，CVD），是 CVD 较为严重的阶段。引起 CVI 的主要原因是由下肢静脉张力异常、下肢静脉瓣膜功能不全、下肢肌肉泵功能不良等原因带来的下肢静脉高压。高龄、女性、体力劳动、家族史、肥胖、妊娠等都是慢性静脉功能不全的重要危险因素。

第二节 病因与危险因素

造成慢性静脉功能不全的原因较多，可以由单一因素主导，也可以是多种因素组合作用的结果。下肢静脉血液回流障碍可由静脉瓣膜功能不全、静脉血管壁炎症、静脉高压等原因造成，如果患者同时伴有泵功能不全（如下肢关节活动受限、肌肉泵功能不良），慢性静脉功能不全将更加严重。

第三节 发 病 机 制

一、静脉瓣膜功能不全

下肢浅静脉、深静脉及穿支静脉的静脉瓣膜功能不全均可在长期发展的病程中逐渐发展为 CVI。根据发病原因，瓣膜功能不全可分为原发性和继发性。原发性静脉瓣膜功能不全通常是由于血管壁薄弱或静脉瓣膜发育不良所致。而继发性瓣膜功能不全主要指继发于静脉高压、静脉直径扩张导致的静脉瓣膜相对性关闭不全或血栓形成后继发的瓣膜失功。继发性深静脉瓣膜功能不全往往与深静脉血栓形成（deep venous thrombosis，DVT）相关。DVT 可造成静脉及静脉瓣膜的炎症、瓣膜的瘢痕及粘连，从而引起瓣膜功能不全及血管管腔的持续性狭窄或阻塞。穿支静脉瓣膜功能不全可使深部静脉高压进一步传递至下肢浅表静脉系统，加重浅静脉功能不良。静脉瓣膜反流也可以单纯发生在静脉的属支。各种原因的静脉瓣膜功能不全均可以使静脉压力升高，导致一系列慢性静脉疾病的相关表现。

二、静脉血管壁炎症和静脉血流动力学改变

血流动力学变化造成的静脉淤血和反流可以增加静脉血管内皮活性物质的释放，并使粘附分子（如 ICAM-1、E- 选择素、趋化因子）和炎症介质的表达增高，促炎症反应因子释放，

进一步破坏血管内皮功能,增加静脉血管壁炎症。

三、静脉高压引起的微循环障碍

持续存在静脉高压可使毛细血管襻迂曲扩张、毛细血管通透性增加、当滤过量超过淋巴系统回流限度时将造成水肿,更有甚者可以引起淋巴回流不良,导致静脉淋巴水肿(phlebolymphedema)。从脉管中溢出的红细胞被分解形成含铁血黄素,沉积至周边组织而形成皮肤色素沉着;部分患者因为皮下脂肪纤维化而造成皮肤脂肪硬化症(lipodermatosclerosis,LDS);随着病程的进展及病情的加重,部分患者出现了较难愈合的下肢静脉性溃疡。这与组织慢性缺氧、局部微小动静脉瘘、毛细血管营养及氧气交换障碍、炎性细胞和炎性因子的扣留和激活等有关。

第四节　临 床 表 现

一、症状

CVI是一种慢性进展性疾病,随着病程的迁移而逐渐加重,主要症状包括:小腿隐痛、酸痛和胀痛、皮肤瘙痒、肢体不适、肢体沉重感,有时可伴有小腿肌肉疼挛,部分患者有静脉性间歇性跛行症状。多于午后、久站、久坐后出现,晨起、抬高患肢可缓解。

二、体征

体征主要包括:

(一)毛细血管扩张/网状静脉丛

常常分布在踝关节周边,也可见于整个下肢。

(二)浅静脉曲张

可并发血栓性静脉炎、急性出血等。

(三)肢体肿胀

常见于踝周部可凹性肿胀,久站后或病程较长者可波及小腿中下段,抬高患肢可缓解,常表现为晨轻暮重。长期皮下组织水肿伴纤维炎性改变后,水肿可以为非可凹性。

(四)皮肤和皮下组织改变

包括皮肤色素沉着、瘀积性皮炎或湿疹和皮下脂肪硬化或白色萎缩。病变多见于足靴区,以内踝部位多见。小隐静脉系统受累的患者可以出现外踝部位的皮肤和皮下组织改变。

(五)静脉性溃疡

分为愈合期溃疡和活动期溃疡。溃疡最常见于内踝上方,一般为单发。

三、体格检查

(一)视诊

患者下肢皮肤表面是否存在曲张静脉、色素沉着、瘢痕、脱屑、皮肤抓痕、皮肤溃疡。

(二)触诊

通过触诊判断下肢有无水肿,水肿的类型、有无可能合并的下肢动脉疾病。

四、特殊体格检查

1. 下肢周径测量 测量膝上 15cm 和膝下 15cm 处周长,一般以髌骨下缘(测小腿时)和髌骨上缘(测大腿时)为定点。两侧肢体周径相差超过 1cm 视为肢体不对称。

2. 大隐静脉瓣膜功能试验(Trendelenburg 试验) 嘱患者平卧,抬高患肢。排空静脉后,于大腿根部扎止血带以阻断大隐静脉。随后嘱患者站立,迅速释放止血带。如出现自上而下的静脉逆向充盈,则提示大隐瓣膜功能不全。如在腘窝部扎止血带,依照相同步骤,可以检测小隐静脉瓣膜的功能。

3. 深静脉通畅试验(Perthes 试验) 嘱患者站立,于患肢大腿上 1/3 处扎止血带,使大隐静脉向心回流的血液阻断。嘱患者交替伸屈膝关节 10~20 次,以促进下肢血液从深静脉系统回流。如曲张浅静脉明显减轻或消失,提示深静脉通畅;如曲张静脉不减轻,甚至加重,提示深静脉阻塞。

4. 交通静脉瓣膜功能试验(Pratt 试验) 嘱患者平卧,抬高患肢,于大腿根部扎止血带,阻断从大隐静脉向心回流的血液。先从足趾向上至腘窝缠绕第一根弹力绷带,再自大腿根部止血带处向下,扎上第二根弹力绷带,随后一边向下解开第一根弹力绷带,一边向下继续缠绕第二根弹力绷带。如果在两根弹力绷带之间的间隙内出现曲张静脉,即意味着该处有功能不全的交通静脉。

第五节 实验室检查

主要是血常规、血生化检查,对于怀疑可能为免疫系统疾病或血液系统疾病导致的下肢皮肤皮损及溃疡,需要作免疫疾病和血液疾病相关实验室检查。

第六节 辅 助 检 查

(一)彩色多普勒超声(Doppler ultrasound)

为 CVI 的无创、快速便捷的检查方法。可以评估静脉形态、有无狭窄和阻塞和静脉瓣膜功能,判断静脉反流或阻塞的程度和部位。

(二)下肢静脉造影

分为下肢静脉顺行造影和逆行造影。通过静脉造影可显示下肢静脉系统有无阻塞,血流方向和侧支循环情况,也可以判断瓣膜的形态和功能,有无瓣膜反流。

(三)血管内超声(intravascular ultrasound,IVUS)

可以通过探测血管四周结构来评估静脉狭窄或阻塞的部位、形态、严重程度和发病原因(腔内阻塞或外在压迫)。

(四)CT 静脉造影(CTV)**和磁共振静脉成像**(MRV)

对于观察髂静脉及下腔静脉的优势明显,可以鉴别髂腔静脉梗阻导致的 CVI,但不建议应用于 CVI 患者初筛。

(五)空气体积描记法(air plethysmography,APG)

是利用静脉在排空及灌注的过程中,缠绕在肢体外的袖套内气体流动变化来表示静脉血管内血流的改变,以提示可能存在的反流、血管阻塞及肌肉泵功能不良。每秒射血分数是重要指标之一,如低于 28% 则提示有严重的血管阻塞。另一检测指标静脉灌注率,如大于 4ml/s 则提示存在严重血管内反流等。

（六）非卧床静脉压检测（ambulatory venous pressure monitoring）

具体操作是在患者足背静脉中插入一根连接压力传导装置的探针,并检测患者在静息下直立状态及活动后直立状态的静脉压力值。主要评判数值是平均非卧床静脉压（mean ambulatory venous pressure）以及充盈时间（refill time）。

第七节　诊断与鉴别诊断

一、诊断

结合患者病史、临床症状和体征,以及体格检查和辅助检查结果不难做出 CVI 诊断。

二、鉴别诊断

CVI 需与其他具有下肢水肿、下肢不适等症状的疾病鉴别:

（一）可以引起下肢水肿的全身系统性疾病

例如心力衰竭,肾病综合征,肝脏相关疾病,或者是内分泌相关疾病。另外,患者长期或近期应用钙离子拮抗剂、非甾体类消炎药、激素或口服降糖药等,也可以引起下肢轻度水肿等表现。

（二）淋巴水肿、脂肪水肿

肢体淋巴水肿常由于先天性淋巴系统发育畸形或淋巴管和淋巴结的继发性损伤或破坏所导致,早期淋巴水肿与 CVI 较难鉴别,随着病情发展,淋巴水肿可逐渐发展为非可凹性水肿;而 CVI 引起的静脉性水肿多为可凹性水肿,仅在病变后期出现非可凹性水肿。超声影像下,淋巴性水肿可为皮下"裂隙状"或"蜂窝状"无回声,皮下组织区无血流信号,同时下肢静脉通畅,血流方向正常;而静脉性水肿多可于皮下组织见迂曲扩张静脉血管,血流速度较慢,有时可见有静脉血栓等。脂肪水肿是指脂肪组织异常沉积在皮下,多见于青春期女性,呈皮下均匀性、进行性脂肪堆积,下肢多见,少见于上肢。

（三）局部病变引起 CVI 相似症状的疾病

如破裂腘窝囊肿、软组织血肿或肿块等。

三、分级

目前在 CVI 疾病评估中,应用最广泛的是 CEAP（Clinical, aetiological, anatomical and pathological classification）分级法,慢性静脉功能不全的 CEAP 分级,通过临床分级（表 29-1）、病因学（表 29-2）、解剖学（表 29-3）及病理生理学（表 29-4）四个维度对患者进行评估。

表 29-1　慢性静脉功能不全的 CEAP 临床分级

临床分级（clinical）	临床征象
C0	无可见的静脉疾病相关症状

续表

临床分级（clinical）	临床征象
C1	毛细血管扩张/网状静脉丛
C2	静脉曲张
C3	水肿
C4a	皮肤或皮下组织改变（色素沉着或湿疹）
C4b	皮肤或皮下组织改变（皮下脂肪硬化症或白色萎缩）
C5	愈合期溃疡
C6	活动期溃疡
S	有症状,包括隐痛、酸痛、胀痛、皮肤不适、沉重感、肌肉痉挛以及其他与CVD有关的不适感觉
A	无症状

注:C4中,b级较a级疾病程度更重,出现下肢皮肤溃疡的风险更高

表 29-2　慢性静脉功能不全的 CEAP 病因学分级

病因学分级（etiological）	具体分类
Ec	先天性
Ep	原发性
Es	继发性
En	无明确血管原因

表 29-3　慢性静脉功能不全的 CEAP 解剖学分级

解剖学分级（anatomical）		具体静脉分类
As	浅表静脉	毛细血管扩张或者网状静脉扩张;膝上段大隐静脉;膝下段大隐静脉;小隐静脉;非隐静脉的其他浅静脉
Ad	深静脉	下腔静脉;髂总静脉;髂内静脉;髂外静脉;性腺静脉、阔韧带静脉和其他静脉;股总静脉;股深静脉;股静脉;腘静脉;成对的胫前静脉、胫后静脉和腓静脉;腓肠肌静脉、比目鱼肌静脉和其他静脉
Ap	交通静脉	大腿;小腿
An	无明确血管位置	

表 29-4　慢性静脉功能不全的 CEAP 病理生理学分级

病理生理学分级（pathological）	具体分类
Pr	反流
Po	阻塞、血栓

续表

病理生理学分级（pathological）	具体分类
Pr,o	反流和阻塞
Pn	无静脉病理生理学改变

引自 Rabe E，Pannier F.Clinical，aetiological，anatomical and pathological classification（CEAP）：gold standard and limits. Phlebology，2012，27 Suppl 1：114-8.

第八节 治 疗

一、一般治疗

病变初期，可以通过采取抬高下肢、适度运动（增强腓肠肌泵功能）、避免久站、久坐、肢体下垂，改善慢性咳嗽、肥胖、慢性便秘等增加腹压的因素来延缓病情进展、减少并发症的发生。同样的措施对于严重 CVI 的患者，可以起到缓解症状，促进溃疡愈合的目的。

二、压力治疗

压力治疗是 CVI 患者的重要治疗措施，压力治疗装置主要包括医用弹力袜和间歇式充气加压装置。应用医用弹力袜可以在患肢产生阶梯式的压力梯度，从而减少静脉床无效体积，增加静脉回流速度，促进下肢静脉血液回流、减少血液反流、从而达到减轻水肿以及减轻局部组织炎症反应、减轻组织缺氧、促进溃疡愈合的作用。根据提供的压力不同，医用弹力袜主要分为 4 级，1 级预防型（15~20mmHg），2 级低压治疗型（20~30mmHg），3 级中压治疗型（30~40mmHg）和 4 级高压治疗型（40mmHg 及以上）。1 级医用弹力袜适用于下肢沉重感、下肢皮肤细小静脉曲张或网状静脉曲张患者。长期保持坐或站立姿势（如乘坐飞机、站岗等）的人群或 DVT 高危人群也可以佩戴 1 级医用弹力袜。2 级医用弹力袜适用于存在明显下肢静脉曲张、静脉曲张手术术后、妊娠合并静脉曲张的患者。3 级医用弹力袜适用于深静脉血栓后综合征、严重深静脉功能不全的患者。4 级适用于不可逆性静脉淋巴水肿患者。压力治疗不适用于合并有严重下肢周围动脉疾病和充血性心力衰竭失代偿期的患者。

三、药物治疗

主要指静脉活性药物，包括香豆素类，黄酮类，己酮可可碱、七叶树种子萃取物以及其他植物提取物等，主要作用在于改善静脉回流，降低毛细血管通透性、保护血管内皮、减轻炎症及水肿、缓解疼痛、促进溃疡愈合。中药如丹参、川芎嗪、红花、三七等具有活血化瘀、改善血液循环等作用。

四、手术治疗

（一）浅静脉高位结扎剥脱术 + 静脉切除术

主要应用于浅静脉曲张、浅静脉瓣膜功能不全的患者。术式包括：大 / 小隐静脉高位结扎术、大 / 小隐静脉剥脱术、交通支结扎术、局部曲张静脉切除术等。腔镜下交通支结扎术（subfascial endoscopic perforator surgery，SEPS）可有效减少下肢皮肤表面切口，同时因切口距离皮肤病变位置较远,可减少术后皮肤切口相关并发症的发生。

(二)静脉腔内微创治疗

目前运用较广的微创治疗方法包括静脉腔内激光消融术(endovenous laser ablation,EVLA),静脉腔内射频消融术(radiofrequency ablation,RFA),静脉腔内蒸汽消融术(Endovenous steam ablation,EVSA)、静脉内机械化学消融术(Mechanochemical endovenous ablation,MOCA)以及超声引导下泡沫硬化剂治疗(ultrasound-guided foam sclerotherapy,UGFS)。有研究显示,静脉腔内微创治疗与传统手术治疗的远期结果是相似的。

1. 静脉腔内激光消融术(endovenous laser ablation,EVLA) 利用放大的激光电磁辐射效应来闭合静脉血管以达到治疗目的。EVLA 需在超声引导下完成,可以在门诊经局麻下进行。术后予以医用弹力袜治疗至少 1 周。

EVAL 最常见的术后并发症是疼痛及皮肤青紫瘀斑。EVLA 术后深静脉血栓形成的发生率约为 0%~5.7%,并发 DVT 主要原因可能为光纤头端距离股隐静脉交汇处过近,或大隐静脉内血栓形成并延伸至股静脉。这种现象被称作是腔内热疗诱发的血栓形成(endothermal heat-induced thrombosis)。其他 EVAL 并发症如浅表血栓性静脉炎、皮肤色素沉着、动静脉瘘等在 EVAL 术后较少见。

2. 静脉腔内射频消融术(radiofrequency ablation,RFA) RFA 与 EVAL 相似,同样是利用静脉血管腔内热效应来闭合消除病变血管,其治疗过程也与 EVAL 大致相同。RFA 中常见的产品有 VNUS 静脉闭和系统(VNUS Closure™)、Covidien 射频消融系统(Covidien ClosureFast™)以及射频消融介导热疗系统(Celon AG,Medical Instruments,Teltow,Germany)。前两种产品原理相近,使用连接着射频发生装置的双极套管,使之直接与血管壁接触,并在瞬时达到 80~120 摄氏度高温来达到治疗目的。排空静脉、充足的麻醉肿胀液注射以及操作中适当的局部压迫都可以促进双极套管与血管壁之间的接触,以促进治疗效果。而 Celon AG 所代表的射频消融介导热疗(radiofrequency-induced thermotherapy,RFITT)则是通过套管端头声阻抗反馈系统,根据静脉直径不同大小来调整传递能量,故不强调套管与血管壁的紧贴。在治疗 CVI、静脉曲张方面,RFA 有着较好的治疗效果。利用 RFA 进行治疗的曲张静脉其 5 年血管闭合率在 67%~100%。有研究对比了 RFA 及大隐静脉高位结扎剥脱术的治疗效果,两者术后 2 年的治疗结果无显著性差异。

RFA 主要的并发症为皮肤麻木(约占 9.1%)和及皮肤烧伤(约占 0.5%)。另外,RFA 术后浅静脉血栓性静脉炎发生率约 5%,原因主要考虑为静脉腔内治疗导致的血管内皮损伤。

3. 静脉腔内蒸汽消融术(endovenous steam ablation,EVSA) EVSA 通过在静脉血管内直接喷射高温蒸汽对病变静脉进行破坏。术后建议医用弹力袜至少佩戴 2 周。

与 EVLA 及 RFA 相似,EVSA 术后也发现了皮肤感觉障碍、疼痛等术后并发症。EVSA 术后下肢皮肤感觉障碍发生率约为 2%。目前尚无明确术后深静脉血栓及肺栓塞事件的报告。同时,相比 EVLA,EVSA 术后相关疼痛更轻。EVSA 术后 1 年的血管闭合率在 65%~96% 之间。而在使用高脉冲频率的 EVSA 可以达到与 EVLA 相近的血管闭合率,但 EVSA 的远期效果尚需要更多临床研究观察。

4. 静脉内机械化学消融术(mechanochemical endovenous ablation,MOCA) 静脉内机械化学消融术结合了静脉内硬化剂使用以及血管内装置旋转产生的物理作用来达到闭合静脉的目的。MOCA 术无须麻醉肿胀液的辅助注射,同时 MOCA 术中无热效应产生,可以避免热效应消融治疗所共有的相关并发症,如皮肤烧伤等。

5. 静脉硬化疗法(endovenous sclerotherapy)　静脉硬化疗法是通过腔内注射化学硬化药物以达到闭合病变静脉的目的,可用于治疗扩张的毛细血管、隐静脉和分支静脉曲张、穿支静脉功能不全和静脉畸形。临床常用的静脉硬化剂有高渗氯化钠溶液、聚多卡醇、十四烃基硫酸钠、鱼肝油酸钠等。

静脉硬化疗法可与开放手术或微创腔内治疗联合应用,也可以单独应用。静脉硬化疗法的禁忌证有:对硬化剂过敏、急性下肢深静脉血栓、肺栓塞、注射局部感染以及下肢长期活动受限的患者。在妊娠、哺乳期妇女、血栓栓塞高风险、浅表血栓性静脉炎的患者中需要在术前仔细评估患者风险及收益。

6. 深静脉重建手术(reconstructive deep venous surgery,RDVS)　深静脉重建手术包括深静脉瓣膜修补成形术以及自体静脉瓣膜置换术。新型的生物或合成静脉瓣膜能够通过腔内技术放置于病变静脉处,但早期血栓形成、自身免疫反应及安装瓣膜功能不全等问题仍需解决。由于深静脉重建术术后患者能否长时间获益仍存在争议,因此 RDVS 技术并未在临床广泛开展。

第九节　并发症与血管合并症的预防及处理

在 CVI 的病程中,可伴发急性的浅表血栓性静脉炎、深静脉血栓及肺栓塞事件,以及血栓后综合征等。在预防 CVI 相关并发症方面,最主要是延缓病程进程。在疾病早期,改善生活方式、减少长时间坐或站立姿态、增加运动、抬高下肢及合理运用加压治疗在一定程度上都可以减慢病情进展以减少并发症的出现。

在病情较重的 CVI 患者中常见下肢皮肤病损。保持患者下肢皮肤健康完好、预防皮肤创面感染在 CVI 患者治疗过程中也十分重要。含有羊毛脂成分的外用保湿剂在干性皮肤患者上使用可以有效减少皮肤皲裂及皮肤老化。皮肤静脉淤积性皮炎可以通过加压治疗、静脉活性药物治疗。适当外用类固醇激素也对皮肤静脉淤积性皮炎有积极作用。

一般来说,溃疡超过 12 个月未愈合、面积大于 $10cm^2$、溃疡反复复发等常常预示 CVI 病情严重,溃疡创面预后不良。利用水状胶体及泡沫敷料可以控制伤口渗液,并软化创面周边皮肤以促进伤口尽快愈合。而在难以愈合的下肢溃疡创面,可以运用自体皮肤移植或新型生物材料进行皮肤创面填补修复。目前新型药物包括多种细胞因子、生长因子及细胞外基质制剂,但远期效果仍需观察与研究。银离子敷料可用于控制皮肤溃疡创面感染,并促进溃疡愈合。

对于需要外科干预的 CVI 患者,因治疗引起的相关并发症同样需要重视并积极处理。手术治疗 CVI,如静脉高位结扎术,静脉剥脱术,交通支静脉结扎等,由于存在皮肤切口,皮肤创面的愈合往往受到 CVI 的病情轻重的影响。手术后切口创面引起的皮肤愈合不良、色素沉着、静脉性溃疡等并不少见。由于手术治疗切口不可避免,其预防一方面是在于切口选取于皮肤条件较好的位置,且在术后注意患者创面的保护,加强患者压力治疗的意识,加强教育;而介入射频治疗及介入热传导相关治疗 CVI 的方式,由于其微创的优势,其创面并发症较少,但因其治疗有潜在复发的风险,即术后静脉血管内管腔再通反流等;同时,介入治疗存在潜在血管周边组织损伤风险,如皮肤烧伤、神经受损等。其预防方法在于超声引导的准确性的提高、麻醉肿胀液的充分注射以及对不同介入治疗中能量使用、时间及后撤距离等的掌握。而硬化剂注射因其可以在远离病变区域的静脉穿刺,硬化剂的流动性分布到曲张静脉的各个节段来达到治疗目的,但空气栓塞和深静脉血栓形成是其治疗过程中需要警惕的严重并发症。在使用硬化剂注射治疗时应予以超声实时监测,并严格控制注射硬化剂的量、注射压力以及速度。同时在操作前应评估患者心脑血管相关情况,操作过程中注意患者病情变化及生命体征。深静脉血栓形成伴或不伴肺栓塞是 CVI 术后少见而严重的并发症,需要在 CVI 术后指导患者通过腓肠肌运动、早起下地活动、正确佩戴弹力袜来减少 DVT 的发生。对于 VTE 高风险的患者,甚至需要采用抗凝药物预防 VTE 的发生。一旦发生 VTE,应积极抗凝治疗。

第十节 预后与管理

下肢静脉功能不全作为一种常见病,目前仍未得到应有的重视。许多患者在病程进展至影响正常生活时才选择就医。故下肢静脉疾病的科普及宣教在控制疾病发生率、提高患者意识及依从性方面有着积极作用。另外,医生随访及患者长期随诊也有利于病情早发现、早控制。下肢静脉功能不全人群中约有 12%~14% 存在静脉性溃疡,而人群总发病率为 0.4%~1.3%。同时下肢静脉溃疡往往病程长、迁延不愈、易致残,严重影响生活质量,需要更加积极认识、治疗与管理。

（张　锐　孙　蕊　陈跃鑫　刘昌伟）

● 推荐阅读

1. 美国静脉论坛 CEAP 分级国际特别委员会 . 共识报告——慢性静脉病变 CEAP 分级法的修订 . 中华外科杂志,2006,44(1):59-61.

2. 吴庆华,张煜亚 .CEAP 分级法的回顾和修改意见 . 第五届北京五洲心血管疾病研讨会暨第五届中国心血管外科医师年会,2009:317-9.

3. Rabe E,Pannier F.Clinical,aetiological,anatomical and pathological classification(CEAP):gold standard and limits.Phlebology,2012,27(Suppl 1):114-8.

4. Chi YW,Schul M,Gibson K,et al.Chronic venous disorder registry:A new perspective.Phlebology,2014,29(7):415-27.

5. Slonkova V,Slonkova VJ,Vasku A,et al.Genetic predisposition for chronic venous insufficiency in several genes for matrix metalloproteinases(MMP-2,MMP-9,MMP-12)and their inhibitor TIMP-2.J Eur Acad Dermatol Venereol,2017,31(10):1746-1752.

6. Castro-Ferreira R,Cardoso R,Leite-Moreira A,et al.The Role of Endothelial Dysfunction and Inflammation in Chronic Venous Disease.Annals of Vascular Surgery,2017,46:380-393.

7. van Eekeren RR,Boersma D,de Vries JP,et al.Update of endovenous treatment modalities for insufficient saphenous veins—a review of literature.Semin Vasc Surg,2014,27(2):118-136.

8. Eberhardt RT,Raffetto JD.Chronic venous insufficiency.Circulation,2014,130(4):333-346.

人体布满了大小各异的血管,这些血管贯穿全身所有器官,行使着能量提供和代谢物质调节的主要功能。毋容置疑,血管是机体生存的基础和保障,没有血管,就没有完美的生命。血管系统由静脉、动脉和毛细血管所组成,其总长约为 10 万公里,如果连接起来可以绕地球两圈多。

人体的绝大多数疾病都和血管有关,各个主要器官都会发生血管病,发生血管病频率最高的器官包括心脏、脑、肾脏、肺脏,这些器官发生血管病导致的死亡人数超过人群死亡率的一半以上。因此,血管病是最大的健康问题。

血管病的发生是全身性的,多血管床疾病的并发是这类疾病的最大特点,发生脑血管病后有更大机会找到心血管或肾脏血管的病变。同样,当某一脏器发生血管病,随访期间死于其他脏器血管病的机会大大增加。因此,血管病是全身性疾病。

由于历史的原因,临床分科往往根据器官或者系统,导致血管病在各科都可以看到,但是研究这些疾病彼此孤立,导致难以看到血管病的全貌。泛血管医学学科应运而生。顾名思义,泛血管医学是研究全身血管(包括动脉、静脉、毛细血管)发生疾病的病因、临床表现、诊断、预防和治疗的一门临床学科,是把病理生理机制相同的血管病当成一个整体来看待,为防治血管病的危害开辟了更为有效的研究和临床实践途径。

葛均波院士多年致力于泛血管医学的推广和研究,建立了相应的研究机构和网络,开创了我们泛血管医学研究的先河。很荣幸有机会加入这一学术洪流之中,为推动国内泛血管医学的临床和研究工作贡献一份力量。

为了推动泛血管医学推广工作,在中华医学会继续医学教育教材编辑部组织下,葛均波院士和我共同组织了国内有识之士编写这本《泛血管医学——概念及常见疾病诊治》继续医学教育教材。希望本教材能够成为一颗种子,催生出泛血管医学研究的热潮,让更多的医生关注这一领域,使我国成为世界泛血管医学研究领域最为活跃、成果最为丰富的地方。

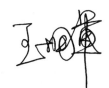

首都医科大学附属北京天坛医院
国家神经系统疾病临床医学研究中心
2018 年 5 月 1 日